julia mähr | thomas zerlauth

a magical feeling

über die seele der pflanzen. wie ätherische öle ihr leben positiv verändern können.

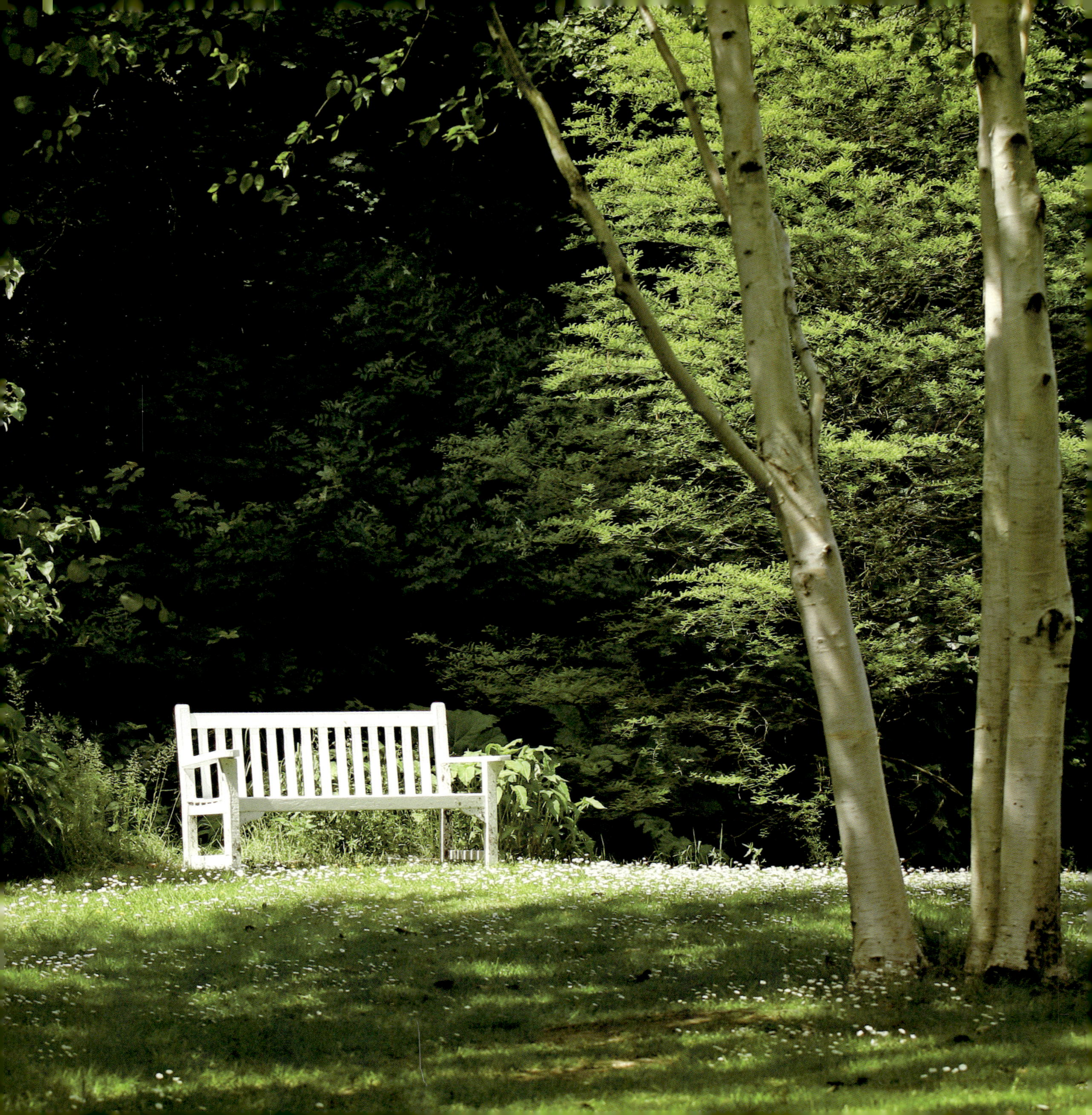

franz reichart | in aufrichtiger dankbarkeit

ES WAR ALLES DA MEIN FREUND!

Bestelladresse: feeling GmbH. I Walgaustrasse 22 I A-6824 Schlins I fon: +43 (0)5524 22399 I feeling@feeling.at I www.feeling.at

Gestaltung: www.zerlauth.cc
Coverdesign: Markus Ganahl
Text: Thomas Zerlauth, Julia Mähr
Photography: Copyright by Thomas Zerlauth I www thomaszerlauth.com I Thanks to www.tamarindsprings.com, Thailand
Lektorat: Christof Dünser
Druck: BUCHER Druck Verlag Netzwerk, Hohenems
Bindearbeiten: Eibert AG, Eschenbach/CH

Die deutsche Bibliothek - CIP-Einheitsaufnahme
Zerlauth, Thomas:
a magical feeling. über die seele der pflanzen. wie ätherische öle ihr leben positiv verändern können.
Thomas Zerlauth, Julia Mähr
Hohenems: Bucher Verlag 2006
ISBN 3-902525-39-8

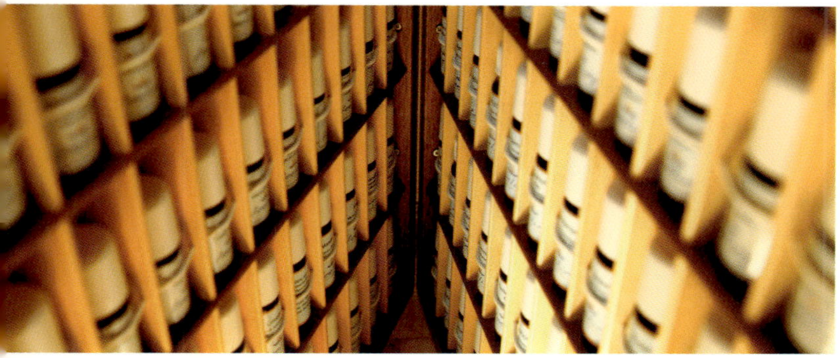

content | inhaltsverzeichnis

EIN BUCH IST WIE EIN GARTEN, DEN MAN IN DER TASCHE TRÄGT

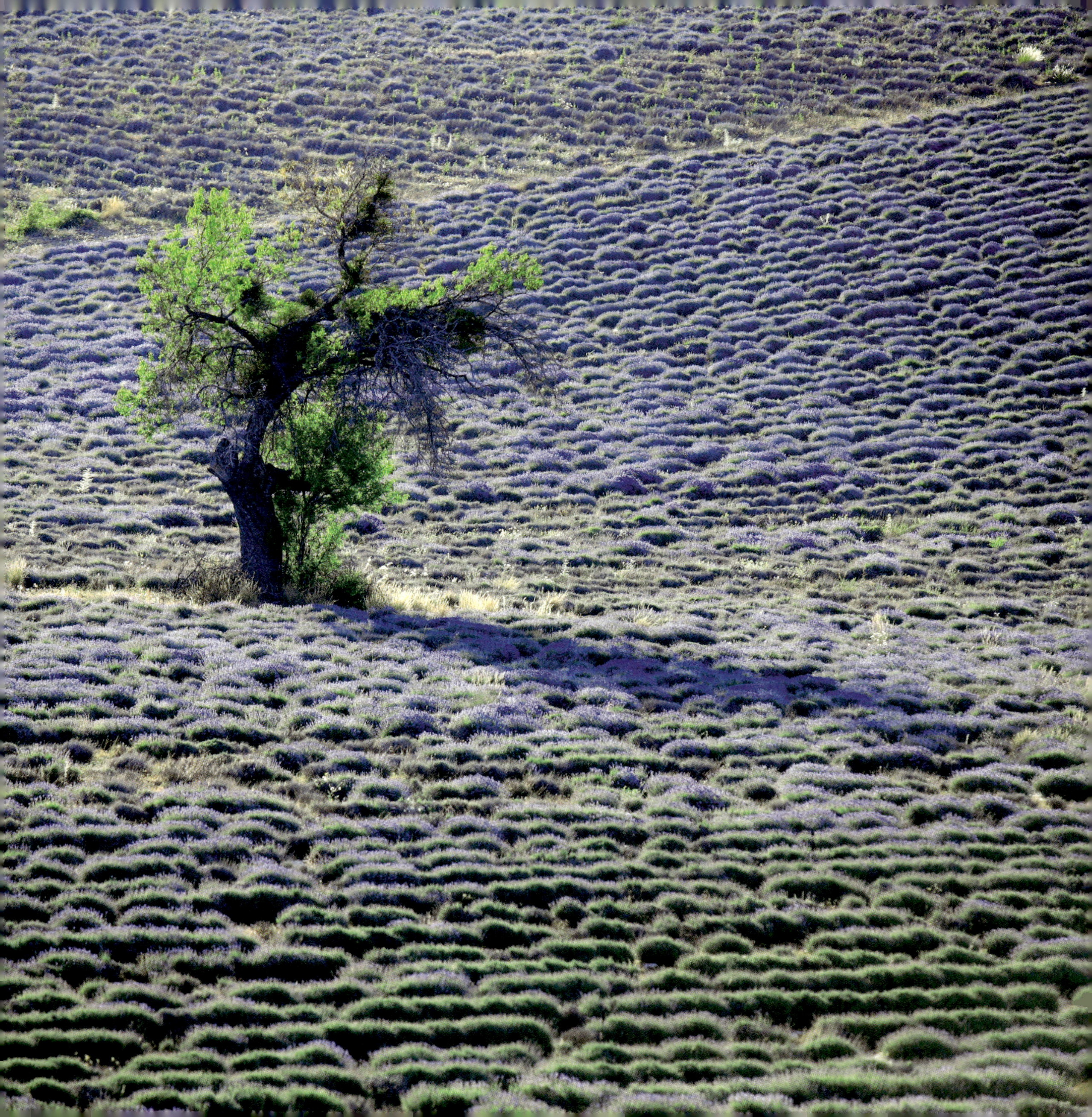

geleitwort | von eliane zimmermann

AUTORIN DES FACHBUCHES "AROMATHERAPIE FÜR PFLEGE- UND HEILBERUFE"

"Der Riechsinn ist der Sinn der Phantasie". Die Metapher des Philosophen Jean Jacques Rousseau fiel mir ein, als ich das erste Mal durch die Seiten dieses bemerkenswerten Buches blätterte. Seit dem wunderschön illustrierten und poetisch geschriebenen 80er Jahre-Klassiker "Himmlische Düfte" von Susanne Fischer-Rizzi hat mich kein Aromatherapie-Buch so inspiriert wie der vorliegende Band von Julia Mähr und Thomas Zerlauth. Obwohl ich eine Vertreterin der sachlichen und wissenschaftlich orientierten Anwendung der ätherischen Öle bin, suche ich immer nach Wegen, den Menschen zu zeigen, was wirklich an "guten Geistern" in den *wunder*-baren Aromaölen steckt.

Die Schönheit der Farben von Blumen und Blättern, die Anmut raffinierter Wuchsformen, das Rascheln des Laubes im lauen Sommerwind: Wie kann man in unserer hektischen Zeit noch Aufmerksamkeit für diese existentiellen Formen des Daseins wecken? Für den einzelnen Augenblick, für ein singuläres Natur-Phänomen? Nicht nur zivilisatorische Dauerreizung betäubt uns, auch die komplexe Vielfalt der Pflanzenwelt kann uns für entscheidende magische Momente der Natur unempfänglich machen. Der Spagat zwischen der informativen Beschreibung der Aromatherapie und der sinnlichen Anschauung der Seele der Pflanzen ist Julia und Thomas auf eindrucksvolle Weise gelungen.

Die Fotos und die Gestaltung von "a magical feeling" spiegeln die Ästhetik und die Qualität kostbarer ätherischer Öle in der optischen Dimension.

Bei jedem Spaziergang durch dieses Buch spüre ich die regenerierende Stille, die in der Pflanzenwelt ruht, ich erfreue mich an den wunderbaren Farbspielen der Blüten und glaube sogar, die Düfte riechen zu können, die den heilenden Gewächsen entströmen. Ich bin sicher, dass es den Autoren mit diesem Buch gelingen wird, viele Leserinnen und Leser dazu zu verführen, sich mit dem Kosmos der ätherischen Öle zu beschäftigen und sie zum Wohl der eigenen Gesundheit und Schönheit zu gebrauchen.

Die außergewöhnlichen Nahaufnahmen werden vielleicht auch Ihrer Phantasie Flügel verleihen – und Sie beim nächsten Spaziergang in der Natur das Wunder und die Seele, die allem inne wohnt, spüren lassen.

Eliane Zimmermann
Glengarriff in Irland,
im August 2006

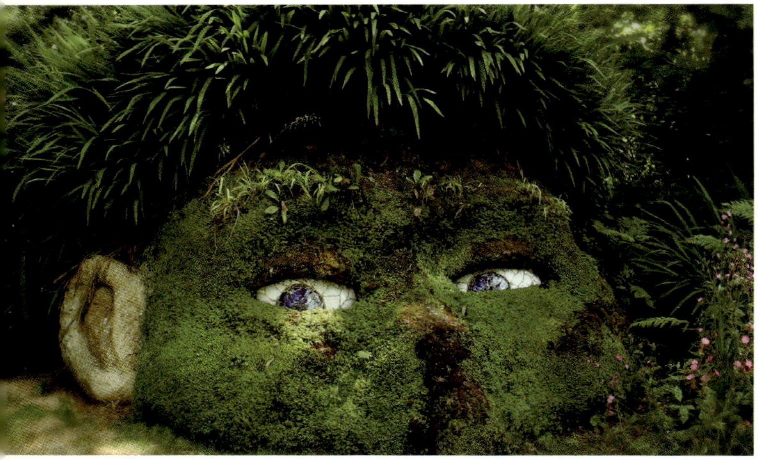

editorial | über dieses buch

Gute Bücher über die Anwendung von ätherischen Ölen gibt es bereits einige. Unser Anspruch, dieses zusätzliche Buch herauszugeben, war jedoch ganz speziell gelagert. Wir wollen durch den Aufbau, die Gestaltung und Auswahl der Bilder jene Freude vermitteln, die es bereitet, wenn man sich intensiver auf die "Arbeit mit himmlischen Düften" einlässt. Gleichzeitig wollten wir dem interessierten Einsteiger einen seriösen Überblick bieten, was ätherischen Öle sind und was sie bewirken können. Ätherische Öle sind kein Produkt der modernen Wellnessgesellschaft, sind vielmehr Jahrtausende altes Kulturgut und Hüter der menschlichen Geschichte. Sie sind Weggefährte und Begleiter durch die Menschheitsgeschichte bis in die heutige Zeit, die den Menschen in bislang nicht gekannter Weise in ihren "beschleunigten" Zeitrausch zieht. Diese Beschleunigung der Zeit und die damit verbundene Verengung scheinen dem Menschen den Zugang zu seiner Intuition zu erschweren und sind sicher nicht sonderlich unterstützend, wenn es darum geht, im Hier und Jetzt anzukommen. Immer anspruchsvoller und fordernder wird der tägliche Überlebenskampf, der Anspruch, "den Kopf über Wasser zu behalten" und im Dickicht der Alltags den Überblick nicht zu verlieren. So wundert es bei genauerem Betrachten nicht, dass ätherische Öle eine wundervolle Renaissance erleben. In ihnen liegt noch die Kraft der Zeitlosigkeit. Durch sie lösen wir die Fesseln der Vergangenheit und lassen unseren Geist frei und ungebunden neue Wege finden. Das, was uns festhält und darin hindert, uns frei und lebendig zu fühlen, sind einerseits die Erfahrungen, die wir gemacht haben, und zum anderen die Angst vor Veränderung und Wandel. In diesem Buch möchten wir Sie einladen, sich auf eine Reise einzulassen, die Ihnen möglicherweise manche neue Erlebensweisen ermöglicht. Gleichzeitig möchten wir Sie verführen und in Ihnen die Lust wecken, selbst mit ätherischen Ölen zu experimentieren, denn Öle sind ein wunderbarer Schatz, um neue Erfahrungswelten zu erkunden. Sie unterstützen im Loslassen und Vertrauen, helfen mit Zuversicht durch die Zeit zu blicken und Raum zu gewinnen. Raum für die eigene Entwicklung. Raum zur Kultivierung einer freieren Lebensweise, die von Geborgenheit, Freude und Leichtigkeit geprägt ist.
In diesem Sinne wünschen wir Ihnen viel Freude mit diesem Buch und Spaß bei der Anwendung unserer Tipps.

Julia Mähr und Thomas Zerlauth

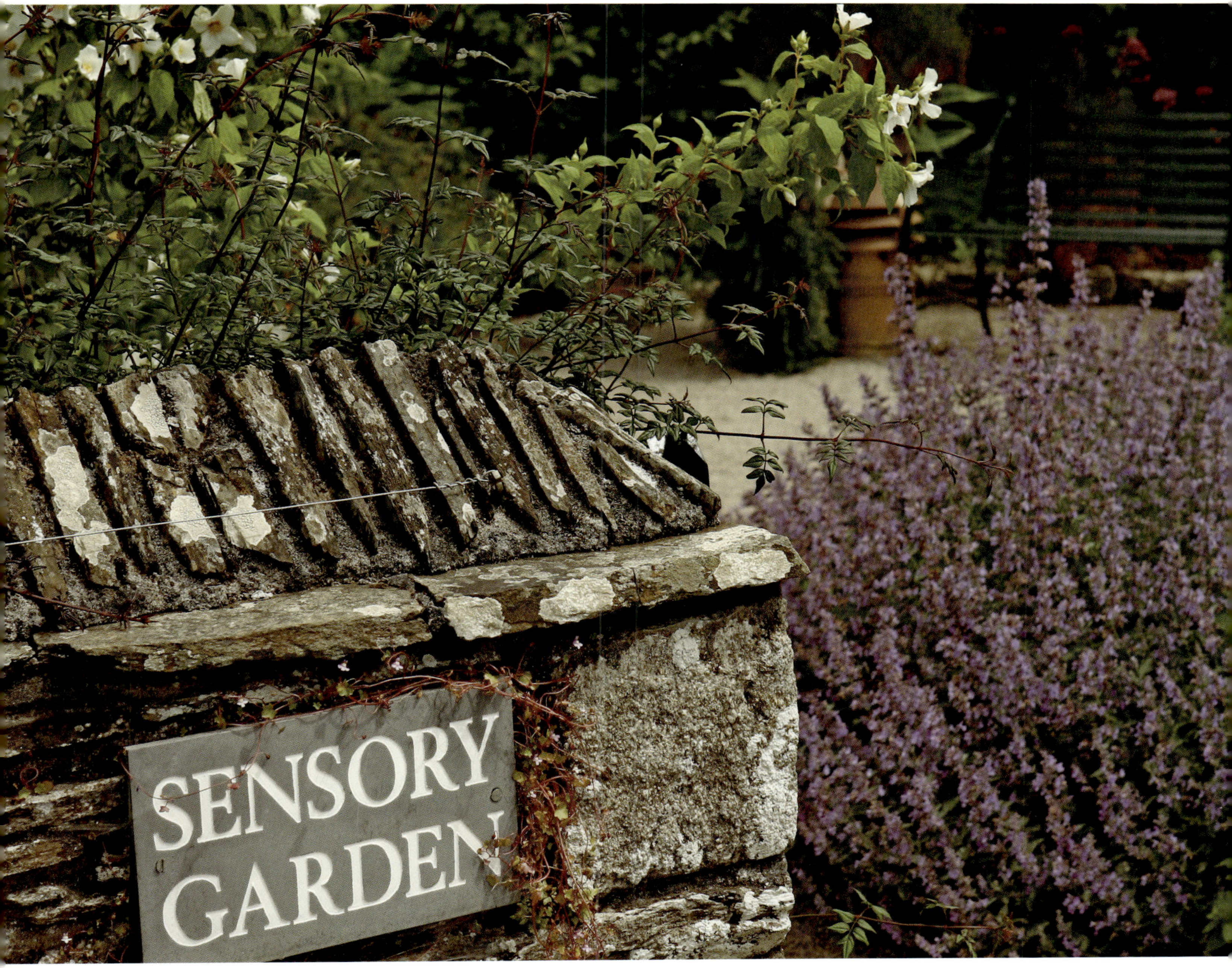
SENSORY
GARDEN

einleitung I altes wissen neu entdeckt

WIR KÖNNEN NICHT FEHLGEHEN, WENN WIR DEN NATUR FOLGEN (MONTAIGNE)

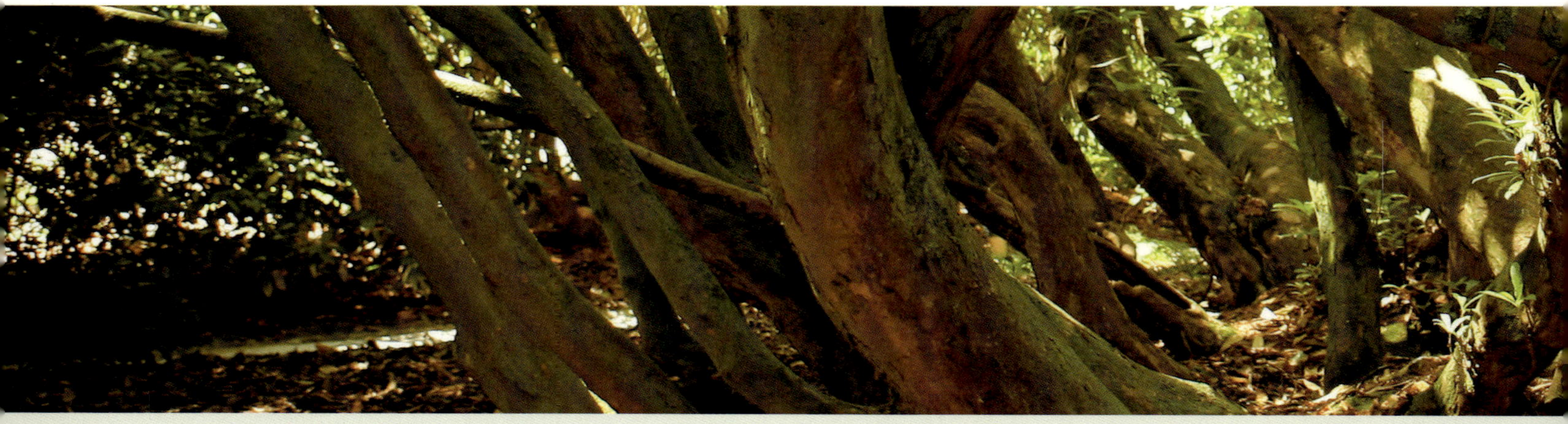

Duftstoffe und Heilpflanzen werden verwendet, seit es Menschen gibt. Das Wissen um ihre Verwendung wurde ebenso zurückgedrängt wie das Verständnis früherer Generationen, die noch etwas sorgsamer mit unserer Lebensgrundlage, der Natur umgingen. Der Mensch hat sich durch die zunehmende Industrialisierung und die mit den neuen Möglichkeiten scheinbar einhergehende Entwicklung des Egos weiter von den Natur entfernt, als dies jemals der Fall war. Der große Philosoph Hans Jonas schreibt dazu: "Der Mensch ist der Natur gefährlicher geworden, als die Natur dem Menschen jemals war."

Der Physiker und Entwickler der Holographie Dennis Gabor (1900 - 1979), formulierte einen ebenso eindrücklichen Ansatz: "Bisher mussten wir uns gegen die Natur behaupten. Von nun an müssen wir uns gegen unsere eigene Natur behaupten".

Wir Menschen bedrohen uns nicht nur selbst, sondern auch alle unsere Mitgeschöpfe.

So haben wir beispielsweise in den letzten vierundzwanzig Stunden auf unserem Planeten 80000 Hektar Wald vernichtet, 13 Millionen Tonnen Giftstoffe in unsere Umwelt gelassen. In der gleichen Zeitspanne sind durch unser unverantwortliches Handeln mehr als 130 Pflanzen- oder Tierarten ausgelöscht worden. Wir sind so mit unseren (selbstgeschaffenen) Problemen des Geldverdienens und (Ver)Sicherns des gewohnten Lebensstandards beschäftigt, dass wir eine natürliche Lebensweise aus den Augen verlieren. Obwohl in Nordamerika mehr als 15.000 Nahrungspflanzen wachsen, konsumiert der Durchschnittsbürger dort lediglich 50 Pflanzen während seines gesamten Lebens.

Für allfällige Mangelerkrankungen und Ausfallserscheinungen wird die moderne Apparatemedizin in Anspruch genommen, die sich klinisch um sich zeigende Symptome sorgt. Der Mensch (zumindest, wenn er sich zur reichen Oberschicht zählen darf) wird älter, aber keinesfalls gesünder. Die meisten Ärzte werden bestätigen, dass der allgemeine Gesundheitszustand (insbesondere auch bei Kindern) problematischer wird, dass Allergien und Abwehrreaktionen auf natürliche

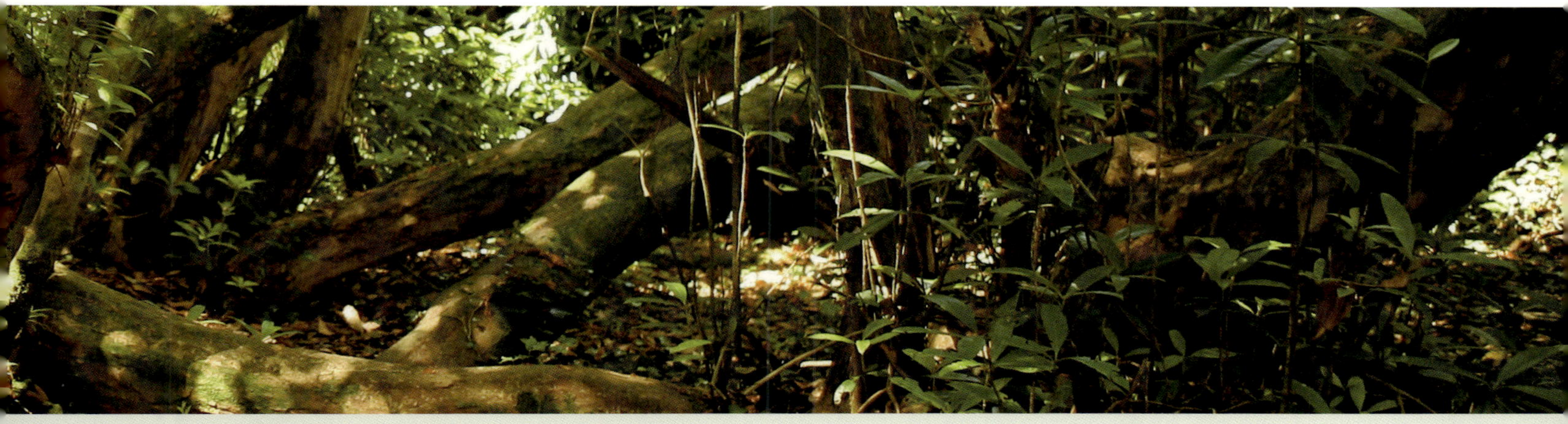

Stoffe (oder was sie einmal waren) stetig zunehmen. Im Grunde dürfte gar niemand mehr krank sein, wenn man sich die technischen Möglichkeiten der modernen Medizin betrachtet, deren Wert und Segen hier in keinerlei Weise angezweifelt werden soll. Vielmehr geht es darum, den Blick zu weiten und zusätzliche Optionen und Alternativen zu entwickeln. Was wir dringend wieder in unser Bewusstsein führen sollten, ist die Ehrfurcht vor der Natur, der Schöpfung und der Mitverantwortung für den Nächsten und die nächsten Generationen. Insofern kann die Beschäftigung mit wirklich naturreinen, ökologischen und sorgsam entwickelten ätherischen Ölen wie ein positiver Filter wirken, der das eigene Dasein in einem neuen Licht erscheinen und uns selbstverantwortlicher werden lässt. Mit ätherischen Ölen bekommen wir zwar nicht die Möglichkeit, die Welt zu verändern, sie vermitteln uns jedoch das Gefühl, die Gestaltung unserer kleinen Welt und das Wohlbefinden unserer Familie in die eigenen Hände nehmen zu können. Über die Welt der Düfte öffnen wir uns wieder für das Sinnliche, das Schöne, das Feine, das Individuelle und Bezaubernde. Immer mehr Menschen machen sich auf die Suche nach dieser geheimnisvollen Welt, die Vielen noch unbekannt ist und Manchen unerschlossen bleibt, einer Welt, die von der Sehnsucht nach Stille, Einfachheit und Liebe erzählt und weit ins Unsagbare reicht. In eben dieser Welt berühren uns die Düfte mit ihrem Zauber und ihre Schwingungen beginnen sich wie feine Seidenfäden auf uns zu legen und uns einzuhüllen. Von dieser Welt möchten wir hier erzählen.

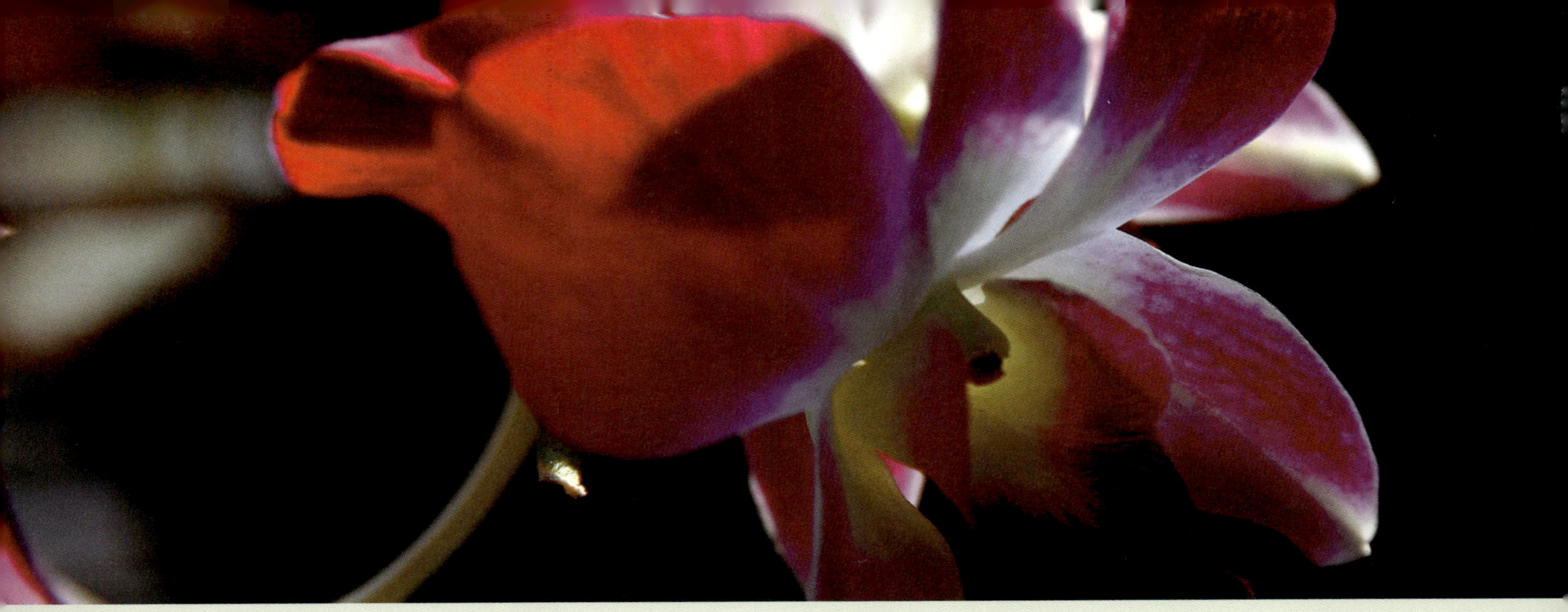

wahrnehmung | über die nase

EIN TAG OHNE DUFTERLEBNISSE IST EIN VERLORENER TAG ... ALTÄGYPTISCHES SPRICHWORT

Gerüche sind sehr komplizierte Gemische. Was uns da manchmal als ein unverwechselbarer Duft in die Nase steigt, ist in der Regel ein Potpourri aus hundert oder gar tausend verschiedenen Molekülen. Kaffeeduft zum Beispiel besteht aus rund 200 chemischen Einzelkomponenten, und der Duft einer Rose setzt sich aus über 500 Einzelstoffen zusammen. Unsere Nase kann rund 10.000 verschiedene Düfte unterscheiden. Diese verschiedenen Geruchseindrücke aus dem Gewirr einzelner Duftstoffe in der Luft herauszufiltern und zu identifizieren, ist für unseren Geruchssinn eine höchst anspruchsvolle Aufgabe. Erste Station der Geruchswahrnehmung ist die Riechschleimhaut ganz oben in der Nasenhöhle. Hier sitzen die Riechzellen auf einer Fläche von nur 5,5 cm^2 Das ist etwa so groß wie eine 2-Euro-Münze. Rund 3 Millionen Riechsinneszellen besitzt jeder Mensch und etwa alle 100 Tage werden sie komplett erneuert. Jede Riechzelle ist auf einen bestimmten Duftstoff spezialisiert. Nehmen wir nochmals das Beispiel Kaffeeduft: Von den 15 Duftkomponenten, die für unseren Geruchseindruck von Kaffee relevant sind, regt jede eine ganz bestimmte Sorte von Riechzellen an. Es werden also gleichzeitig 15 verschiedene Sorten Riechzellen aktiviert - alle übrigen reagieren nicht. Die Rezeptoren für die Duftstoffmoleküle sitzen auf Sinneshaaren der Riechzellen. Diese ragen in die wässrige Schleimschicht der Nasenschleimhaut hinein. Am Rezeptor der Riechzelle angekommen, löst der Duftstoff in der Zelle einen elektrischen Impuls aus. Dieser wird im Inneren der Zelle um das bis zu 1000fache verstärkt und über lange Fortsätze der Riechzellen, sogenannte Axone, ans Gehirn weitergeleitet.

Die Nase ist das einzige Sinnesorgan, das seine Impulse direkt ins Gehirn leitet, ohne dass noch andere Nervenzellen dazwischengeschaltet sind. Die Fortsätze der Riechsinneszellen führen durch das Siebbein direkt in den Riechkolben. Er liegt oberhalb der Nasenwurzel und ist einer der ältesten Teile des Gehirns. Hier liegen rund 30.000 kugelige Rechenzentren, die sogenannten Glomeruli. In jedes dieser kugeligen Gebilde laufen die Informationen von etwa 1.000 Riechzellen ein und werden nach Stärke und Absender sortiert und verrechnet. Dann entscheidet jede

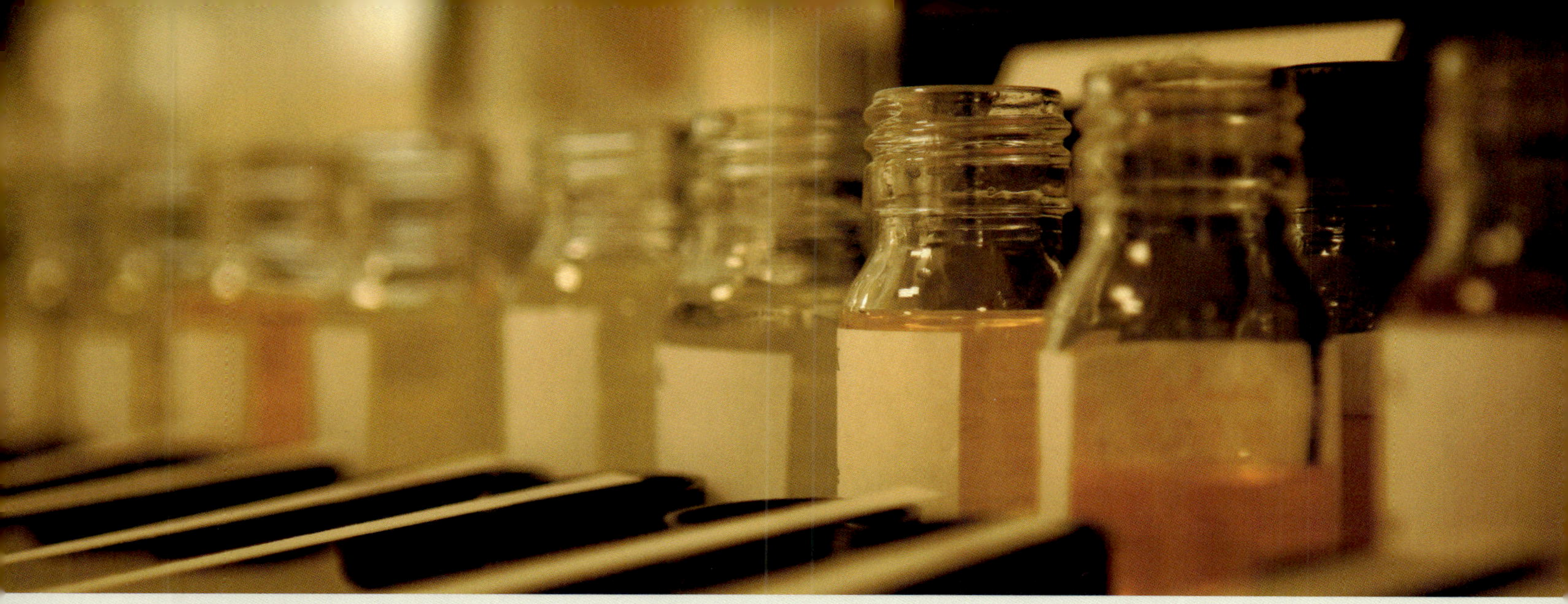

Kugel, ob sie selbst einen Impuls losschickt oder nicht. Bei unserem Kaffeebeispiel werden wieder entsprechend der 15 entscheidenden Kaffeekomponenten 15 ganz bestimmte Glomeruli angeregt. Nur sie schicken Impulse weiter. Durch dieses bestimmte Muster der synchron aktivierten 15 Glomeruli steht für das Gehirn schon im Riechkolben fest, um welchen Geruch es sich handeln muss. Noch können wir mit dieser Information nichts anfangen, dazu muss sie erst in höheren Gehirnzentren weiterverarbeitet werden. Aus dem Riechkolben werden Nervenimpulse ins sogenannte Riechhirn weitergeleitet. Es besteht aus verschiedenen Feldern im älteren Teil der Hirnrinde. Hier werden die Impulse weiterverrechnet, gebündelt und weiterverschickt. Einer der Informationswege führt vom Riechhirn direkt zum Sitz der Emotionen, in einen Hirnteil namens Mandelkern. Er gehört zum sogenannten limbischen System, einem in der Evolution ebenfalls sehr alten Gehirnareal. Im Mandelkern erzeugen die eintreffenden Duftinformationen blitzschnell ein Gefühl. Je nach Geruch kann das zum Beispiel Freude sein, oder Angst, oder Ekel. Kaffeeduft erzeugt bei den meisten Menschen ein wohliges Gefühl. Lavendel zum Beispiel wird häufig als harmonisierend und entspannend empfunden. Parallel zur unterbewussten Verarbeitung der Informationen aus der Nase dringen Düfte natürlich auch in unser Bewusstsein vor, allerdings nur, wenn der Geruch intensiv genug ist. Das Riechhirn schickt dann Impulse in höhere und entwicklungsgeschichtlich jüngere Gehirnzentren. Über eine weitere Schaltzentrale, den Thalamus, laufen sie in die Großhirnrinde. Hier entsteht in der sogenannte Riechrinde aus den eintreffenden Nervenreizen der bewusste Geruchseindruck. Jetzt erst weiß man, was einem da in die Nase gestiegen ist: Kaffee. Die Identifikation eines Duftes ist ein Lernprozess: Bereits in der Riechrinde wird das charakteristische Muster der Nervenimpulse mit dem Objekt, von dem der jeweilige Geruch stammt, verkoppelt und abgespeichert. Und immer, wenn erneut dieser spezifische Duft auftaucht, wird das in der Riechrinde fortan auch als Kaffeeduft erkannt.

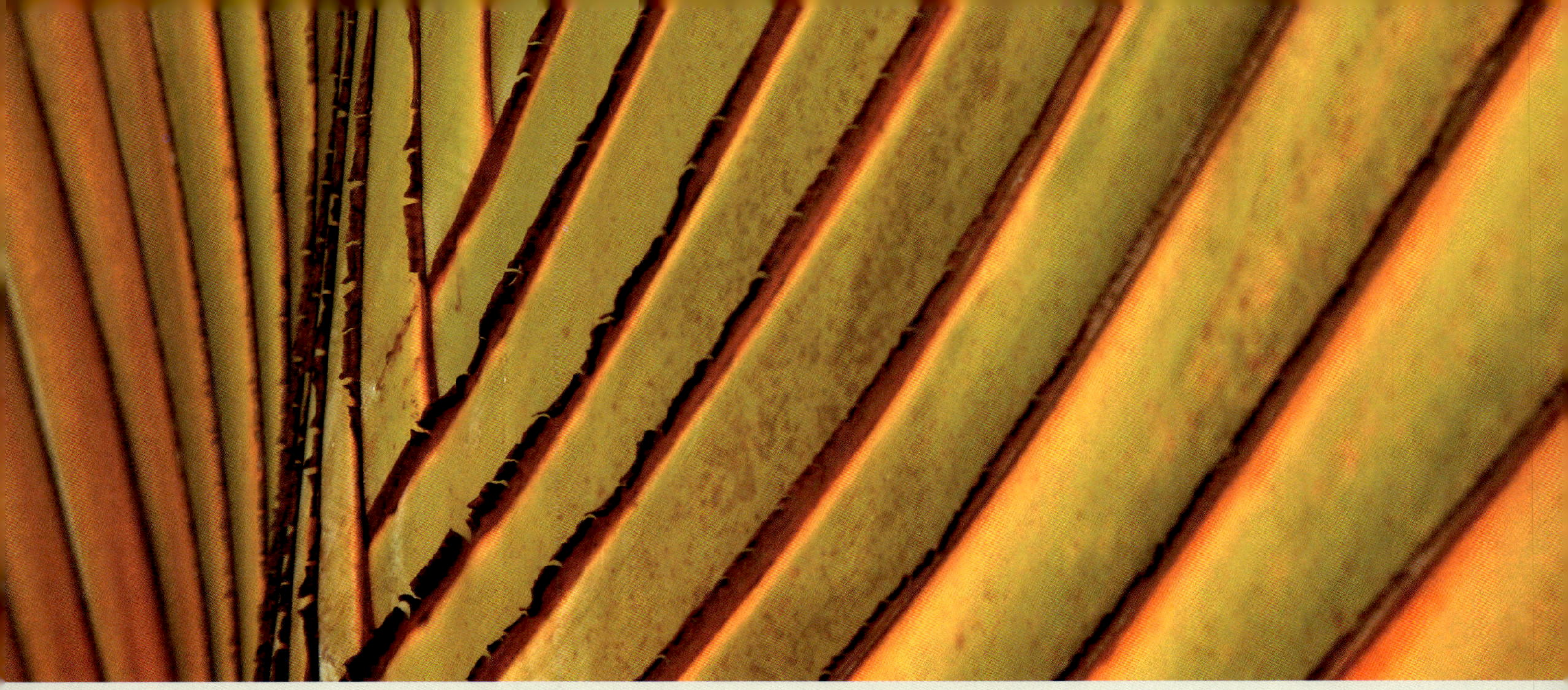

Ob wir einen Duft mögen oder nicht, ist nicht angeboren. Es ist vielmehr abhängig von unserer Erfahrung, die wir mit einem Geruch gemacht haben. Einige Gerüche sind uns schon von Geburt an bekannt und werden daher eher als angenehmer empfunden als andere. Versuche mit Kaninchen belegen beispielsweise, dass neugeborene Kaninchen besonders gerne Wacholdersträuche fressen, wenn ihre Mutter während der Trächtigkeit auch davon gefressen hat. Genauso nimmt auch der menschliche Fötus schon über die Nabelschnur Geschmacks-, also auch Geruchsstoffe des Speiseplans der Mutter auf. Die meisten Düfte jedoch lernen wir erst nach der Geburt kennen und mögen oder nicht mögen. Mit zunehmendem Alter gewinnen wir also auch an Geruchserfahrung. Und so wundert es nicht, dass wir den Geruch von Krankheit oder Fäulnis als unangenehm, ja sogar ungesund empfinden, den von frischem Gemüse oder Obst dagegen als angenehm. Es gibt natürlich auch große kulturelle Unterschiede was gute und schlechte Gerüche betrifft. Ein Beispiel: getrockneter Fisch ist für die thailändische Nase angenehm oder zumindest nicht abstoßend. Die europäische Durchschnittsnase dagegen ist von diesem Geruch weniger angetan. Düfte wecken Erinnerungen.

Wer kennt sie nicht, die Gerüche, die uns schlagartig in die Kindheit zurückkatapultieren? Diese Erinnerungen und Assoziationen werden auch wieder im limbischen System aktiviert. Der Sitz des Gedächtnisses liegt im soge-

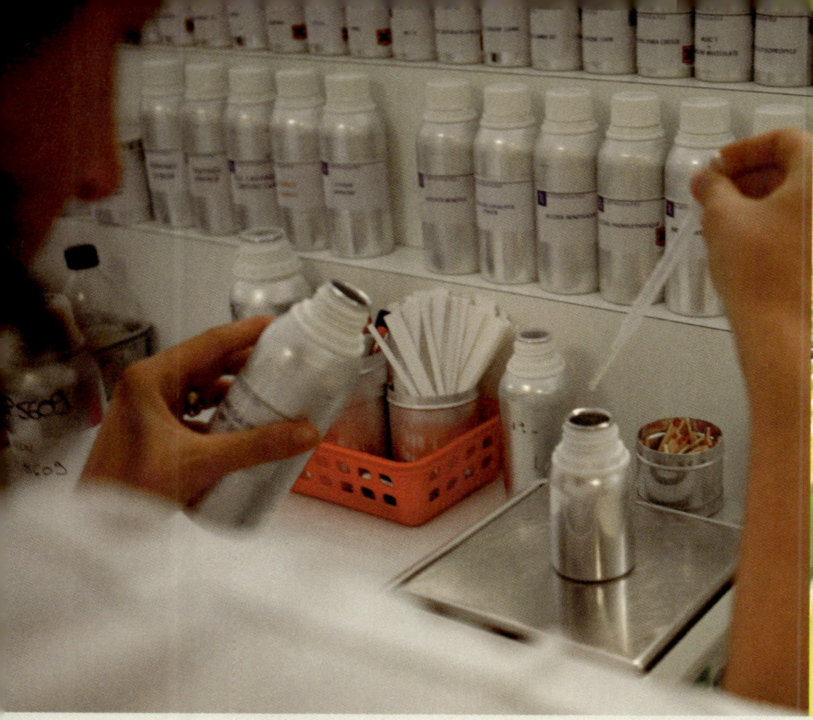 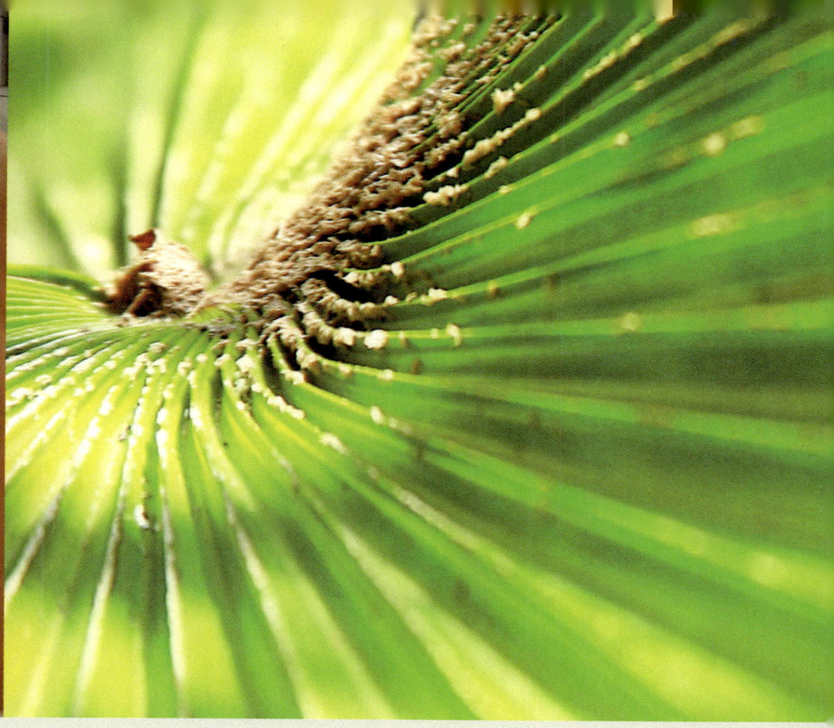

nannten Hippocampus, in unmittelbarer Nachbarschaft des Mandelkerns. Hier entstehen vor unserem inneren Auge die Bilder, die der jeweilige Duft heraufbeschwört. Bei Bohnerwachs vielleicht Großmutters Treppenhaus, oder bei dem Geruch von Wandfarbe der letzte Umzug, oder bei Kaffee die Erinnerung an den vorzüglichen Espresso im Straßencafe im letzten Urlaub oder die Lockerheit der Italiener, die man dort kennen gelernt hat. Wir alle kennen solche Gerüche, die uns plötzlich in die Nase steigen und uns sofort um Jahre oder Jahrzehnte zurückversetzen - die völlig unverhofft längst Vergessenes zutage fördern. Plötzlich ist Omas Küche wieder so präsent wie damals, als man mit sieben bei ihr am Küchentisch Hausaufgaben gemacht hat, während sie Kartoffelsuppe kochte. Es ist sagenhaft, wie gut Gerüche solche Erinnerungen hervorholen können. Unvorstellbar - und dennoch wissenschaftlich absolut erklärbar. Schließlich geht jeder Duft gewissermaßen auf direktem Weg in unser Gefühls- und Erinnerungszentrum - das limbische System. Wenn ein solcher Geruch mit einem bestimmten Umfeld oder einer erlebten Situation verknüpft ist, wird er hier langfristig - man möchte sagen auf ewig - gespeichert. Weder Bilder noch Geräusche bleiben in unseren Erinnerungen so lange präsent wie Düfte.

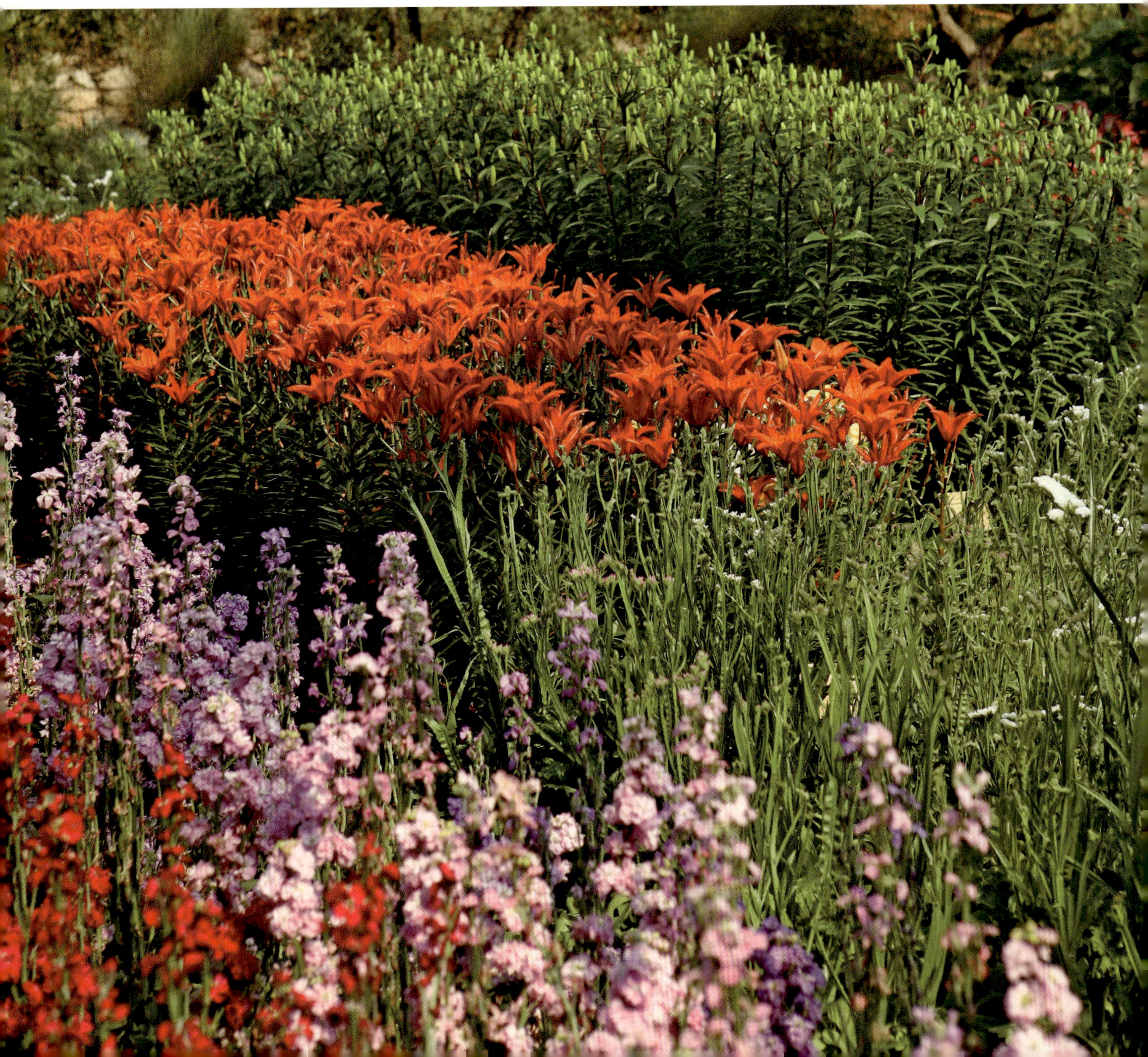

300.000 düfte I umgeben uns

PFLANZENDÜFTE SIND WIE MUSIK FÜR UNSERE SINNE

Obwohl wir nicht alle Duftinformationen, die uns umgeben, wahrnehmen können, so sind es doch bis zu 300.000 verschiedene Düfte, die uns ständig umgeben. Sie schweben wie kleine unsichtbare Nebelbänke durch die Luft, und sobald wir sie durchschreiten, wird unser Gehirn mit einer Vielzahl von Informationen betraut. Hier wurde eine Wiese frisch gemäht. Eben bin ich an einem Kaffeehaus vorbeigekommen, in dem frischer Kaffee gemahlen wurde. Regen, der auf eine asphaltierte Straße im Hochsommer fällt. Eine Frau, die ein betörendes Parfum trägt. Nachbarn, die Steaks und Würstchen auf den Grill gelegt haben. Zimt, der wie eine Duftwolke über einem Christkindlmarkt liegt. Ein eben gefällter Baum. Hundekot an meinen Schuhen. Fischabfälle hinter einer Mülltonne. Kalter Zigarettenrauch in einer Gaststube. Oder, um wieder wesentlich angenehmere Bilder in unserem Geist zu erzeugen: zart duftende Babyhaut. Ein feines Jasminbad oder ein Strauß frischer Rosen. Düfte begleiten uns den ganzen Tag und beeinflussen unsere Stimmungen und Emotionen, leiten unsere Gefühlswelt auf eine ganz subtile Weise. Es liegt doch nahe, dass es unserem Lebensglück dienlich ist, wenn wir die uns umgebenden Düfte bewusst und förderlich beeinflussen und für unser Wohlbefinden nutzen.

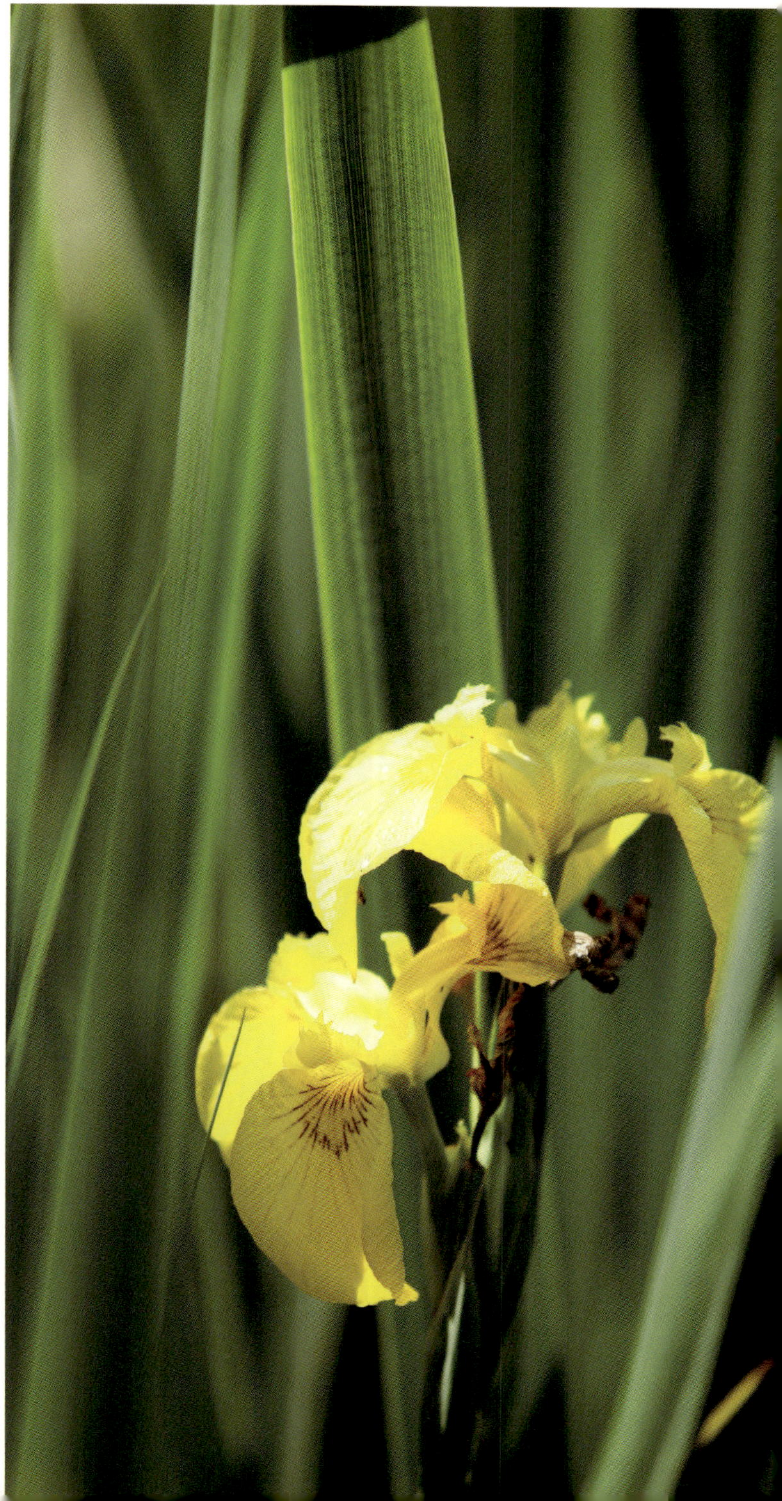

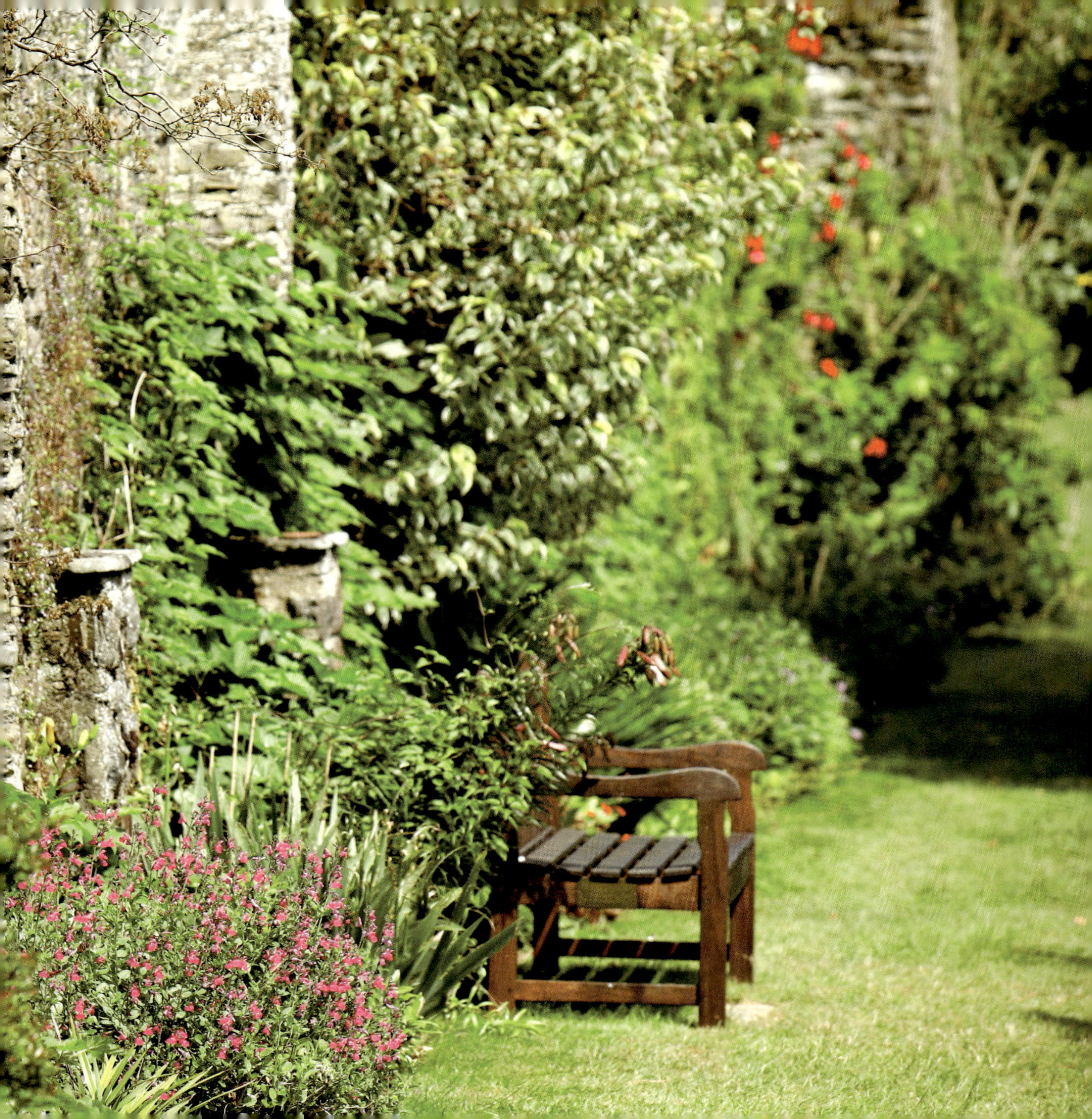

bedeutung I der düfte

DER DUFT DER DINGE IST DIE SEHNSUCHT, DIE SIE UNS NACH SICH ERWECKEN. (CHRISTIAN MORGENSTERN)

Dass Gerüche so tief in unsere Gefühlswelt eingreifen können, ist längst kein Geheimnis mehr, aber was dabei genau im Gehirn passiert, ist noch nicht eindeutig entschlüsselt. Die Gehirnforscher haben bislang beispielsweise herausgefunden, dass beim Verarbeiten von Gerüchen, anders als bei anderen Sinneswahrnehmungen, verbale Hirnbereiche (die beim Sprechen beteiligt sind) kaum involviert sind. Das könnte auch erklären, warum es so schwierig ist, Gerüche zu identifizieren (oft weiß man zwar, dass man einen Geruch kennt, weiß aber nicht, wonach das riecht, es sei denn, man sieht gleichzeitig den riechenden Gegenstand). Auch was das Erinnerungsvermögen angeht, gibt es deutliche Unterschiede zwischen Riechen und anderen Sinneswahrnehmungen. Gerüche, an die wir uns erinnern können, sind immer mit Emotionen und emotionalen Erfahrungen belegt. Wenn wir dagegen sehr alte Fotos sehen, ist die emotionale Verknüpfung in der Regel längst nicht so stark. Gerüche können also regelrecht "Bilder" in der Erinnerung hinterlassen, die auch durch das reine Denken an einen Geruch "wachgerufen" werden. Düfte vermitteln uns letztlich eine Vorstellung von der uns umgebenden Welt. Die meisten Menschen nutzen ihren Riechsinn nur sehr begrenzt und haben deshalb auch noch nicht herausgefunden, wie stark uns das Riechen leitet und sogar die Wege weist. Die Forschung stellte eindeutig fest, dass Duftstoffe unsere Wahrnehmung und Aufmerksamkeit ganz elementar steuern und beeinflussen.

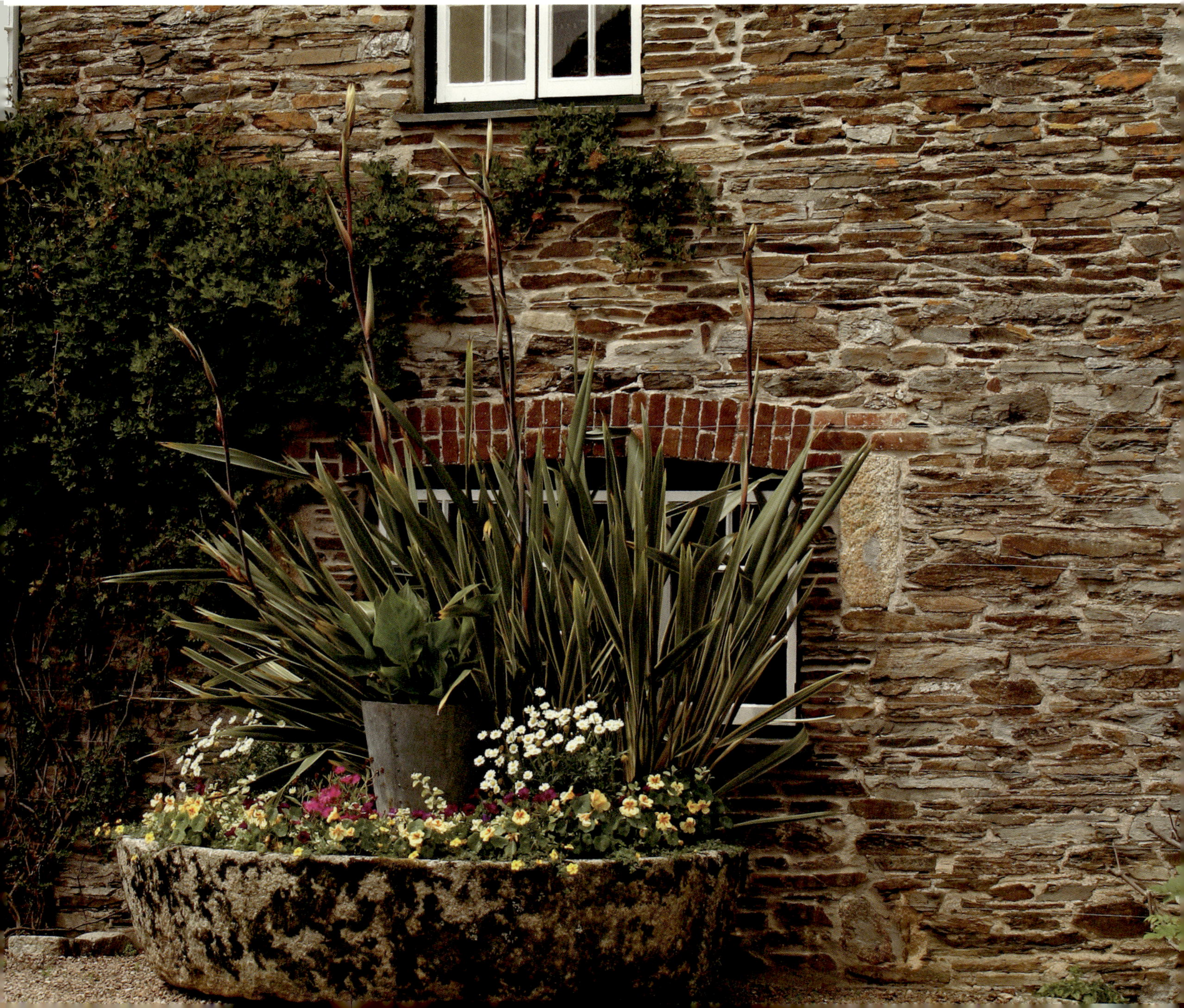

riechvermögen | allgemeines und spezielles

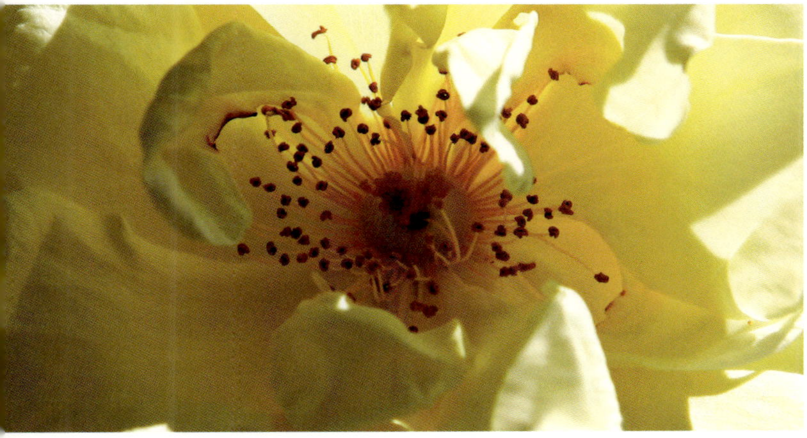

VON ZWEI ROSEN
DUFTET EINE
ANDERS, ALS DIE ANDRE ROSE.
VON ZWEI ENGELN MAG SO EINER
ANDERS, ALS DER ANDRE SCHÖN SEIN.
SO IN UNZÄHLBAREN ZARTEN
ANDERSHEITEN
MAG DER HIMMEL,
MAG DES VATERS
GÖTTERSÖHNEREICH SERAPHISCH
ABGESTUFT SEIN...
(CHRISTIAN MORGENSTERN)

Anders als viele Tierarten orientiert sich der Mensch zwar nicht anhand von Gerüchen, aber unser Geruchssinn scheint deutlich öfter an Entscheidungen beteiligt zu sein, als uns dies bewusst wird. Gerade wenn es um Gefühle geht, folgt auch der Mensch meist seiner Nase. Es gibt gute und schlechte Riecher. Frauen können in der Regel besser riechen als Männer. Raucher gehören tendenziell zu den schlechteren Riechern, weil der Zigarettenrauch den Riechzellen schadet. Auch Medikamente oder Chemikalien können dem Geruchssinn stark zusetzen. Anders als andere Sinneszellen können Riechsinneszellen sich aber regenerieren, und so erlangen Raucher, wenn sie ihr Laster aufgegeben haben, wieder einen besseren Geruchssinn. Dennoch: die Riechschwellen liegen mit zunehmendem Alter immer höher. Das betrifft sowohl die Wahrnehmung eines Geruches als auch seine Identifizierung. Wahrscheinlich spielt hier der altersbedingte "Verschleiß" der Geruchszellen eine Rolle. Hyposmie nennt man hingegen jene Erkrankung, bei der das Riechvermögen teilweise verloren gegangen ist. Anosmie ist der medizinische Begriff für die vollständige Zerstörung des Geruchssinns. Ein gestörter oder fehlender Geruchssinn ist zwar nicht lebensbedrohlich, aber auch keineswegs ungefährlich. Schließlich fehlt ein wichtiges Alarmsystem, denn der Geruchssinn kann auf Gefahren wie etwa Brände oder giftige Dämpfe aufmerksam machen. Ohne ihn würden wir auch nicht vor verdorbenen Lebensmitteln gewarnt. Der Geruchsverlust kann langfristig zu Appetitlosigkeit, ja sogar zu Depressionen führen. Eine Schwangerschaft kann mehr Begleiterscheinungen haben als morgendliche Übelkeit oder Heißhunger auf Gurken mit Schlagsahne: Bei schwangeren Frauen verändert sich häufig auch der Geruchssinn. Sie empfinden in der ersten Zeit manche Gerüche anders und sind generell weit empfindlicher in der Geruchswahrnehmung. Das gleiche ist während der Menstruation und der Menopause zu beobachten. Mütter können den Duft ihres Kindes deutlich von dem anderer Kinder unterscheiden. Kleinkinder nutzen diesen Sinn ebenso, um ihre Mutter zu identifizieren.

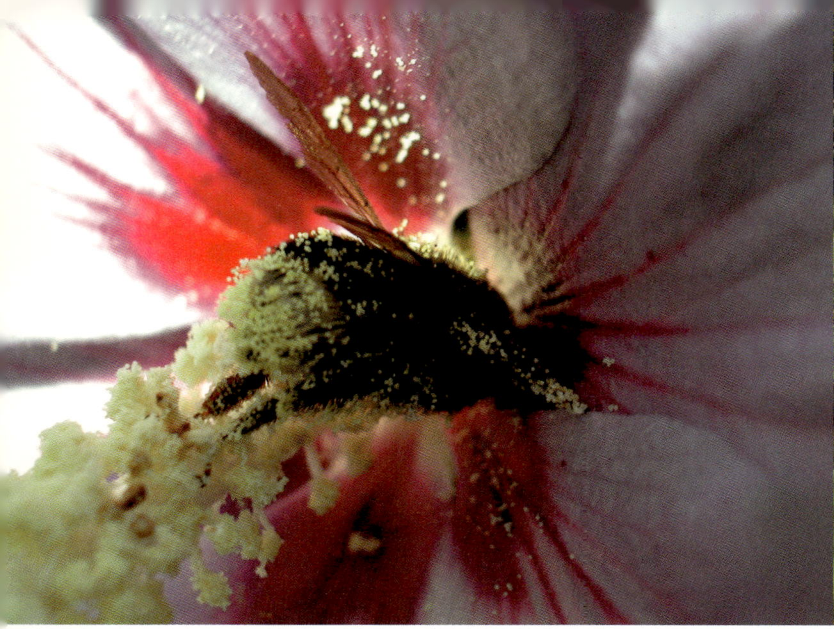

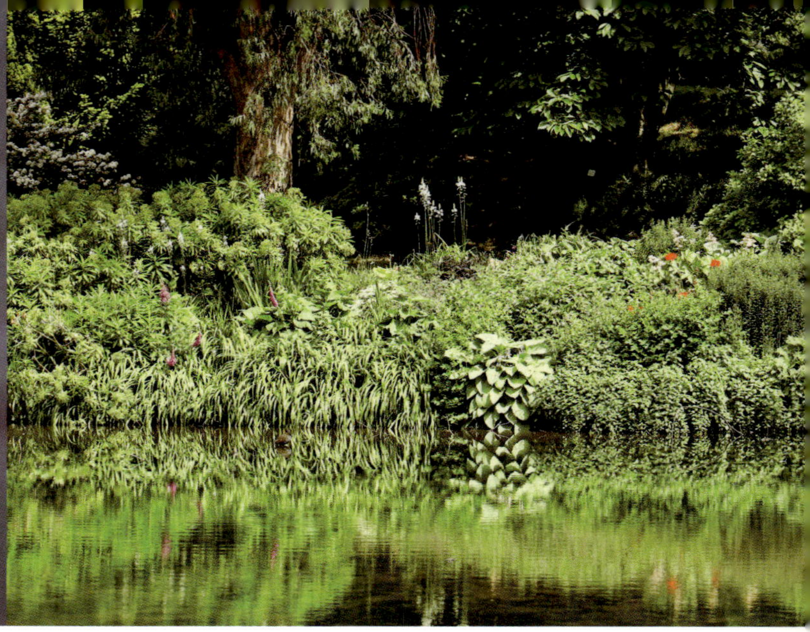

Neugeborene können übrigens Düfte ganz ausgezeichnet wahrnehmen und reagieren sehr empfindlich. Es gibt aber noch andere interessante Details. Dicke Menschen riechen besser als Normalgewichtige und vormittags riechen Sie schlechter als nachmittags und abends. Bei Kälte werden Düfte weniger intensiv wahrgenommen und bei hoher Luftfeuchtigkeit nimmt das Riechvermögen zu.

Was hat die Forschung sonst noch über den Geruchssinn herausgefunden? Gerüche können schlafende Menschen kaum aufwecken. Das haben Forscherinnen der Brown-Universität in Providence (USA) gezeigt. Während Geräusche den Schlaf fast immer stören, lässt selbst der warnende Geruch von Feuer den Menschen selig weiterschlummern, berichten Mary Carskadon und Rachel Herz im Fachmagazin "Sleep". Obwohl bestimmte Gerüche im Wachzustand und beim Einschlafen leicht erkannt werden, können sie im Schlaf (insbesondere in den Tiefschlafphasen) offensichtlich nicht mehr wahrgenommen werden, zeigten die beiden Wissenschaftlerinnen. Die Nase wirkt offenbar auf ein Hirnteil, das die Intensität der Gefühle bestimmt. Das ist der Grund, warum Erdbeergeruch uns in angenehme Sommerstimmung versetzen kann und saure Milch uns den Appetit gründlich verdirbt, berichten amerikanische Forscher in der Fachzeitschrift "Nature Neuroscience".

Die Wahrnehmung eines Geruchs hängt maßgeblich davon ab, wie er beschrieben wird: Düfte, die mit negativen Wörtern oder Vorstellungen assoziiert sind, wirken sehr viel unangenehmer, als wenn sie mit positiven Etiketten versehen sind. Das hat ein Team britischer und Schweizer Wissenschaftler in einer Studie mit 12 Probanden nachgewiesen. Die Erwartungshaltung, die durch die unterschiedlichen Bezeichnungen geweckt wird, verändert dabei nicht nur die subjektive Wahrnehmung der Gerüche, sondern auch die damit verbundene Gehirnaktivität. Der Geruchssinn ist der Sinn, der am engsten mit dem Gefühlszentrum verbunden ist. So hatten bereits frühere Studien gezeigt, dass Düfte im Gehirn mit bestimmten Erinnerungen und Erfahrungen verknüpft werden. Diese Assoziationen prägen dann, ob ein Duft als positiv oder negativ empfunden wird. Die Verbindung lässt sich auch direkt im Gehirn nachweisen: Erinnert sich der Betreffende an ein solches Ereignis, wird auch das Geruchszentrum im Gehirn

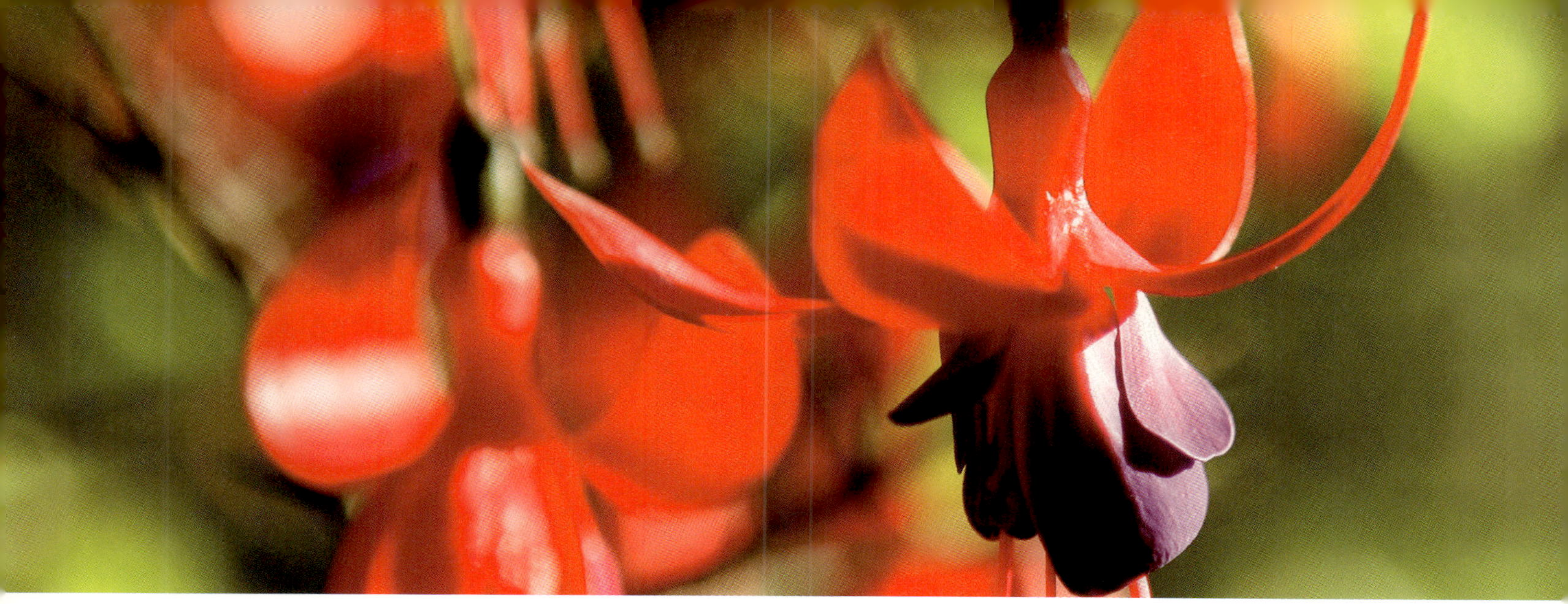

aktiviert. Nach den Ergebnissen der neuen Studie beeinflussen jedoch nicht nur Erinnerungen das Geruchsempfinden, sondern auch abstrakte Denkprozesse wie das Lesen von Wörtern: Lasen die Probanden den Begriff "Käse" auf einem Monitor, während sie einen käseartigen Geruch wahrnahmen, stuften sie den Duft als neutral bis angenehm ein. Erschien stattdessen jedoch der Begriff "Körpergeruch" auf dem Bildschirm, empfanden die Testteilnehmer den gleichen Duft als ausgesprochen unangenehm. Überraschenderweise war die positive beziehungsweise negative Assoziation so stark, dass sie sogar dann wirkte, wenn die Probanden völlig geruchsneutrale Luft einatmeten: Mit dem Etikett "Käse" versehen wirkte die Luft auf die Teilnehmer angenehmer als mit der Bezeichnung "Körpergeruch". Ob die gelesenen Begriffe die Probanden dazu bringen, sich den Geruch vorzustellen, oder ob sie direkt die Gehirnaktivität beeinflussen, können die Forscher jedoch noch nicht sagen.

Duftkombinationen aktivieren andere Gehirnzellen als Einzelnoten. Eine Mischung aus verschiedenen Duftstoffen ist mehr als die Summe ihrer Teile, haben amerikanische Forscher in einer Studie an Mäusen nachgewiesen: Die Kombination aktiviert im Geruchszentrum des Gehirns nicht nur die Nervenzellen, die auch auf die Einzelkomponenten reagieren, sondern zusätzlich noch eine weitere Gruppe von Gehirnzellen. Aus diesem Grund erzeugen Mischungen von Duftstoffen häufig Geruchseindrücke, die sich stark von denen der einzelnen Substanzen unterscheiden. Bei Säugetieren ist die Verarbeitung von Geruchsreizen sehr komplex, hatte Linda Buck bereits früher gezeigt und dafür im Jahr 2004 den Nobelpreis erhalten. Die Verarbeitung beginnt mit dem Registrieren von Duftmolekülen durch Sinneszellen, die im oberen Teil der Nasenschleimhaut angesiedelt sind. Diese Zellen tragen auf ihrer Oberfläche jeweils ein Detektorprotein, an das die Duftmoleküle andocken und dabei ein elektrisches Signal innerhalb der Sinneszelle erzeugen. Dieses Signal wird dann im so genannten Riechkolben, einem Teil des Gehirns direkt oberhalb der Nase, verarbeitet und von dort an das Geruchszentrum auf der Großhirnrinde weitergeleitet. Erst dort werden die in der Nasenschleimhaut gesammelten Informationen zusammengeführt und in einen vollständigen Riecheindruck umgewandelt.

wirkungen | der duftstoffe

DIE NATUR IST EIN BRIEF GOTTES AN DIE MENSCHHEIT (PLATON, 428-348 V.CHR.)

Der Geruchssinn ist einer der ältesten Sinne in der Evolution des Menschen. Durch den Riechkolben werden die Informationen direkt an Gehirnteile weitergeleitet, die zu den entwicklungsgeschichtlich ältesten gehören, das sogenannte limbische System. Diese dem Bewusstsein entzogenen Regionen des Gehirns steuern nicht nur den Geruchssinn, sondern auch die Gefühlswelt. Die über den Geruchssinn aufgenommenen Reize werden an andere Teile des Gehirns weitergeleitet und lösen dort eine Reihe von körperlichen und emotionalen Reaktionen aus. Die limbische Gehirnregion hat einen starken Einfluss auf den Hypothalamus und das vegetative Nervensystem. Der Hypothalamus steuert sämtliche Drüsen und Hormonproduktionen und ist mit der Hypophyse (Hirnanhangsdrüse) verbunden, die als wichtige Schaltstelle der Gefühle angesehen wird. Gerüche bewirken, dass die am Hypothalamus sitzende Hypophyse angeregt wird, Hormone auszuschütten, welche Einfluss auf alle Körpervorgänge haben und das gesamte Stoffwechselsystem steuern. Düfte hinterlassen also einen inneren Abdruck und verändern die Gehirnströme, nehmen Einfluss auf die Hormonproduktion und können so zum allgemeinen Wohlgefühl oder zum Unwohlsein beitragen. Die Geruchswahrnehmung löst komplexe Vorgänge im Gehirn aus, somit können sie eine seelische, stoffliche und bewusstseinsverändernde Wirkung haben. Sie können starke seelische Widerstände und Blockaden lösen, Träume aktivieren, das Erinnerungsvermögen stärken. Bereits ein einziges Duftmolekül wirkt so über dieses komplizierte Leitsystem direkt auf den Teil des Gehirns, der das Unterbewusstsein, die Emotionen und die Instinkte leitet, ohne dass der analysierende Verstand des Bewusstseins zensierend darauf einwirken könnte. So ist das Dufterleben ein wichtiger Zugang zu unbewussten Bereichen, die dem Menschen sonst verschlossen sind. Gefühle von Lust oder Unlust können durch Gerüche ausgelöst werden, längst vergessene Erlebnisse und Empfindungen sind an ganz bestimmte Düfte geknüpft. Auch Sympathie und Antipathie von Menschen untereinander werden durch den körpereigenen Geruch entscheidend beeinflusst. Diese Reaktion liegt meistens außerhalb der bewussten Wahrnehmung.

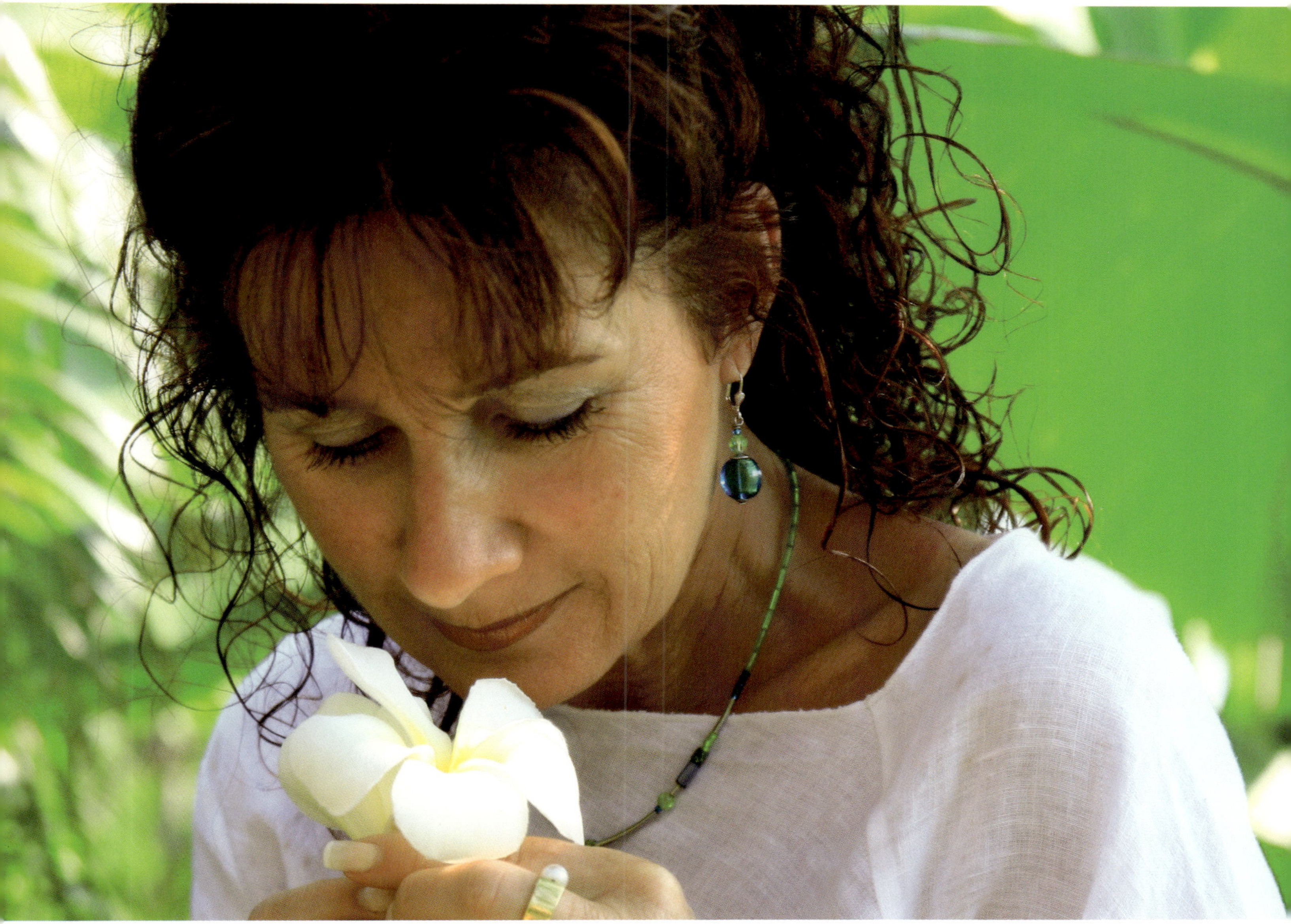

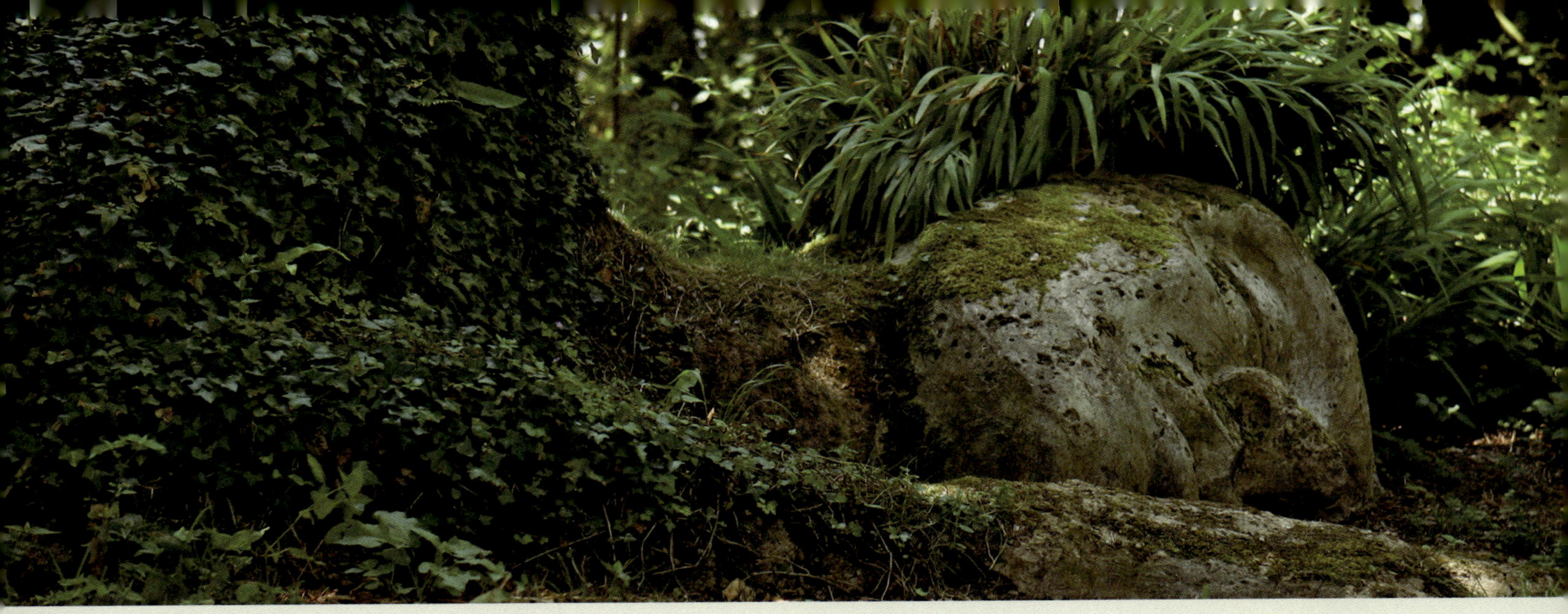

ätherische öle | seele der pflanzen

DER DUFT DER BLUME IST DAS LÄCHELN DER PFLANZE

Die freie Enzyklopädie Wikipedia umschreibt es so: "Ätherische Öle sind pflanzliche Öle, die je nach Herkunftspflanze bestimmte Duftstoffe enthalten. Sie unterscheiden sich aber von herkömmlichen Ölen (zum Beispiel Sonnenblumenöl) dadurch, dass sie vollständig verdampfen (ätherisch heißt auf deutsch flüchtig, leicht verdampfend) und auf Papier keinen charakteristischen >Fettfleck< hinterlassen - man nennt sie deshalb auch >trocknende Öle<. Dies ist auch eine einfache Methode, um zu überprüfen, ob ein ätherisches Öl mit einem so genannten >fetten< Öl verschnitten wurde". Ätherische Öle sind die Duftstoffe der Pflanzen, die bereits die Alchemisten und Heiler zu praktisch allen Zeiten und an verschiedensten Orten der Welt einzufangen und zu konservieren versuchten. Der Begriff "ätherisch" weist im eigentlichen Sinne bereits auf die himmlische Bestimmung hin, auf das nicht wirklich Fassbare und Greifbare. Ätherische Öle gelten, wohl nicht ganz aus der Luft gegriffen, als duftende Seele der Pflanzen, die quasi die Persönlichkeit, oder sagen wir besser, den Geist der Pflanze widerspiegeln. Sie setzen sich aus Kohlenwasserstoffverbindungen zusammen und verflüchtigen sich an der Luft sehr rasch. Nachdem diese Struktur im Wesentlichen aus den Elementarkräften Wasser, Licht, Erde und Luft genährt wird, leuchtet es ein, dass die meisten Pflanzen, aus denen diese Öle gewonnen werden, in südlichen Ländern vorkommen.

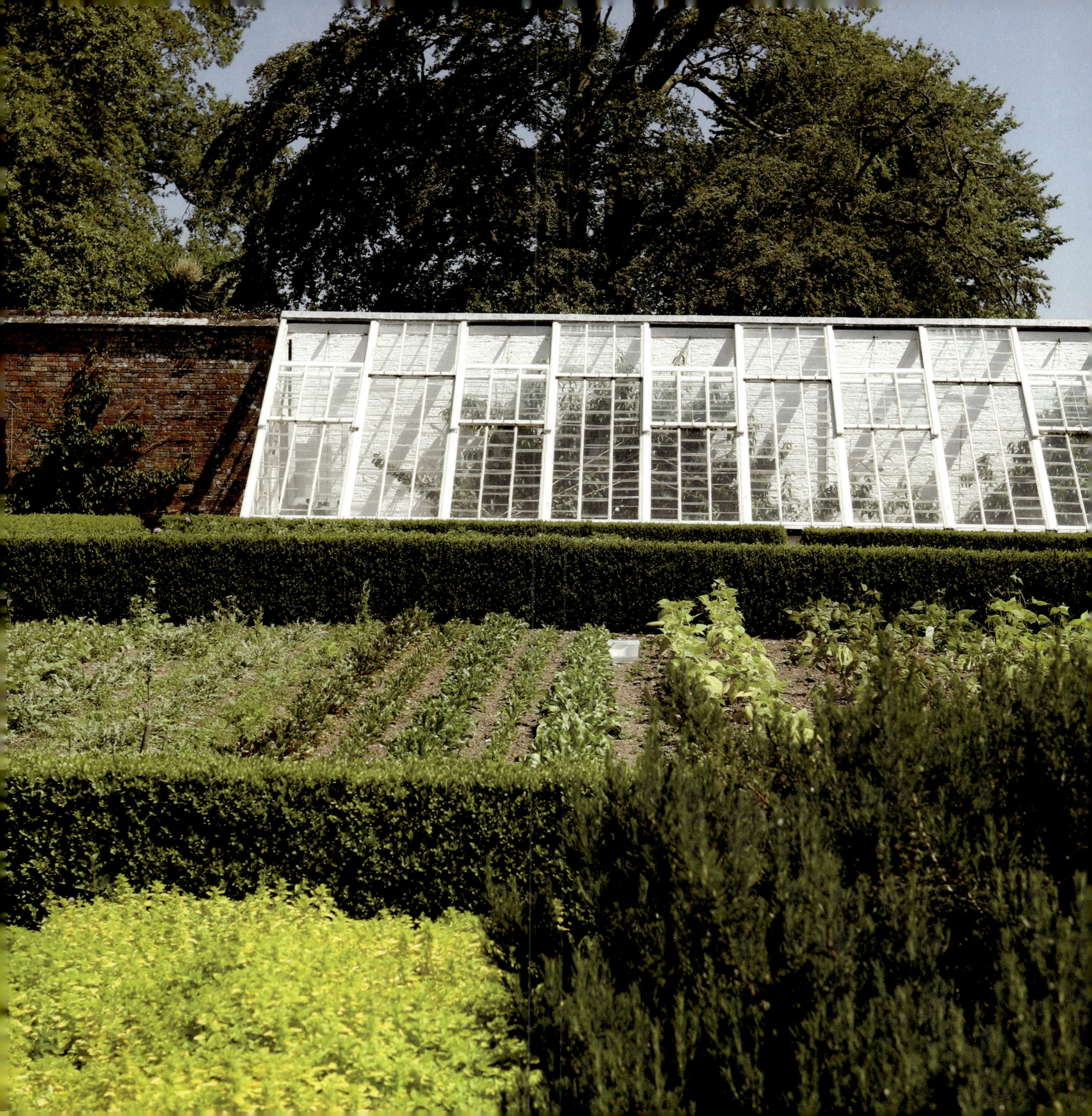

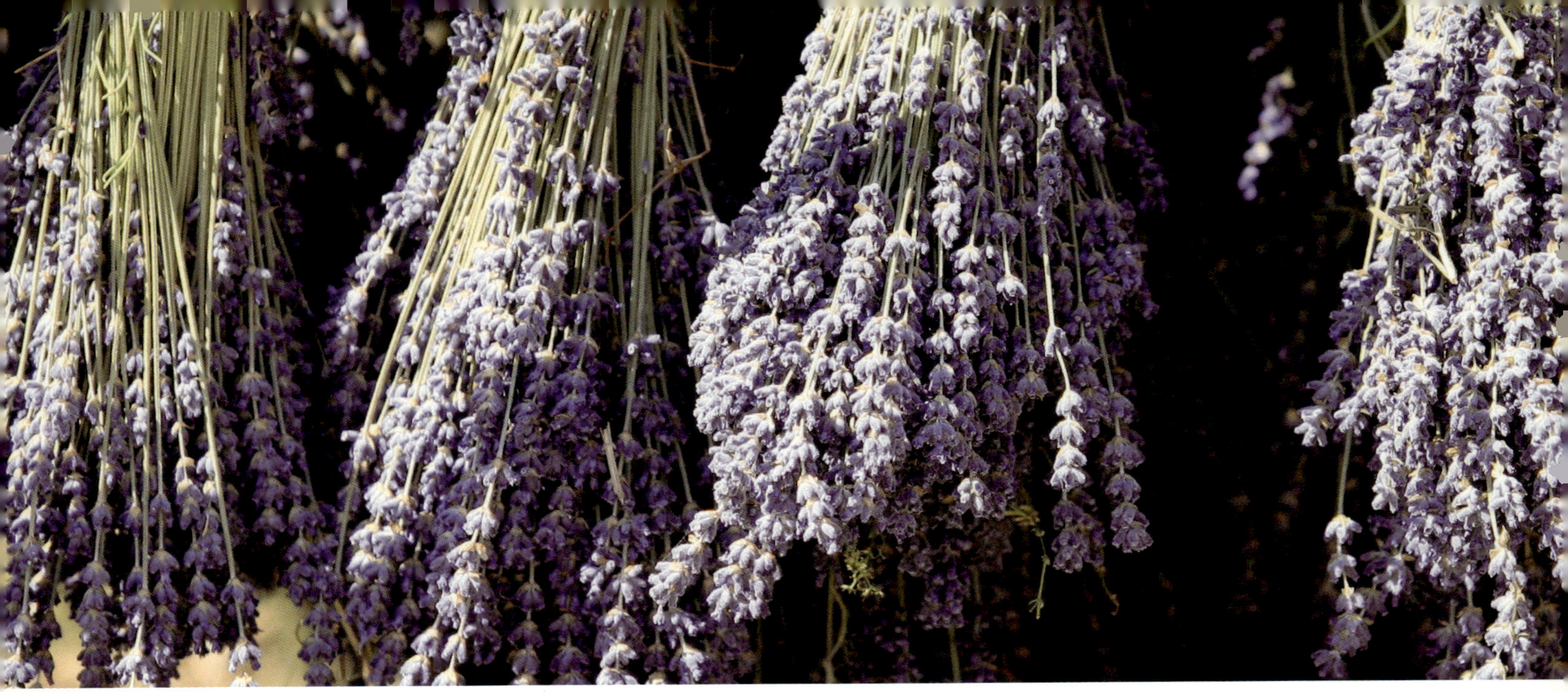

Weswegen Pflanzen ihre Duftstoffe entwickeln, kann mehrere Gründe haben. Zum einen könnte die Pflanze dadurch einem übermäßigen Tierfraß und einem vernichtenden Insektenbefall vorbeugen. Wenn Pflanzen von Insekten attackiert werden, reagieren sie mit einer Mehrproduktion von Öldrüsen. Andererseits werden diese Duftstoffe als Lockmittel eingesetzt, um Insekten für die Bestäubung anzulocken.
Bakterien, Pilze und andere Mikroorganismen hingegen werden abgewimmelt. Ätherische Öle sind hochwirksame, aber vollkommen ungefährliche Antibiotika.
Die in ätherischen Ölen gebündelte Kraft wird auch deutlich, wenn man weiß, dass sie keimtötende Eigenschaften haben und die Wundheilung bei Verletzungen der Pflanze selbst unterstützen. Hier dienen sie als Energiereserve und in manchen Fällen helfen sie der Pflanze, selbst unter schwierigsten Wachstumsbedingungen zu überleben, indem sie das Aufkommen anderer Pflanzen verhindern. Mittels dieser Duftmoleküle schützt sich die Pflanze vor Trockenheit und Hitze, indem sie sich wie ein Verdunstungsschleier verhalten, der quasi ein schützendes Mikroklima darstellt. Die Sonnenstrahlen werden gefiltert und die Blätter vor dem Austrocknen geschützt. Eine Pflanze kann zu verschiedenen Tages- oder Jahreszeiten unterschiedliche Duftstoffe produzieren, wodurch klar wird, dass es essenziell wichtig ist, wann genau die Blüten geerntet werden.
Apropos "essenziell": im deutschen Sprachgebrauch taucht immer wieder der Begriff "Essenz" auf, der bereits auf das Wesentliche weist. Im Wesentlichen steckt auch das Wesen, das wirklich Einzigartige und Besondere, die verdichtete Wirklichkeit der Pflanze - eben das was wirkt.

haltbarkeit | und lagerung der essenzen

Um ein kleines Fläschchen Öl zu gewinnen, sind manchmal fast unvorstellbare Mengen von Pflanzen nötig. Umso mehr sollte man darauf achten, die jeweiligen Behältnisse gut zu verschließen, da sich ätherische Öle sehr schnell verflüchtigen. Sie sollten in dunklen, fest verschließbaren Glasflaschen aufbewahrt werden, da die Essenzen sehr lichtempfindlich sind und sich ihre Qualität deutlich reduzieren würde, wenn man sie direktem Licht aussetzt. Auch Hitze sollte vermieden werden. Wenn die Öle richtig gelagert werden, halten sie durchaus mehrere Jahre, manche sogar Jahrzehnte. Empfindliche Zitrusöle sind in der Regel nicht länger als eineinhalb Jahre haltbar. Das Verbrauchsdatum muss unbedingt auf dem Fläschchen deklariert sein. Wenn sich ätherische Öle zu trüben beginnen, sollten sie nicht mehr auf der Haut verwendet werden. Achten Sie darauf, dass die Fläschchen keinesfalls in die Hände von Kindern gelangen, das sie sehr leicht entflammbar sind, bei oraler Einnahme stark schleimhautreizend und in höheren Konzentrationen narkotisch und organschädigend wirken.

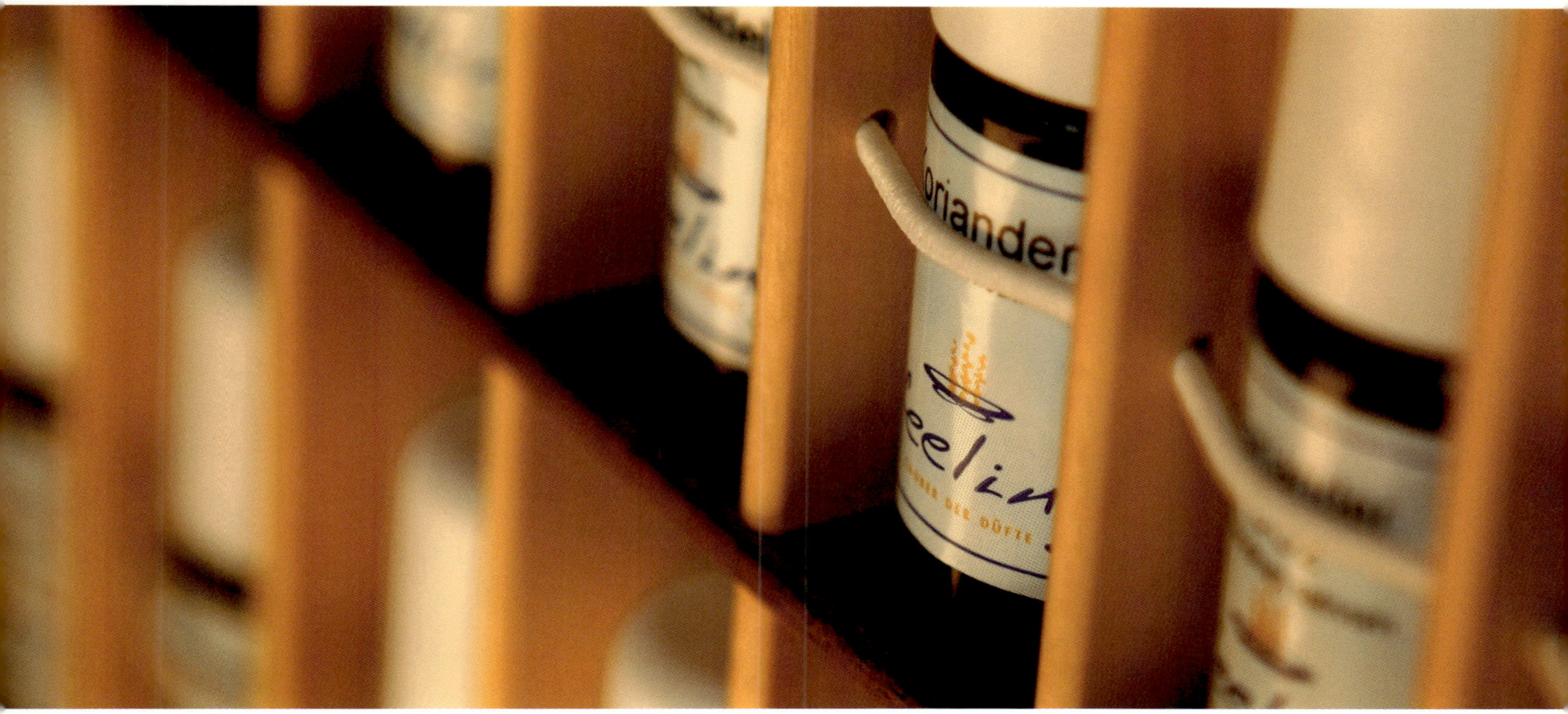

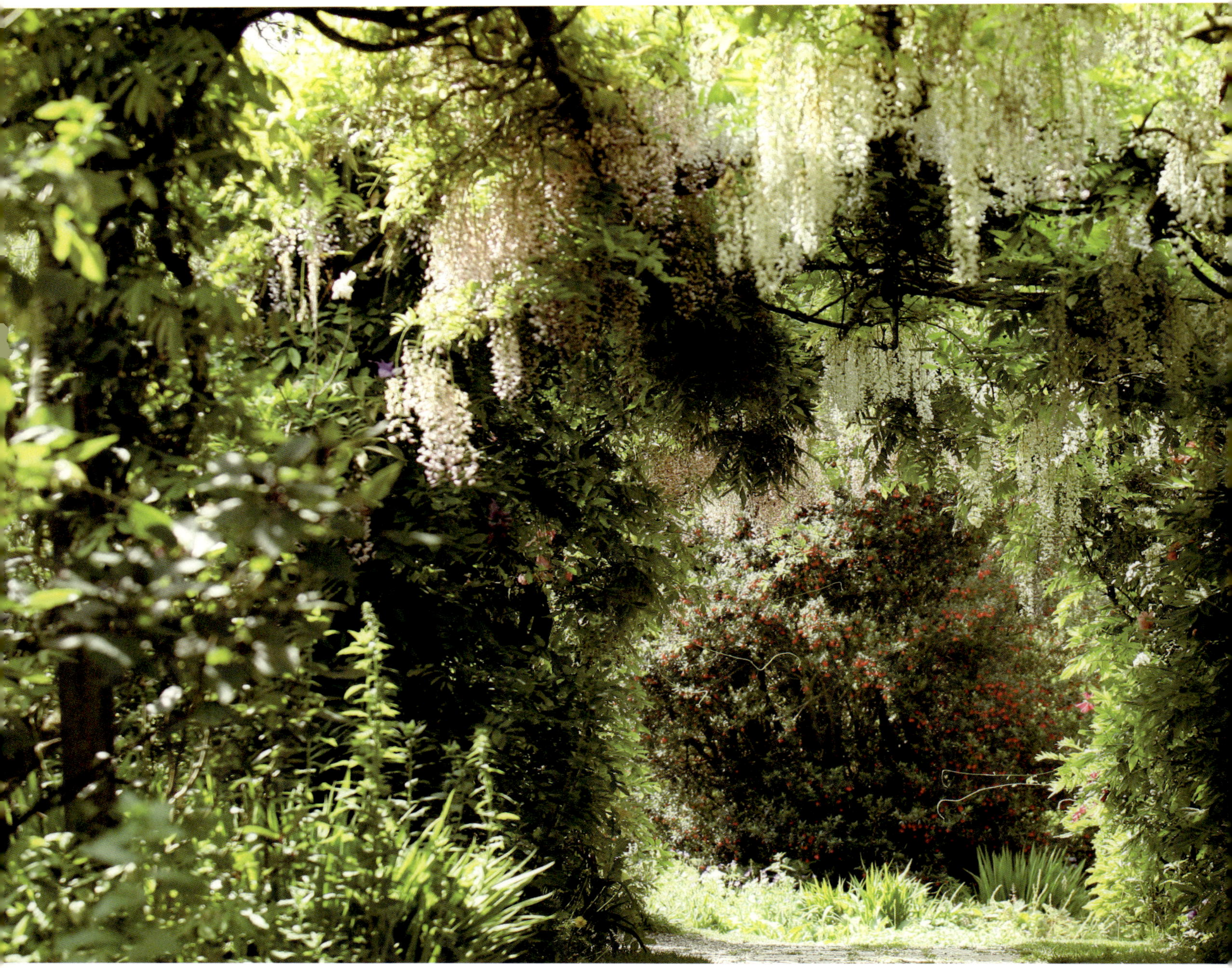

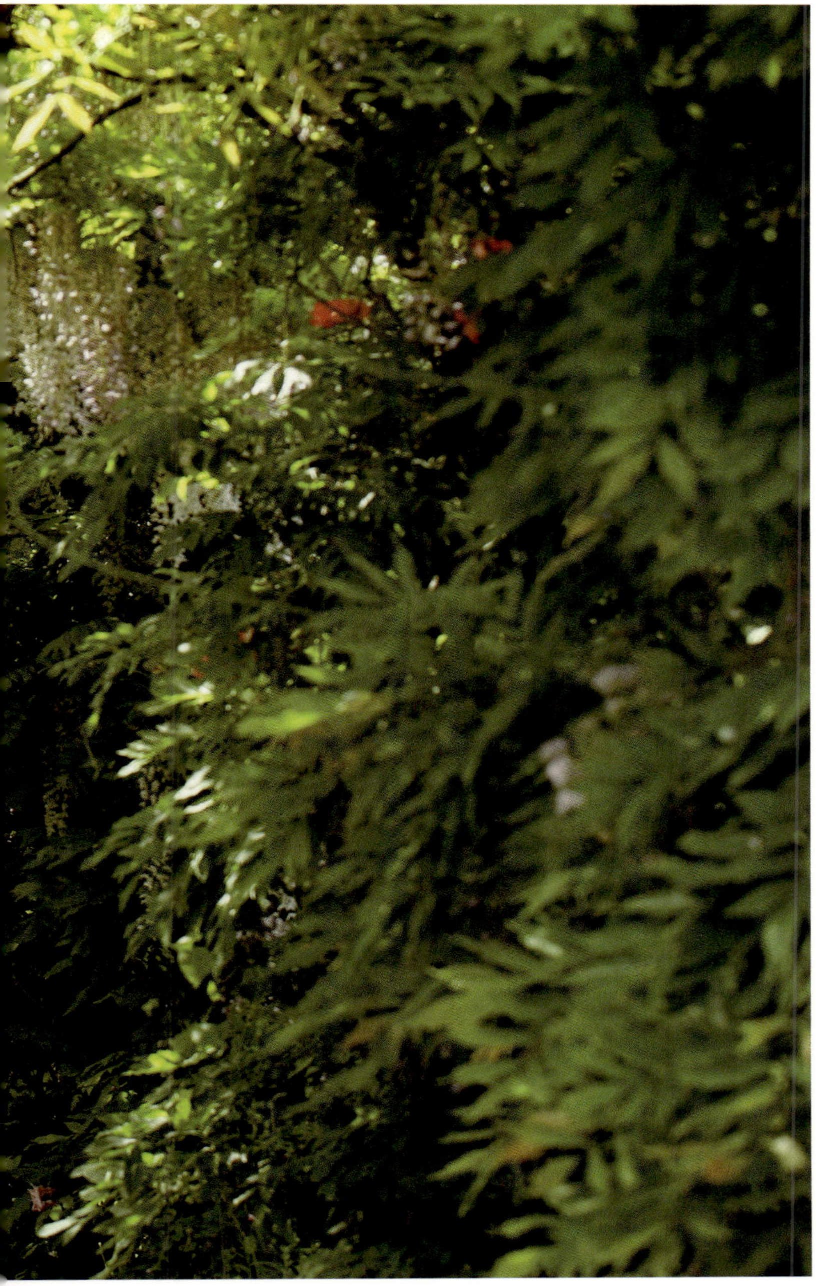

ERFÜLLE DEINE WOHNSTÄTTE MIT EINER VIELZAHL
VON DÜFTEN WIE MOSCHUS
UND MIT DEN WOHLGERÜCHEN VON ROSEN, ORANGENBLÜTEN,
NARZISSEN, JASMIN, HYAZINTHEN UND NELKEN...
FÜLLE DAS GOLDENE RÄUCHERGEFÄSS
MIT GRÜNER ALOE UND AMBRA ...
BEFESTIGE DIE AUFHÄNGUNG SO,
DASS NICHTS VON DIESEN WOHLGERÜCHEN VERFLIEGEN KANN ...
WENN DER RÄUCHERDAMPF STARK GENUG IST,
LASS DEINE ANGEBETENE KOMMEN.
SIE WIRD ES GENIESSEN, DIESE DÜFTE EINZUATMEN,
IHRE GLIEDMASSEN WERDEN SICH ENTSPANNEN
UND NACHGIEBIG WERDEN
UND AM ENDE WIRD SIE
IN VERZÜCKUNG GERATEN.
SHAIK AL NEFZWAI

gewinnung I der ätherischen öle

JEDER MENSCH IST EIN NEUER VERSUCH DER NATUR, ÜBER SICH INS REINE ZU KOMMEN. (CHRISTIAN MORGENSTERN, 1871-1914)

Wie bereits erwähnt, wird aus einer großen Anzahl an Pflanzen eine recht beschauliche und bemerkenswert kleine Menge an Öl gewonnen. Bei etlichen Pflanzen bedarf es tausender Kilogramm von Blüten, um einen Liter reinen Öls zu gewinnen. Zudem ist die Gewinnung mit entsprechender Sorgfalt zu betreiben und diese Einwandfreiheit muss letztendlich auch bezahlt werden. Dieser Umstand hat natürlich eine Schattenwirtschaft erzeugt, die sich im wahrsten Sinne mit billigen Mitteln und unsauberen Methoden auf den Markt gedrängt hat. Der aufgeklärte Konsument scheint aber längst informiert zu sein, wo gekauft werden soll und worauf man achten muss. Wir werden diesen Punkt an anderer Stelle noch ausführlich besprechen.

Die Möglichkeiten der Gewinnung sind seit mindestens 5.000 Jahren bekannt, auch wenn dieses Wissen zwischenzeitlich bereits ausgelöscht schien. Vor allem seit den letzten 100 Jahren und insbesondere seit den letzten 20 Jahren sind ätherische Öle wieder in aller Munde. Durch das hohe Qualitätsbewusstsein der Anwender, die auch bereit sind, angemessene Preise für wirklich hochwertige Produkte zu bezahlen, scheinen immer mehr Bauern ökologisch und biologisch anzubauen und ihre Essenzen wieder selbst zu verarbeiten. Eine enge Kooperation zwischen allen Beteiligten der Produktionskette garantiert eine gleichbleibend gute und kontrollierte Qualität.

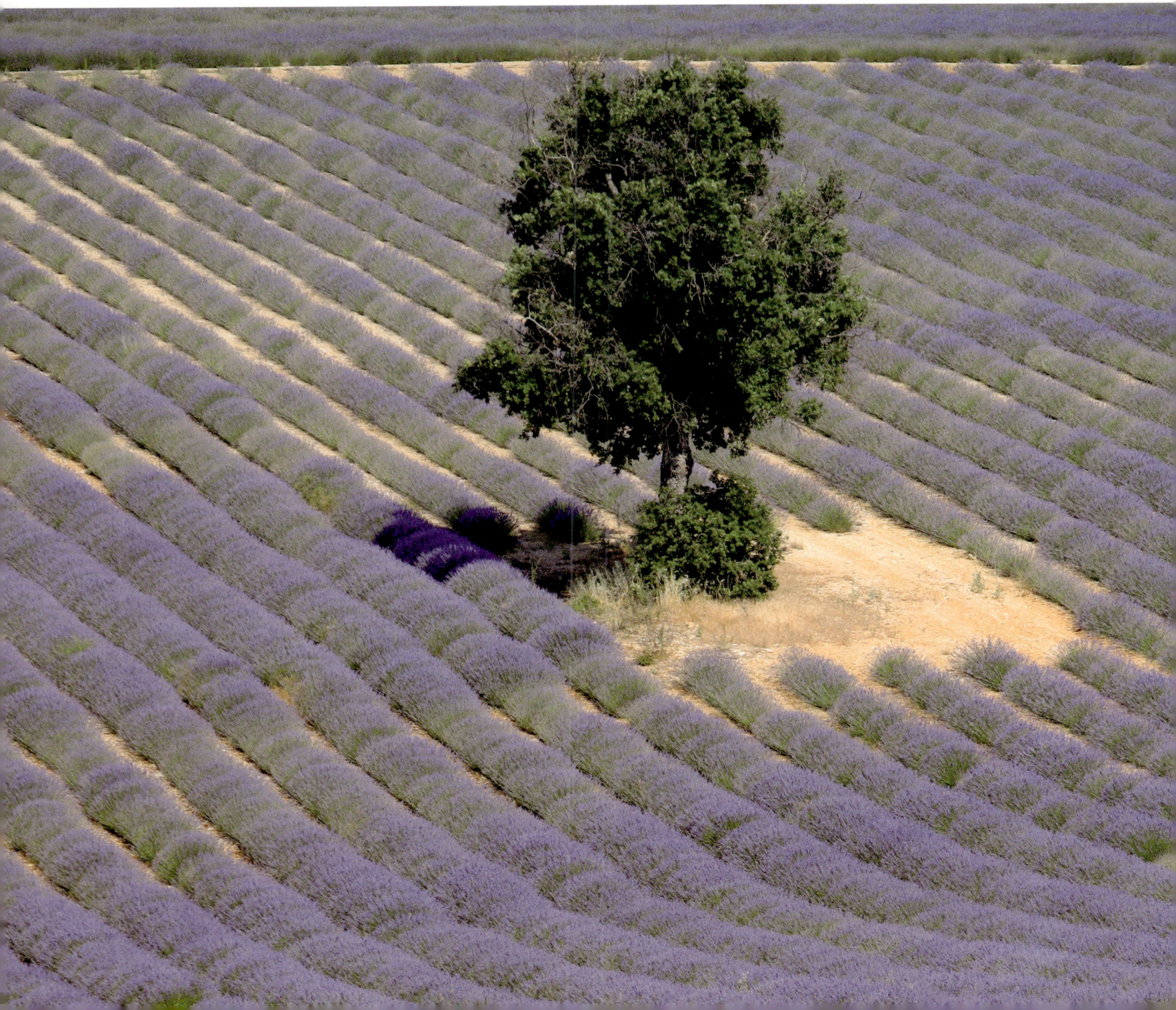

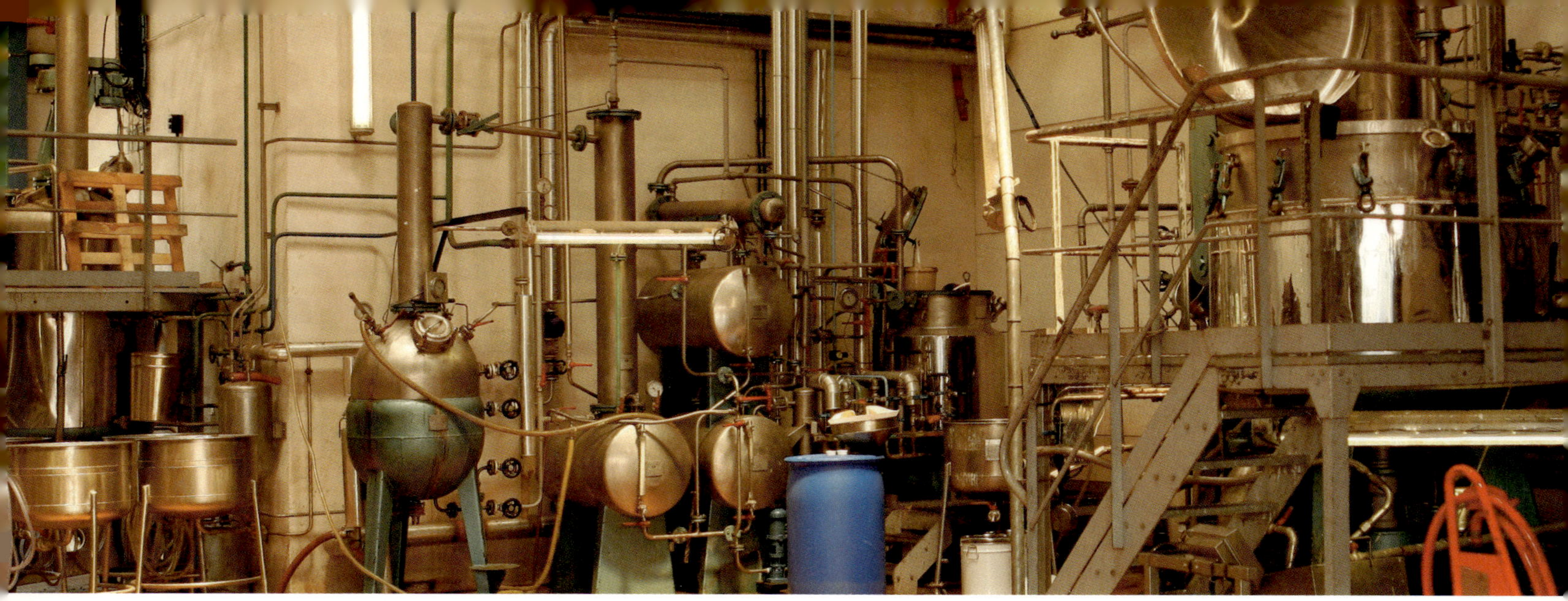

wasserdampfdestillation | die gebräuchlichste methode

EINE SCHONENDE GEWINNUNGSART

Die sicher noch gebräuchlichste und schonendste Methode, ätherische Öle zu gewinnen, ist die Destillation von Pflanzen mittels Wasserdampf. Viele Fachleute meinen sogar, es wäre die einzige - zumindest wenn man von ätherischen Ölen sprechen will. Das Verfahren ist denkbar einfach, auch wenn man viele Jahre Erfahrung benötigt, um es richtig zu betreiben. Alambique werden die großen Behältnisse genannt, die mit zerkleinerten Pflanzen gefüllt und anschließend erhitzt werden. Bei der Destillation werden die Pflanzen in das Wasser gelegt und dann wird das ganze Gemisch zum Kochen gebracht. Bei der Dampfdestillation legt man die Blüten, Beeren oder anderen Pflanzenteile auf ein Drahtnetz und erhitzt das darunter befindliche Wasser. Der aufsteigende Dampf löst die Duftmoleküle aus der Pflanze. Dieser ölgeschwängerte Dampf wird dann in einem sich verjüngenden Rohr abgekühlt. Der Dampf kondensiert dabei als wässriges Destillat, die Essenz der Pflanze als ätherisches Öl. Und nachdem die meisten Öle leichter sind als Wasser, schwimmt es nach oben, wo es leicht abgesondert werden kann. Allerdings muss es dann noch gefiltert, speziell gelagert und abgefüllt werden. Dieser Prozess des Destillierens liefert innerhalb des ersten Viertels der Zeit drei Viertel des ätherischen Öls. Hochwirksam und besonders effektiv ist die am Schluss gewonnene Menge, die das ätherische Öl sozusagen abrundet und komplettiert. Leider nehmen sich manche Destillateure diese Zeit nicht mehr.

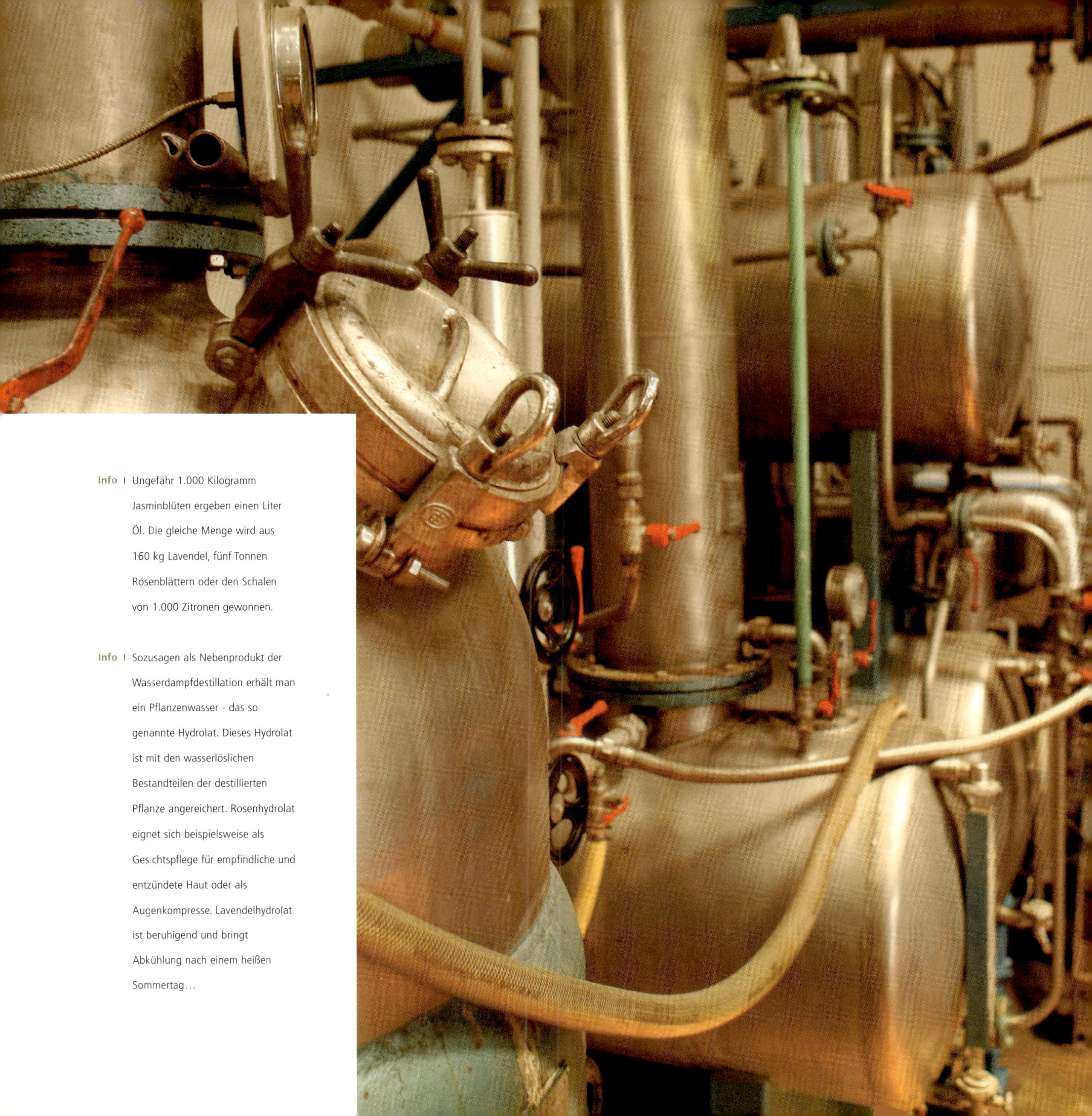

Info | Ungefähr 1.000 Kilogramm Jasminblüten ergeben einen Liter Öl. Die gleiche Menge wird aus 160 kg Lavendel, fünf Tonnen Rosenblättern oder den Schalen von 1.000 Zitronen gewonnen.

Info | Sozusagen als Nebenprodukt der Wasserdampfdestillation erhält man ein Pflanzenwasser - das so genannte Hydrolat. Dieses Hydrolat ist mit den wasserlöslichen Bestandteilen der destillierten Pflanze angereichert. Rosenhydrolat eignet sich beispielsweise als Gesichtspflege für empfindliche und entzündete Haut oder als Augenkompresse. Lavendelhydrolat ist beruhigend und bringt Abkühlung nach einem heißen Sommertag...

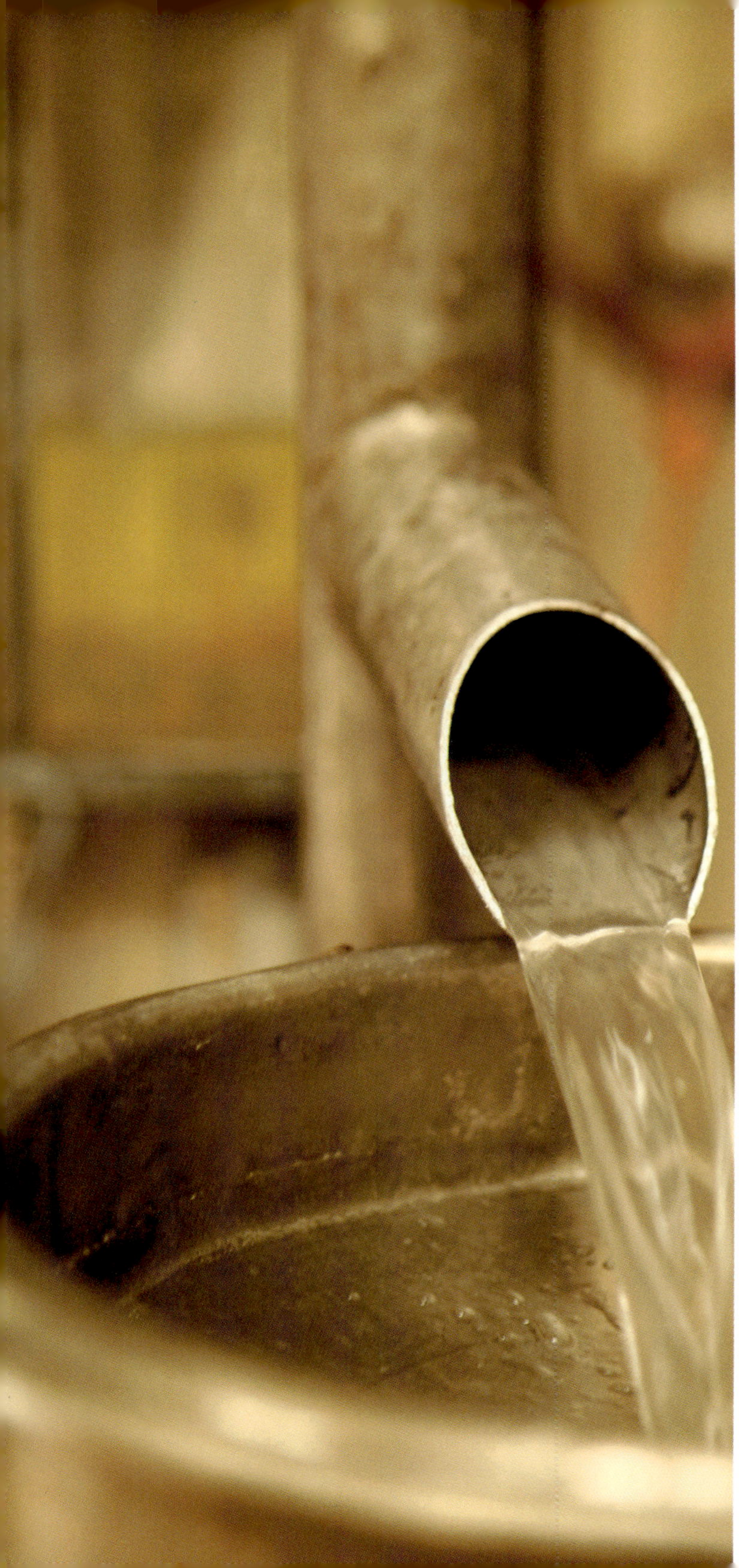

kaltpressung | gewinnung bei zitrusfrüchten

Zitrusfrüchte wie Zitrone, Orange, Bergamotte, Limette, Mandarine und Grapefruit speichern ihre Duftstoffe in der Schale. Da diese Früchte in Massen produziert werden und in der Regel auch der Saftgewinnung dienen, ist es essenziell, dass Früchte aus kontrolliert biologischem Anbau verwendet werden, um Belastungen durch Dünge- und Spritzmittel auszuschließen. Da ihre Fruchtschalen unter Beigabe von etwas Wasser kaltgepresst werden, benötigen sie keine Wärmebehandlung. Wärme würde wichtige Bestandteile der Essenz unbrauchbar machen. Die Kaltpressung findet heute, einige wenige Spitzenöle ausgenommen, maschinell statt. Das gepresste Öl-Wasser-Gemisch wird anschließend mit einer Zentrifuge getrennt. Das ätherische Öl solcher Früchte ist durch das große Angebot eher preiswert. Diese Öle sollten nicht lange gelagert werden, da sie leicht verderben.

extraktion | durch chemische lösungsmittel

Manche Pflanzen eignen sich weder für Kaltpressung noch für die Destillation. Hier werden chemische Lösungsmittel verwendet, die das ätherische Öl herauslösen und anschließend unter Vakuum abdestilliert werden. Die gewonnene Substanz wird als *Concrete* bezeichnet. Wenn man dieses in Alkohol löst, doppelt filtert und konzentriert, entsteht das wohlbekannte *Absolue*. Diese Öle sind in der Regel günstiger als durch Destillation gewonnene, da der Ertrag viel größer ist und der Aufwand vergleichsweise gering. Öle, die mittels Extraktion gewonnen werden, duften stark nach der lebenden Pflanze.

enfleurage | eine kostspielige gewinnungsart

Ein sehr schonendes, aber aufwendiges und daher sehr teures Verfahren. Es eignet sich besonders für empfindliche Blüten wie Jasmin und Tuberose, die in Öl oder Fett eingelegt werden, welches die Duftstoffe anzieht. Die intensiv duftenden Blüten werden in Fett gedrückt, das auf Glasplatten gestrichen wurde. Diese Platte wird anschließend bis zu dreißig Mal mit frischen Blüten belegt, bis das Fett ausreichend mit ätherischen Ölen angereichert ist. Aus dieser Pomade wird dann mit Alkohol das ätherische Öl herausgelöst. Öle, die durch dieses Verfahren gewonnen werden, weisen absolute Spitzenqualität auf. Leider werden sie aus Kostengründen nur mehr selten angeboten.

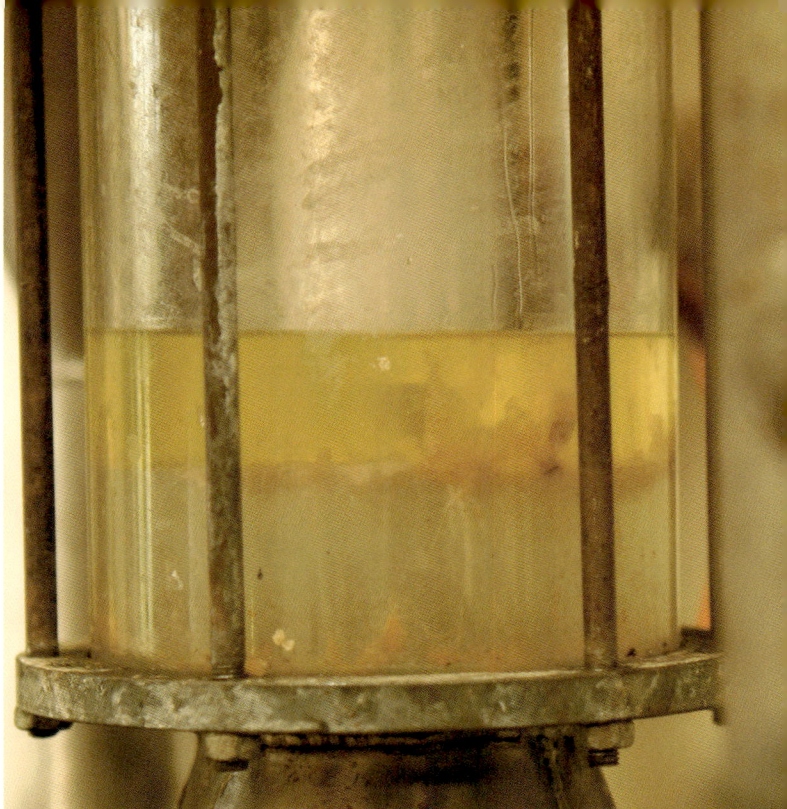

extraktion | durch kohlendioxid

Eine relativ neue Methode, die vor allem temperaturempfindliche Pflanzen schonend behandelt. Die Extraktion wird mit flüssigem Kohlendioxid und bei sehr hohem Druck durchgeführt. Dieses Verfahren ist sehr teuer und deshalb sind die so gewonnenen Öle im Handel eher selten erhältlich und noch nicht so gut erforscht. Der Duft ist beinahe so, als ob man an der lebenden Pflanze schnuppert. Es wird vermutet, dass sich bei der Gewinnung mittels Kohlendioxid die Inhaltsstoffe schwerer lösen.

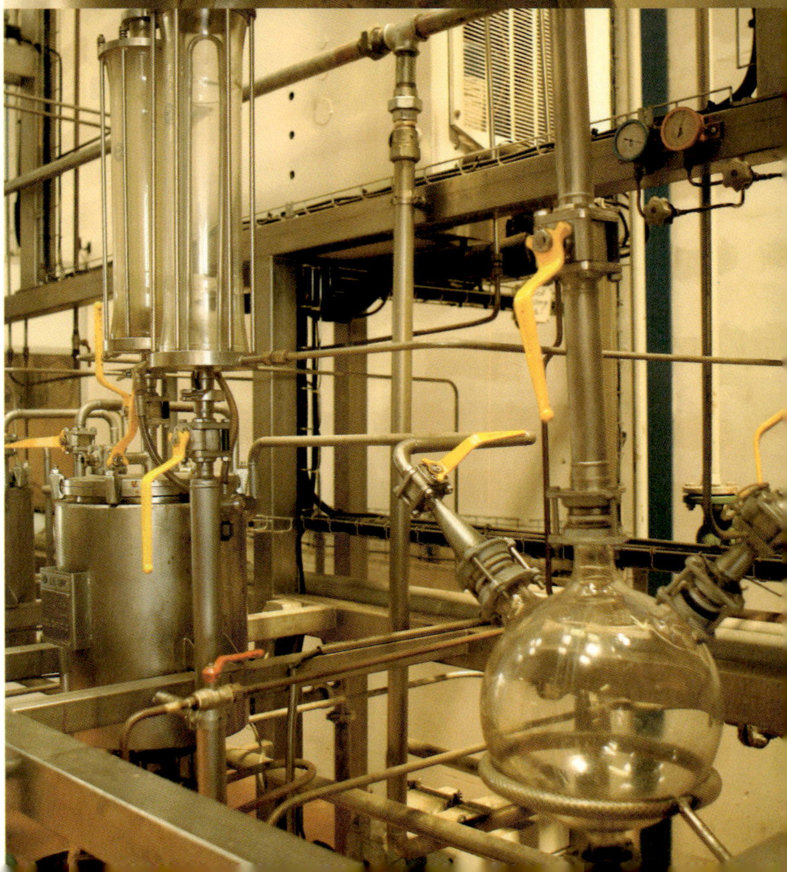

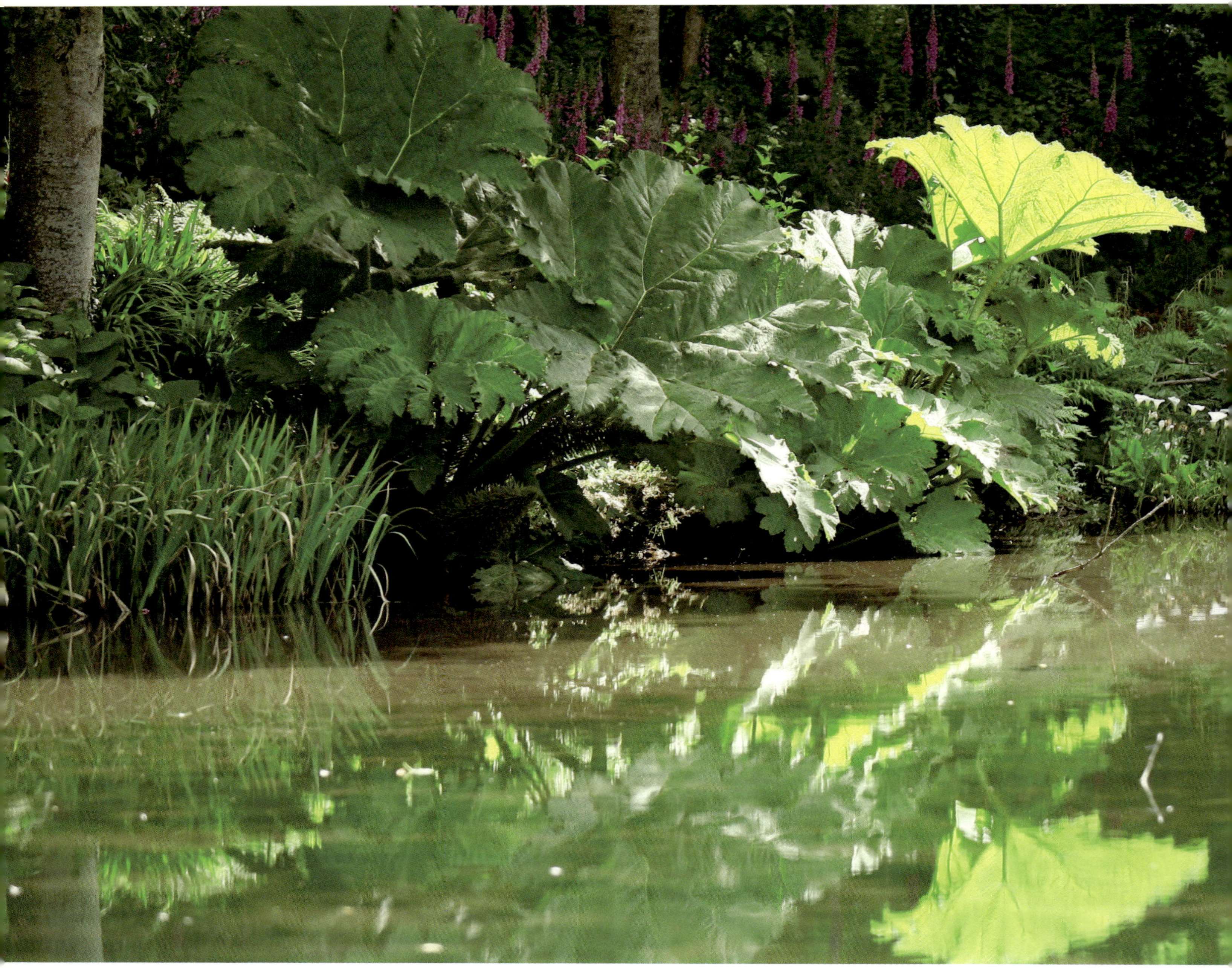

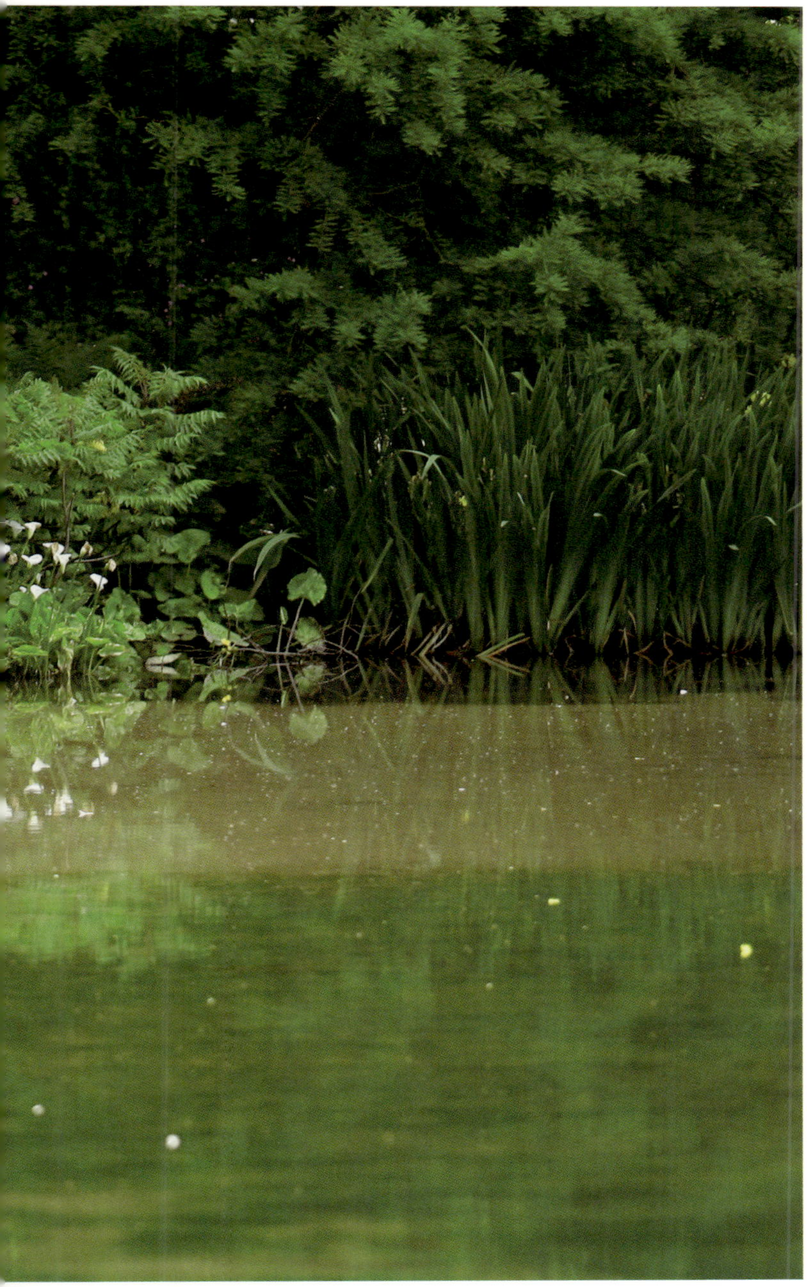

DIE NATUR OFFENBART SICH HIER IN IHRER GANZEN GRÖSSE.
AUGEN UND GEDANKEN SCHWELGEN.
DER DICHTER KANN ES BESINGEN,
DER MALER IN REICHEN BILDERN
DARSTELLEN, ABER DEN DUFT DER WIRKLICHKEIT,
DER DEM BETRACHTER AUF EWIG
IN DIE SINNE DRINGT UND DARIN BLEIBT,
KÖNNEN SIE NICHT WIEDERGEBEN.
(HANS CHRISTIAN ANDERSEN)

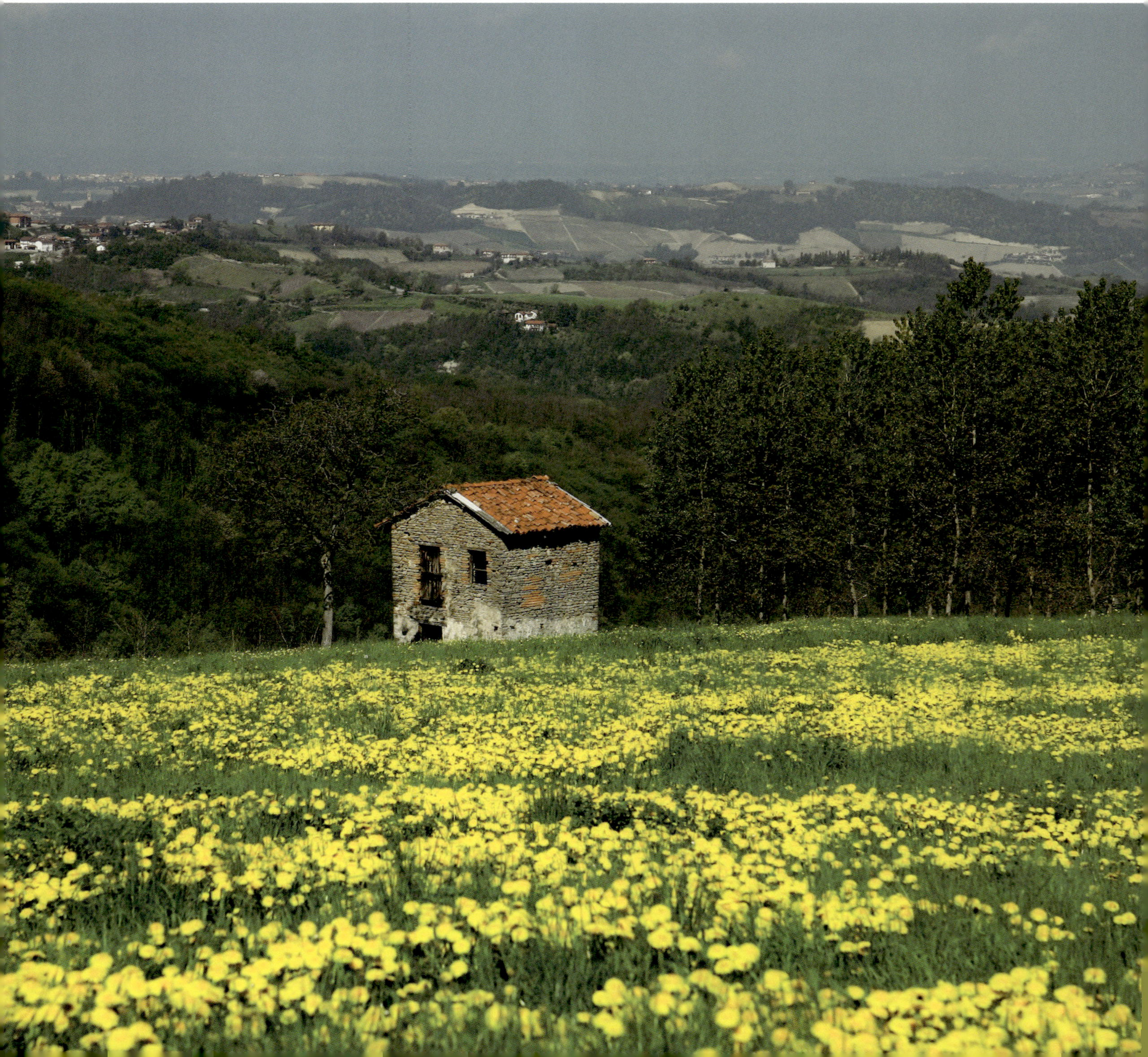

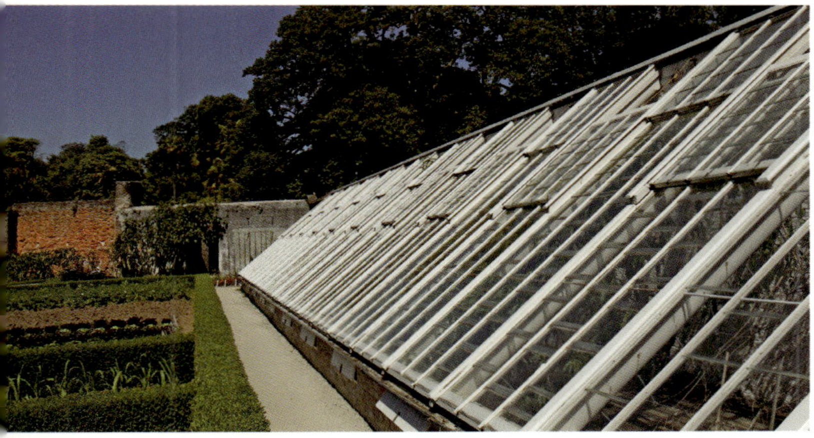

reinheit | anbau und inhaltsstoffe

DIE WIRKLICHE GRÖSSE WOHNT IM HERZEN.
VON DORT TEILT SIE SICH DER GANZEN PERSÖNLICHKEIT MIT.
(KÖNIGIN CHRISTINA VON SCHWEDEN 1599)

Wenn wir von der Seele der Pflanzen sprechen und uns bewusst machen, dass die Wirkung auf den Menschen insbesondere auch auf einer feinstofflichen und höheren Ebene stattfindet, wird deutlich, wie wichtig es ist, nur absolut hochqualitative Essenzen zu verwenden. Die höchsten Ansprüche von Reinheit und Qualität sollten Ihnen gerade gut genug sein. Natürlich beeinflussen ätherische Öle auch körperliche Funktionen - insbesondere jedoch werden die mentale, emotionale und spirituelle Qualität angesprochen. Wenn Sie also nicht nur Teilkomponenten nutzen wollen, sondern die volle Wirkung von ätherischen Ölen zu genießen wünschen, dann achten Sie auf folgende Kriterien, die Ihnen als Qualitätshinweise dienen sollen.

Naturrein, natürlich und rein

Die Bezeichnung "naturrein" bezeichnet ein unverfälschtes Öl ohne weitere Beimengungen. Sie bekommen Ihr Öl so, wie es aus der Pflanze gewonnen wird. Der Begriff "natürlich" hingegen, sagt noch nichts über den Reinheitsgehalt, da andere ätherische Öle beigemengt worden sein könnten. "Rein" ist sehr unverbindlich und vage, da auch chemische Substanzen "rein" sein können.

Nachdem der Markt mit synthetisch hergestellten Ölen überschwemmt wird und eben erwähnte "natürliche" ätherische Öle oft mit billigeren oder künstlich erzeugten Substanzen verschnitten werden, ist das Wissen um die Reinheit der Produkte so wesentlich.

Optimale Qualität

Die beste Qualität bekommen Sie, wenn Inhalt und Beschriftung kongruent sind, wenn beispielsweise Melissenöl wirklich aus der Melisse und eben nicht aus Lemongrass oder Citronellagrass gewonnen wurde. Achten Sie daher auf die vollständige botanische (lateinische) Bezeichnung. Woher genau stammt das Öl und wie wurde es gewonnen?

Achten Sie auf das Etikett!

Die vollständige Deklaration des ätherischen Öls soll Ihnen als Orientierungshilfe dienen. Eine transparente Volldeklaration sollte in jedem Fall ein Qualitätsgarant sein. Auf dem Etikett werden verschiedene Angaben gemacht, die sich auf die Qualitätsangabe, das Ursprungsland, die Gewinnungsart, das Verfallsdatum, die Füllmenge und Chargennummer sowie auf die genaue Verwendung (inklusive Sicherheitshinweisen) beziehen.

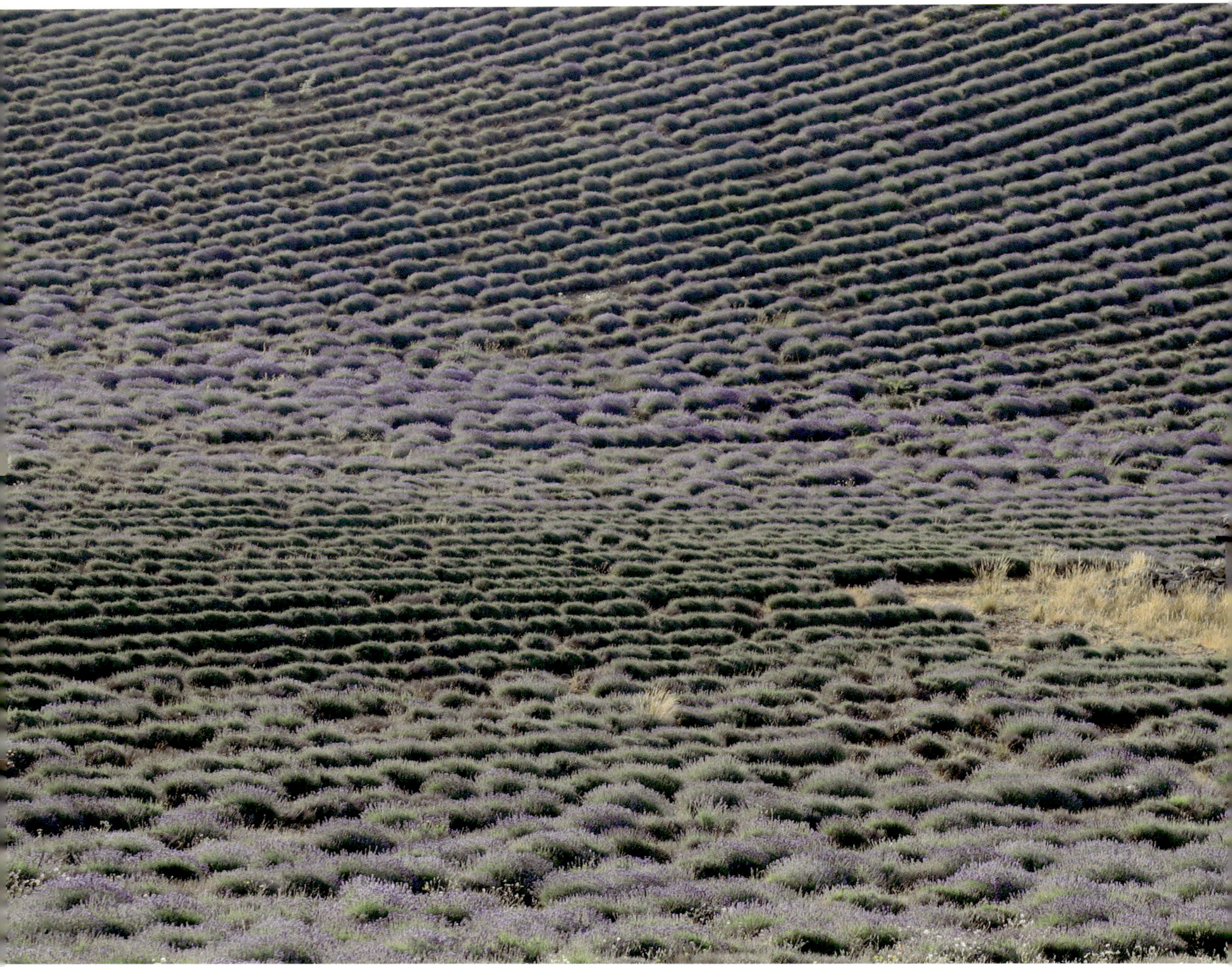

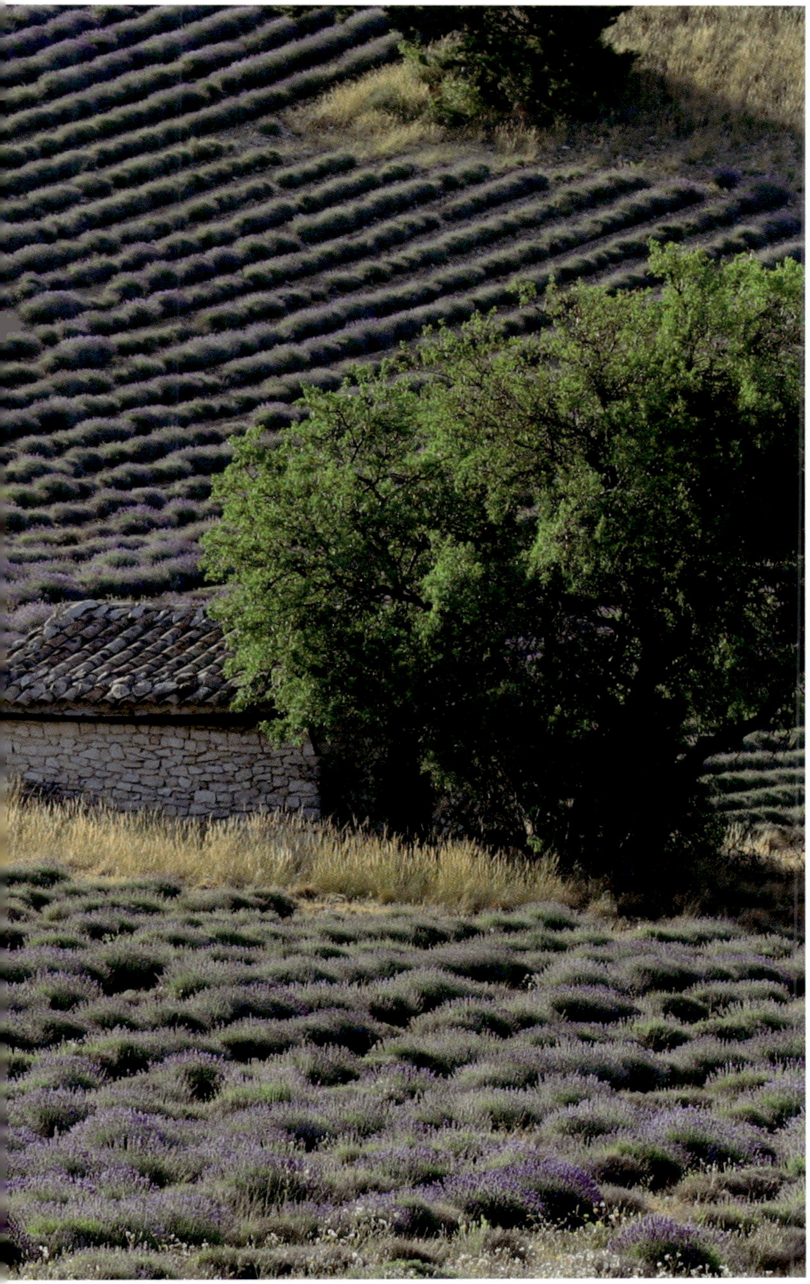

geschichtliches | zur verwendung von duftstoffen

Die therapeutische Anwendung von Duftstoffen und ätherischen Ölen ist seit Urzeiten bekannt. So beschreibt das Gilgamesch-Epos die "Fumigation" von kranken Menschen.

Wenn auch dieses "dem duftenden Rauch-Aussetzen" vornehmlich in religiösen Riten angewandt wurde, so sollte man aus der Sicht des heutigen Wissenstandes nicht vergessen, dass damit auch eine Desinfektion und Reinigung der den Patienten umgebenden Luft verbunden war. Der römische Geschichtsschreiber Plinius berichtet, dass man frische Pfefferminzblätter an den Wänden des Krankenzimmers anbringen sollte, um die Raumluft zu verbessern, zu "erfrischen". Im Grunde ein sehr moderner Gedanke. Die als Einschlafhilfen verwendeten ätherischen Öle bzw. die entsprechenden Pflanzenteile, wie z.B. Lavendelblüten, waren ebenso bekannt (die ägyptische Königin Cleopatra pflegte auf mit Rosenblütenblättern gefüllten Kopfkissen einzuschlafen) wie die desinfizierende Wirkung dieser Naturprodukte. Wir kennen aus dem Mittelalter das Bild vom "Schnabeldoktor", also einem Arzt mit einer Art Schutzanzug und einem schnabelförmigen Gebilde vor der Nase, in dem sich ein mit Duftstoffen getränkter Schwamm befand. So konnte er wohlriechende und gleichsam desinfizierte Luft ein- und ausatmen. Oder sein Spazierstock enthielt im Knauf eine ähnliche Vorrichtung, so dass sich der Arzt nach einem Krankenbesuch durch Reiben der Handinnenflächen an diesem "duftenden Knauf" die Hände reinigen konnte. Auch der Pomander, eine Kurzform von *pomme d'ambre*, ein perforiertes, innen mit Duftstoffen gefülltes Bällchen, das wie ein Schmuckstück um den Hals getragen wurde, diente demselben Zweck, nämlich die einzuatmende Luft möglichst keimfrei zu halten.

Allein dieser kurze Ausflug in die Geschichte lässt bereits ein wesentliches Anwendungsgebiet der Duftstoffe erkennen.

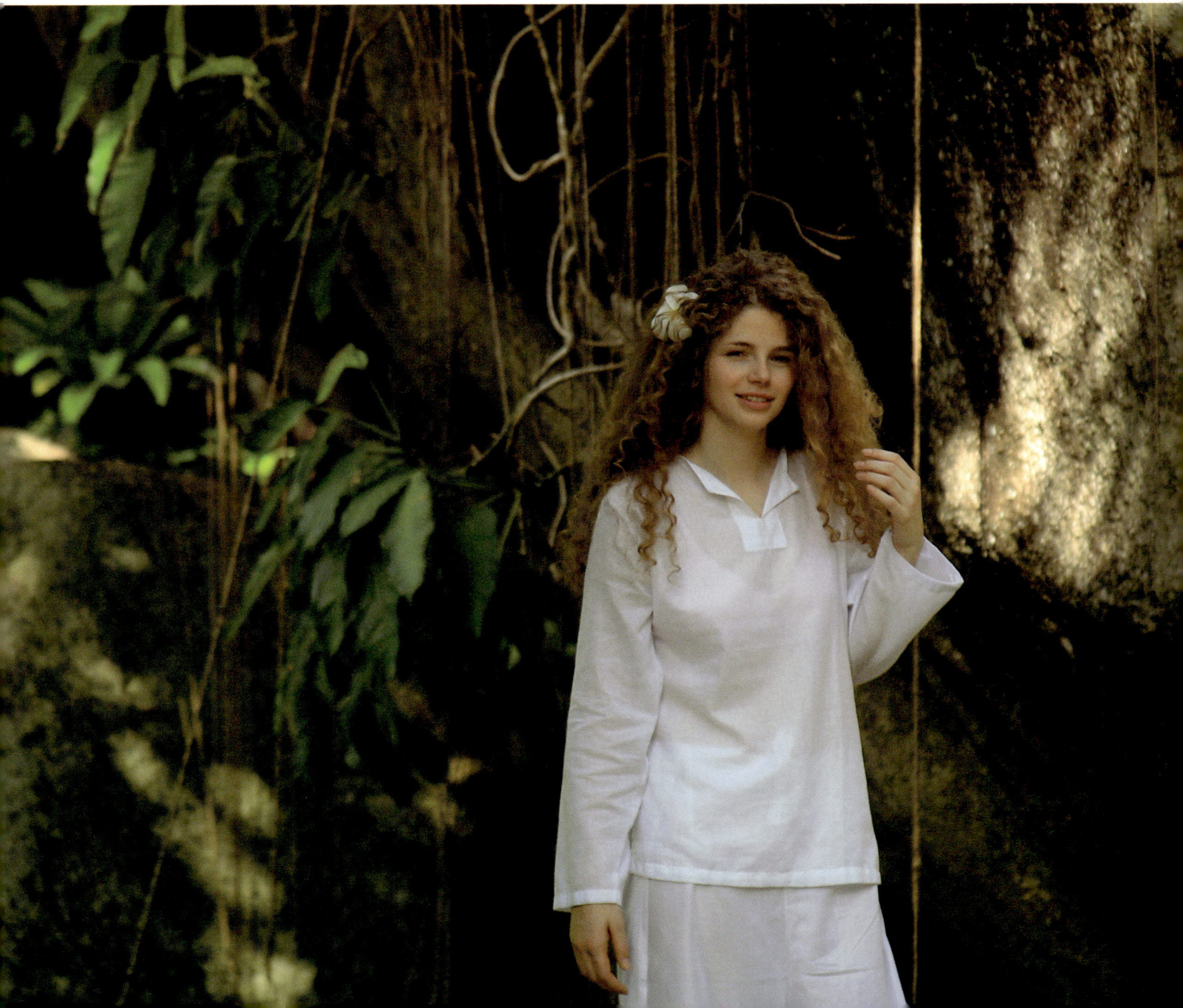

aromatherapie I harmonisierung des menschen

DIE BAHNBRECHENDE WIEDERENTDECKUNG DER WUNDERBAREN HEILKRÄFTE DER NATUR

Aromatherapie ist die gezielte Behandlung von Befindlichkeitsstörungen und Erkrankungen mit ätherischen Ölen. Wir möchten diesen großen Bereich der therapeutischen Anwendung von ätherischen Ölen in diesem Buch nur andeuten und Sie gerne auf bereits bestehende Fachliteratur verweisen. Geprägt wurde der Begriff "Aromatherapie" in den 1920er Jahren von dem französischen Chemiker René Maurice Gattefossé. Sie ist Bestandteil der Phytotherapie (Pflanzenheilkunde) und Teil komplementärmedizinischer Methoden. Ätherische Öle sind keine Arzneimittel im engeren Sinne, was aber einem therapeutischen Gebrauch nicht entgegen steht. Sie sind frei verkäuflich und von jedem anwendbar.

Duftstoffe wirken ganz allgemein in mehrfache Weise auf den menschlichen Organismus ein: Der Geruchssinn wird angesprochen - dies führt zu einer Sinneswahrnehmung mit all den damit verbundenen Nebeneffekten (Gefühlseindruck, Erinnerung, reflektorische Beeinflussung verschiedener Körperfunktionen, etc.). Ein Beispiel hierfür ist die Aromatherapie-Massage: diese Kombination von Massagen und Ölen bietet zahlreiche Vorteile. Sie ist im Prinzip eine der zentralen Methoden professioneller Aromatherapeuten auf dem Sektor der alternativen Gesundheitspflege. Wesentlich geprägt wurde dieses Anwendungsgebiet von der französischen Pionierin Marguerite Maury. Sie untersuchte die stärkende bzw. heilende Wirkung von Aromen, wenn man sie auf die Haut aufträgt. Dies erfordert jedoch fundierte Kenntnisse zur Anatomie und Massage sowie über die Eigenschaften der einzelnen ätherischen Öle. Nach Einnahme oder Inhalation können ätherische Öle auch eine direkte Wirkung in den Organen entfalten. Aufgrund der hohen Bindungsfähigkeit der Duftstoffmoleküle an Fette und dem damit verbundenen leichteren Passieren der Blut-Hirn-Schranke lässt sich häufig sogar eine Wirkung auf das zentrale Nervensystem beobachten. Einige ätherische Öle besitzen nachweislich antibiotische Eigenschaften, wodurch sie sich gut für die Prophylaxe und zur Behandlung leichterer Infekte eignen. Neben den reinen Aromaölen eignen sich hierfür auch bestimmte Heilkräuter und Gewürze wie Thymian, Salbei und Zitronenmelisse. Besonders häufig findet diese Therapieform Verwendung bei der Behandlung von Erkältungskrankheiten, wofür sich neben der oralen Einnahme ganz besonders die gezielte Inhalation wie auch eine Anreicherung der Raumluft über Verdunstung eignen. Bei der klassischen Aromatherapie geht es um eine Harmonisierung der psychischen Prozesse und um eine Linderung von körperlichen Beschwerden. Eindeutige therapeutische Anwendungen sollten dem heilkundigen Arzt, Heilpraktiker oder Aromatherapeuten vorbehalten sein.

raumklima | räume beleben

DAS GLÜCK IM LEBEN HÄNGT VON DEN GUTEN GEDANKEN AB, DIE MAN HAT. (MARC AUREL)

Die Evolution hat unter unterschiedlichen klimatischen Bedingungen vollkommen andersartige Pflanzen und Tiere hervorgebracht, die sich den jeweiligen Umgebungsfaktoren perfekt angepasst haben. Die Temperatur, die Luftfeuchtigkeit, der Sauerstoffgehalt und die "Schwingungen" bestimmen das Raumklima. Dieses Raumklima wiederum beeinflusst unsere Stimmung, unsere Entwicklung und unser Wohlbefinden in einem besondere Maße. Hier in Europa verbringen die Menschen rund 80% ihrer Lebenszeit in geschlossenen Räumen. Wohngifte und eine ungenügende Durchlüftung wirken sich sehr negativ auf unser Immunsystem und unsere psychische Verfassung aus. Viren, Bakterien und Schimmelpilze zirkulieren ständig durch solche Räume und machen auf lange Sicht krank. Allergien und Überempfindlichkeiten sowie das hinlänglich bekannte "Sick-Building-Syndrom" sind auf dem Vormarsch. Depressionen, Ängste und Beklemmungsgefühle stehen an erster Stelle der stark zunehmenden psychischen Erkrankungen. Ätherische Öle können selbstredend keine toxischen oder gesundheitsbelastenden Emissionen eliminieren oder zudecken. Dort aber, wo die wohlbekannte "dicke und stickige Luft" andere Ursachen hat, kann man mit speziell konzipierten Duftmischungen phänomenale Wirkungen erzielen. Wie bereits erwähnt, wirken ätherische Öle antiviral, bakteriostatisch und fungizid, was ihren Einsatz in klimatisierten Räumen eigentlich zum Standard machen sollte. Die wohltuende und leistungsfördernde Wirkung muss hier nur noch am Rande bemerkt werden. Dass in einem solchen Klima friedlichere und entspanntere soziale Interaktionen stattfinden, die Menschen zufriedener mit sich und ihrer Arbeit sind, die Lebensqualität und Freude zunehmen, versteht sich von selbst. In verschiedenen Studien wurde belegt, dass sich Stimmungen und Befindlichkeiten mittels geeigneter Duftstoffe gezielt und eindeutig positiv beeinflussen lassen. Überall dort, wo man einem abgestandenen und träge anmutenden Klima entgegen wirken möchte, kann man ätherische Öle mit großen Erfolg einsetzen.

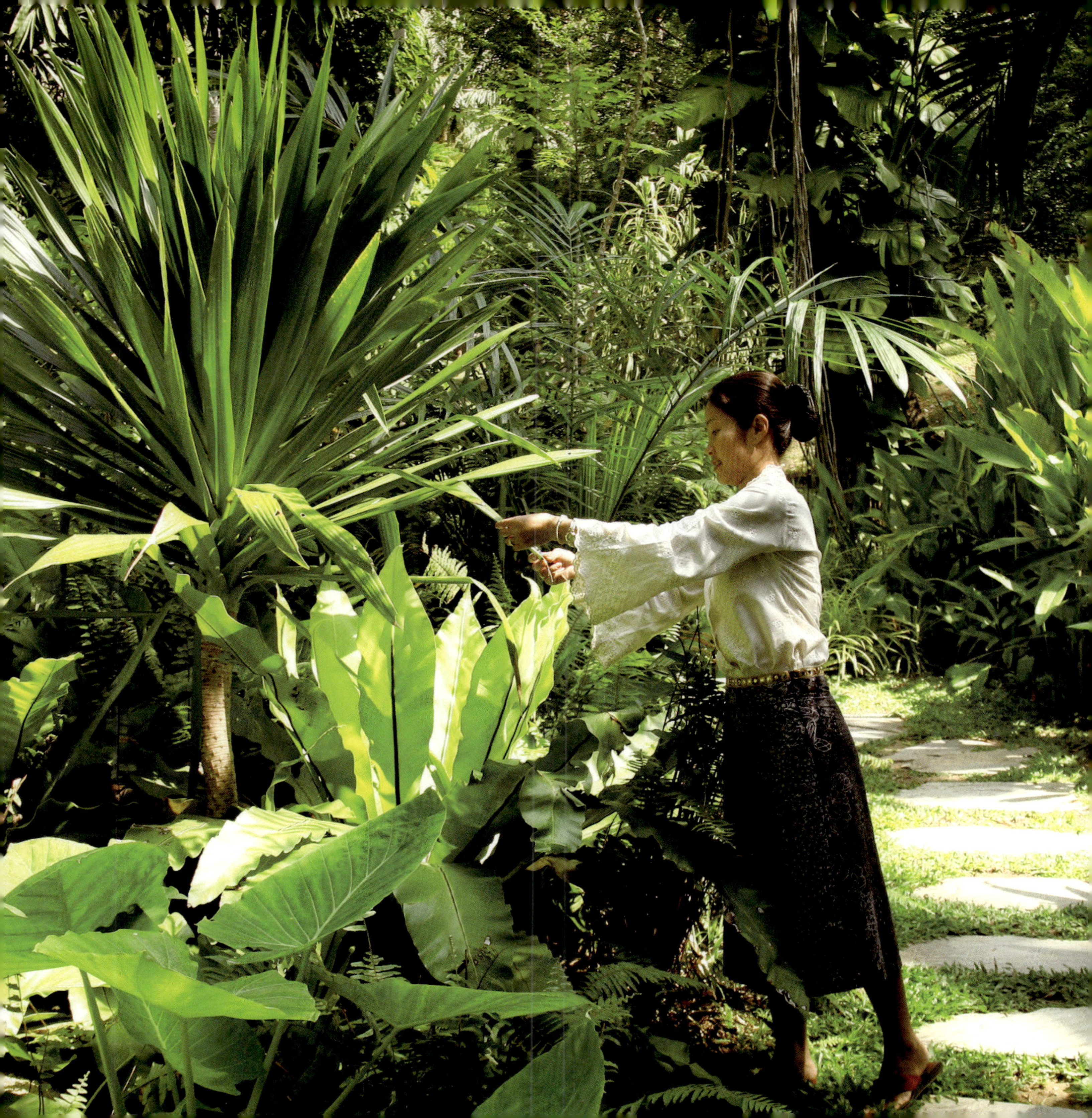

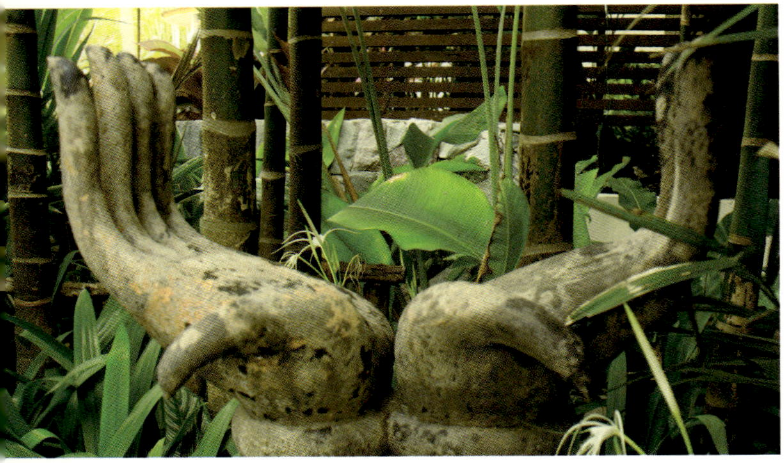

raumschwingungen | positiv verändern

Es ist längst kein Geheimnis mehr, dass Duftstoffe gezielt in der Werbung oder zur Stärkung einer werbewirksamen "Message" genutzt werden. Viele Hotelketten entwerfen spezielle Duftkompositionen, die einen frischen, hellen, sauberen und belebenden Eindruck erwecken sollen. Viele erfolgreiche Unternehmen nutzen einen speziell für ihre Zwecke konzipierten Duft als Teil ihrer Identität, der sogenannten "Corporate Identity".

Überall dort, wo sich mehrere Menschen für längere Zeit in einem Raum aufhalten, entwickelt sich durch die Ausdünstung eine nicht immer ganz dufte Grundstimmung. Jeder kennt diese spezifischen Grundstimmungen in Altersheimen, Krankenhäusern oder Gaststuben. Alles riecht irgendwie bemerkenswert einschlägig: Restaurants, Hotel- und Wartezimmer, Kneipen oder selbst Tennishallen. Die Sauna muss nicht unbedingt nach Schweiß riechen und das Schwimmbad nicht nach Chlor. Viele dieser Umgebungen könnten positiv verändert werden. Hotelzimmer, die mit frischen Bettbezügen und Blumen bezugsfertig gemacht werden, könnten durchaus noch eine neutrale und reinigende Duftkomposition vertragen, welche die verbliebenen Duftspuren der letzten Gäste neutralisieren. Kalter Rauch und übler Sockengeruch sind zwar nicht zu sehen, wirken jedoch keinesfalls einladend. Und wer sich schon einmal mit der noch zurückgebliebenen Morgentoilette des Vorgängers konfrontiert sah, der weiß, wovon hier die Rede ist. Heilanstalten und Krankenhäuser könnten ihren Kunden einen positiv inspirierenden Duft vermitteln, der den Glauben an eine rasche Genesung stärkt und steckengebliebene Heilungsprozesse wieder in Gang bringt. Hyperaktive Kinder sind sehr empfänglich für eine beruhigende und ausgleichende Geruchsinformation. Kindergärtner und Lehrer, die den Einsatz von Duftstoffen versucht haben, berichten über äußerst beeindruckende Erfahrungen. In Gefängnissen wäre so manche aggressive Stimmung zu vermeiden, würde man sie entsprechend beduften. Angst, Aggressionen und schwermütige Stimmungen sind in manchen Raumklimata geradezu vorprogrammiert. Wir Menschen reagieren auf solche Grundschwingungen - ob wir wollen oder nicht. Ob wir uns dessen bewusst sind oder nicht!

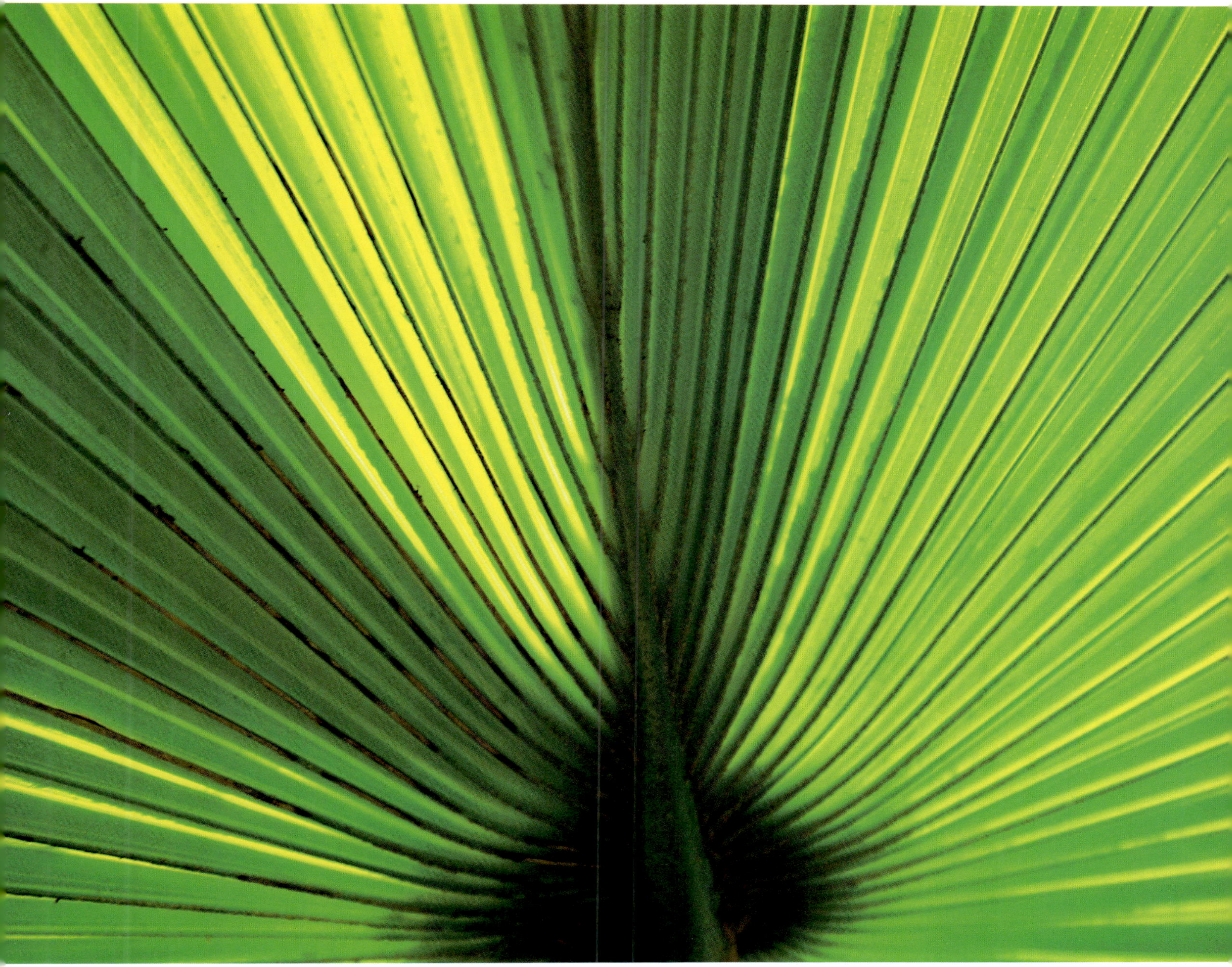

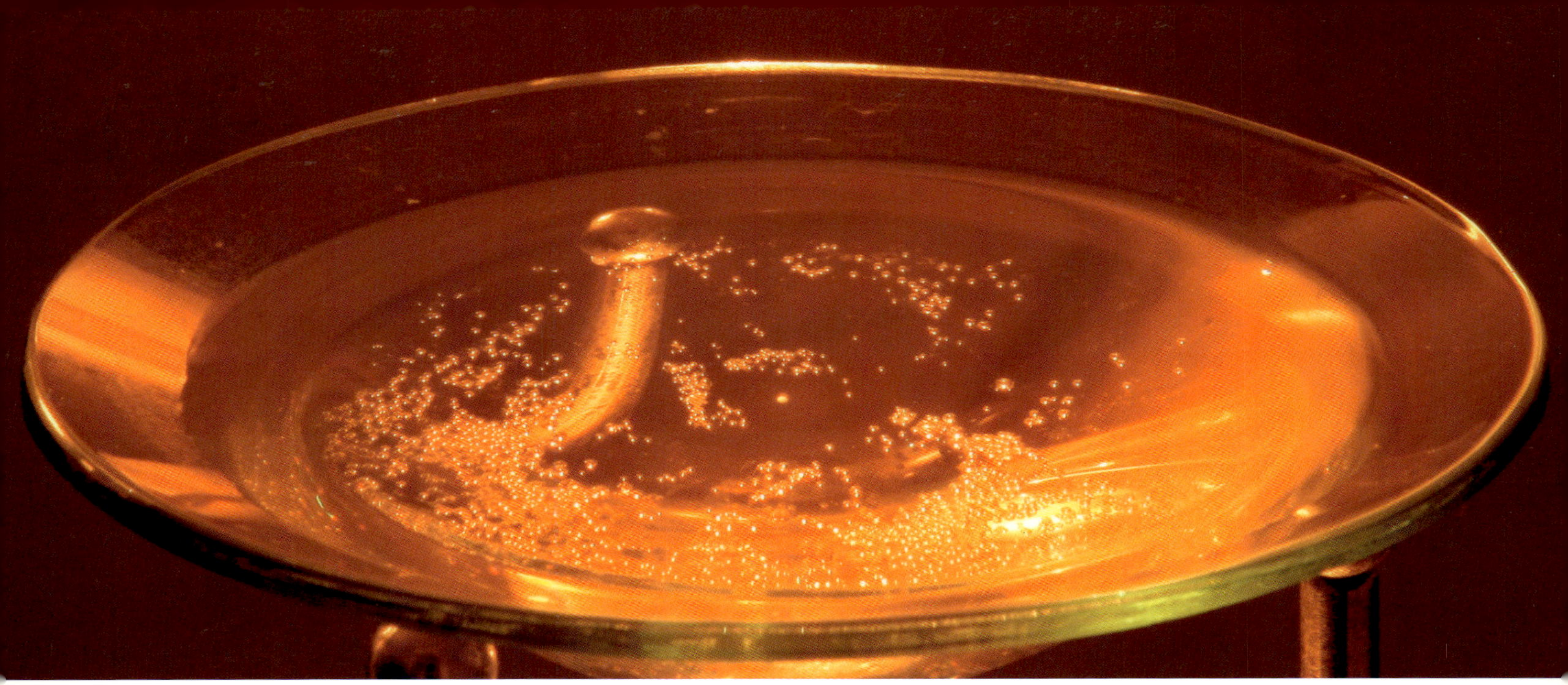

anwendungsmethoden | duftlampe und inhalation

Wenn man an ätherische Öle denkt, drängt sich bei den meisten Menschen das Bild einer Duftlampe auf. Sie gehört sicher zu den bekanntesten Anwendungsmöglichkeiten, die Laien in den Sinn kommen. Das Gefäß aus Keramik, Glas oder Porzellan wird mit Wasser gefüllt. Einige Tropfen ätherischen Öls werden hineingeträufelt und darunter wird eine Kerze oder andere Wärmequelle platziert, die das Wasser zur Verdunstung bringt. So werden die Duftstoffe fein im Raum verbreitet. Wie viel Öl verwendet werden soll, ist abhängig von der Raumgröße und der Duftintensität der Öle. Selten werden in einem Wohnraum mehr als zehn Tropfen notwendig sein. Weniger ist mehr, gilt auch hier als Grundsatz. Lediglich zur Reinigung oder Desinfektion eines Raumes (z.B. bei extremem Schweißgeruch oder Kochdünsten) werden die Dosierungen mitunter deutlich erhöht. Vermeiden Sie jedoch zu hohe Konzentrationen und ständig wechselnde Duftnoten. Einige wenige Tröpfchen genügen, um ihrem Wohnraum eine subtile und oft nur unterschwellig wahrnehmbare Lieblichkeit zu verleihen.
Um lange Freude an Ihrer Duftlampe zu haben, sollten Sie die Schale nach jeder Anwendung reinigen, um größeren Ablagerungen und Harzresten vorzubeugen. Mit Essigwasser lassen sich die Schalen besonders gut reinigen. So kommen sie in den Genuss klarer, eindeutiger und frischer Duftstoffe. Was den Kauf von Duftlampen anbelangt, gibt es im Grunde nur eine Empfehlung: Qualität ist auch hier das Gebot der Stunde.

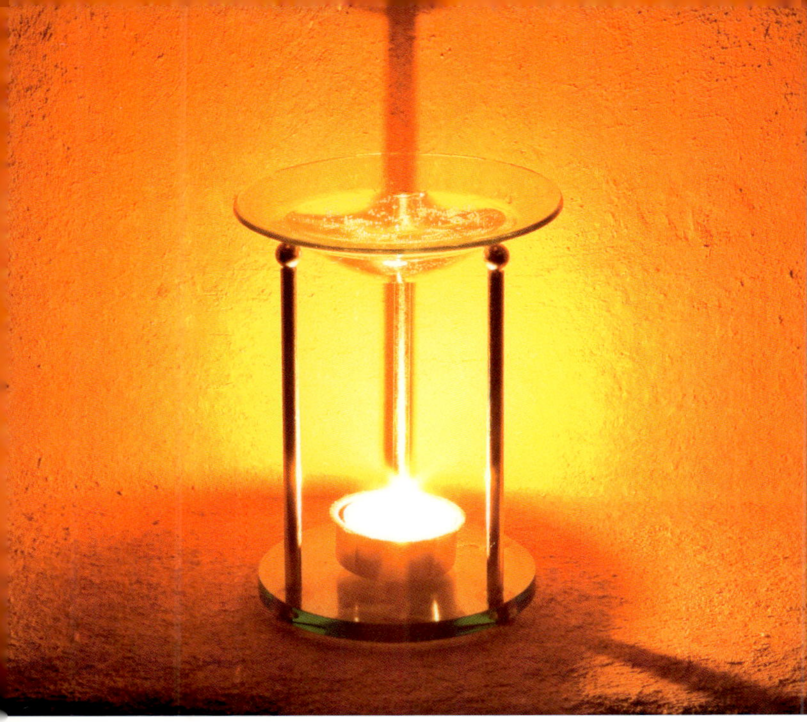

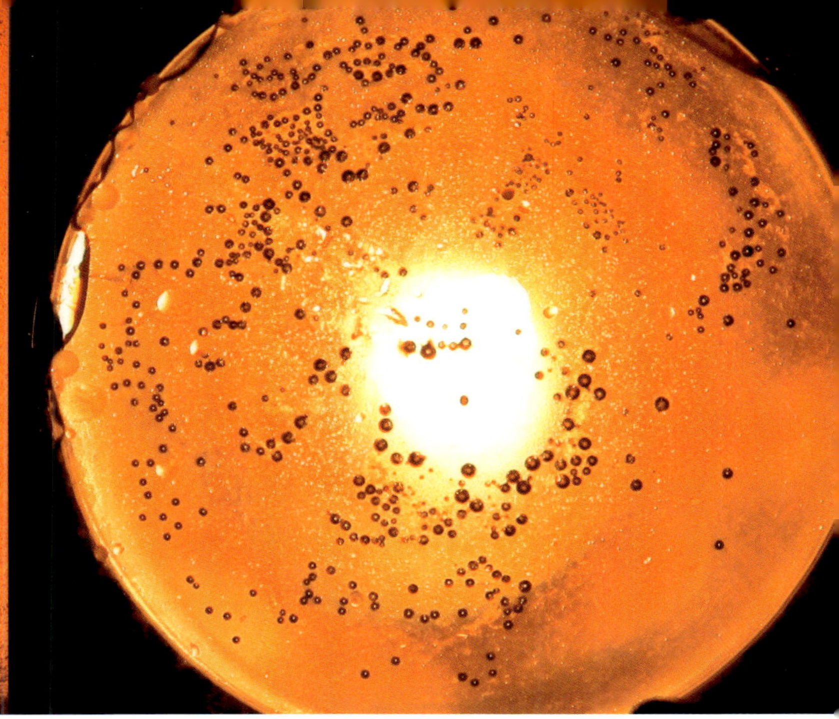

Kaufen Sie keine Billigprodukte, die Ihnen keine Freude bereiten und qualitativ oft mangelhaft sind.

Duftschale

Im Winter, wenn die Raumluft durch das ständige Heizen ohnehin zur Trockenheit tendiert, können Sie eine größere Schale mit Wasser und einigen Tropfen ätherischen Öls auf oder neben die Heizung stellen. Dies erhöht zudem die Luftfeuchtigkeit.

Trockeninhalation

Diese Form der Anwendung können Sie überall und immer anwenden. 1-2 Tropfen Öl, die Sie in ein Taschentuch träufeln, reichen meist vollkommen aus. Inhalationen werden in der Regel bei Erkältungskrankheiten, Stirn- und Nebenhöhlenentzündungen oder Husten angewendet. Ebenso gut ist die Methode für Asthmatiker oder als "Erste-Hilfe-Mischung" für Reisen, Prüfungssituationen oder bei Panikattacken geeignet. Achten Sie bitte immer auf eventuelle Kontraindikationen.

Dampfinhalation

Diese Form der Anwendung kennen viele Menschen noch aus früheren Tagen. Besonders bei Atemwegsbeschwerden, bei Bronchitis, Asthma, Polypen oder Grippe geeignet.

Gesichtsdampfbäder sind zudem eine wundervolle Reinigung für die Haut, die nach dem Dampfbad lediglich mit kaltem Wasser abgewaschen wird.

Saunaaufguss

Ätherische Öle sind leicht entflammbar und normalerweise nichts für übermäßige Hitze. Mit Wasser verdünnt eignen sich manche Öle jedoch hervorragend für einen Saunaaufguss.

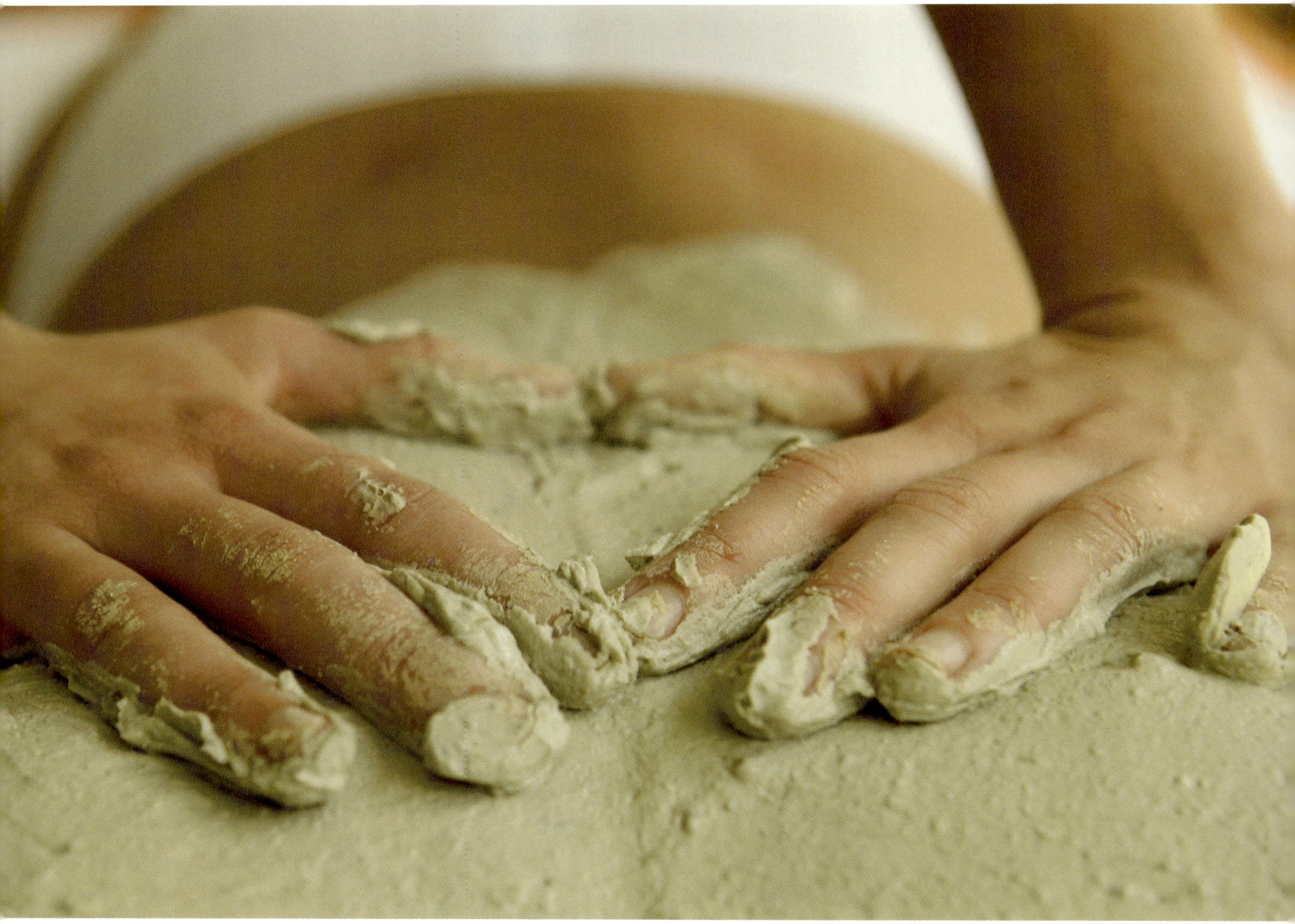

heilerde I kompressen und naturfango

"Wie die Erde als Heilmittel, in Form von Umschlägen und Verbänden angewendet, zu erklären ist, wird uns in mancher Hinsicht verborgen bleiben. Wir wissen, dass eine überaus große Heilwirkung da ist und wollen gläubig dies Geheimnis der Mutter Erde annehmen, die uns die Heilkraft der Natur vollkommen gibt. Die Erde kühlt, löst, reinigt, wirkt aufsaugend und heilend" schrieb Adolf Just bereits 1896 in seinem Lehrwerk "Kehrt zur Natur zurück". Heilerde ist durch ihr Wirkprinzip eine wunderbare Grundlage für ätherische Öle. Der spezielle Löß, aus dem eine gute Heilerde hergestellt wird, enthält einen hohen Anteil an quellfähigen Bestandteilen und durch seine ganz feine Vermahlung führt dies zu einer unglaublich großen "inneren" Oberfläche der Heilerdeteilchen. Je größer die Oberfläche, desto intensiver kann eine qualitativ hochwertige Heilerde in Wechselwirkung mit anderen Stoffen treten und dadurch Stoffe an- und einlagern. Bei der Behandlung von Hauterkrankungen entfaltet sich die Wirkung im Wesentlichen während des Trockenvorgangs: Der Heilerdebrei trocknet von außen nach innen ab. Dabei entwickelt sich eine leicht vorstellbare Saugwirkung, die einen von innen nach außen gerichteten Flüssigkeitsstrom entstehen lässt. Wundsekrete, Stoffwechselprodukte, Zellpartikel und Bakteriengifte werden so von der Haut ausgeleitet und an die Heilerde gebunden. Auch wasserunlösliche Stoffe wie Talg aus den Poren können entfernt werden, was bei Pickeln und Hautunreinheiten heilsam wirkt. Ganz allgemein betrachtet wird die Durchblutung der Haut gefördert und damit die Versorgung mit Sauerstoff und Nährstoffen verbessert.

Kompressen

Eine ähnlich entspannende und wohltuende Wirkung wie die Heilerde können warme und kalte Kompressen vorweisen. Die beigemischten ätherischen Öle können ganz gezielt eingesetzt werden. Die Öle werden in eine Schüssel mit Wasser geträufelt. Das Ganze wird gut gemischt mit einem Tuch aufgenommen, das Sie auswringen und auf den zu behandelnden Körperteil legen. Heiße Kompressen wirken vorteilhaft bei Muskelschmerzen, Rheuma, Arthritis, Fieber, Krämpfen oder Zahn- und Ohrenschmerzen. Kalte Kompressen hingegen lindern Entzündungen, Kopfschmerzen, Schwellungen, Sonnenbrand oder Juckreiz.

Naturfango

Neue Entwicklungen, wie beispielsweise leicht und zuhause anwendbare Naturfangoplatten eignen sich ebenfalls bestens für die Nutzung ätherischer Öle. Ein natürlicher und schwefelhaltiger Vulkanton wirkt bakterizid und zeichnet sich durch sehr günstige physikalische und chemische Eigenschaften aus.

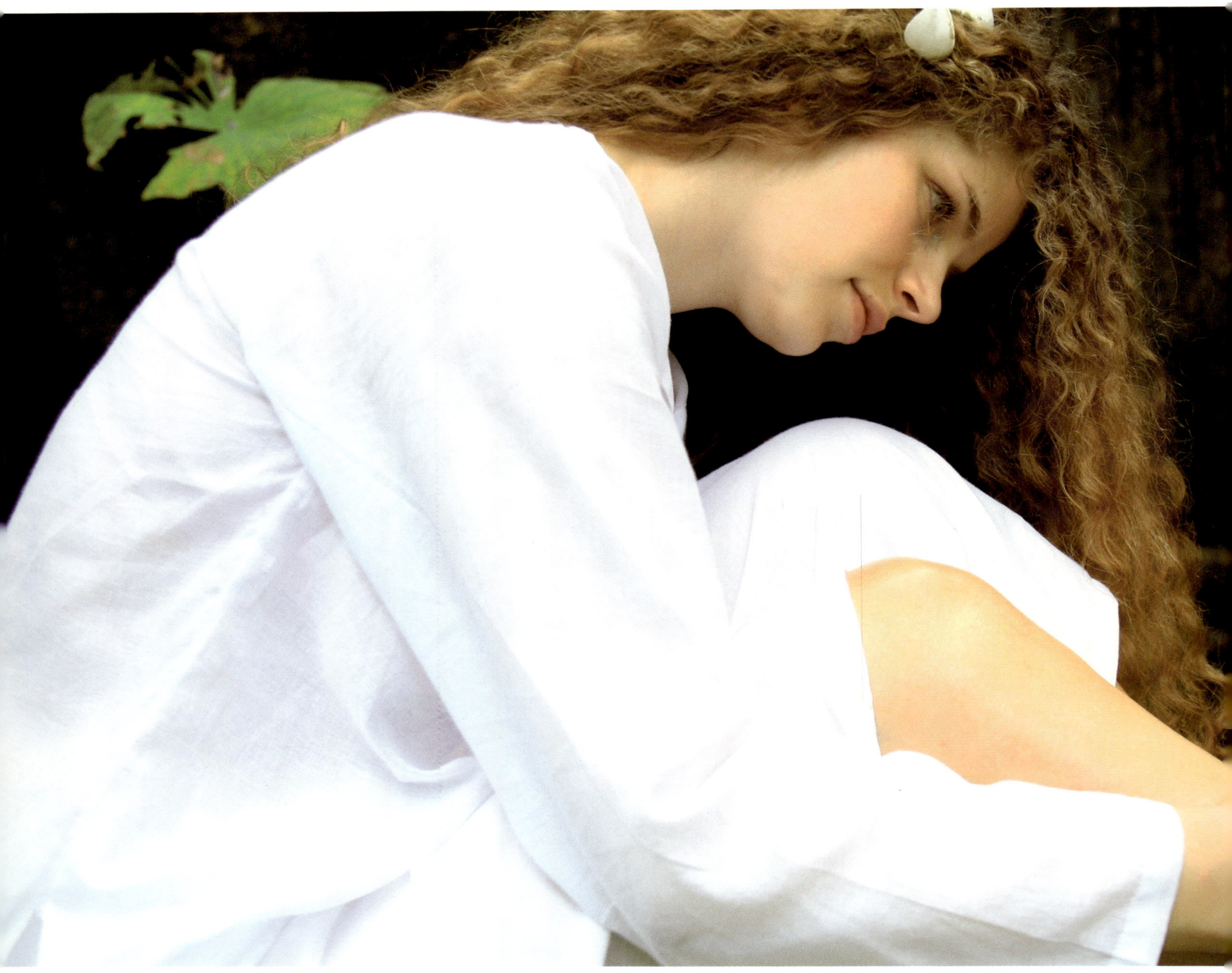

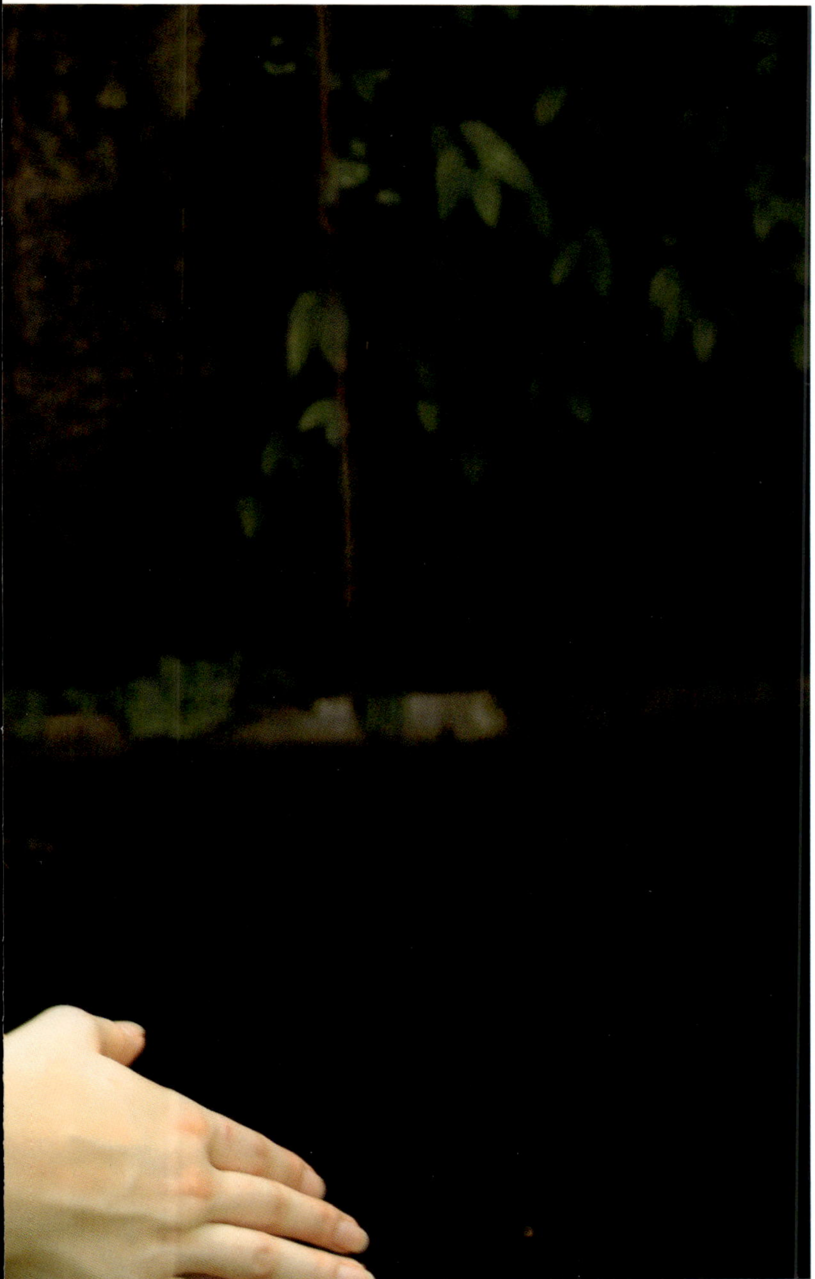

badefreuden I und heilbäder

Es ist leicht zu verstehen, dass auf Basis eines heilkundlichen Konzeptes, das Gesundheit als "Zustand des Gleichgewichtes" versteht, viele Therapieformen angewandt und entwickelt wurden, die darauf abzielten, das Gleichgewicht wieder herzustellen. Ein duftendes Heilbad ist eine wundervolle und sehr entspannende Möglichkeit, wieder in Balance zu kommen. Ganz allgemein gesprochen werden beim Vollbad mit Wasser alleine durch die hydrostatische Wirkung des Wassers zahlreiche Körperfunktionen beeinflusst - das Herz wird entlastet, die Durchblutung in den peripheren Gefäßen verstärkt, die Nierenfunktion angeregt, die Atmung erleichtert und auch die Ausschüttung einiger Hormone verändert. Die Muskeln werden gelockert und die Impulsübertragung an den Nervenenden wird erleichtert. Hinzu kommt, dass ein Körper, der sich ganz im Wasser befindet, nicht so schwer ist wie außerhalb und alleine schon dadurch Gelenke und Muskeln leichter bewegt werden können. Insgesamt kommt es zu einer Anregung des Kreislaufes bei gleichzeitiger allgemeiner "Druck" - Entlastung im Inneren des Körpers. Ein wichtiger Faktor ist auch die Temperatur des Wassers, denn kaltes Wasser wirkt anders als warmes. Jede Veränderung des äußeren Milieus löst Reaktionen im Inneren des Organismus aus, die dort ebenfalls zu "Milieuveränderungen" führen. Was geschieht, wenn einem Menschen heiß ist? Die Gefäße der Körperoberfläche werden erweitert, Muskeln und Haut werden stärker durchblutet, die Schweißdrüsen werden angeregt. Im Fall von verspannten Muskeln etwa werden diese wärmer, daher stärker durchblutet und gelockert. Die Einwirkung von kaltem Wasser führt hingegen zur Verengung der peripheren Gefäße, wodurch das Blut in tiefere Gefäße "umgeleitet" wird - dies ist beispielsweise bei Durchblutungsstörungen in den Beinen ein durchaus erwünschter Effekt.

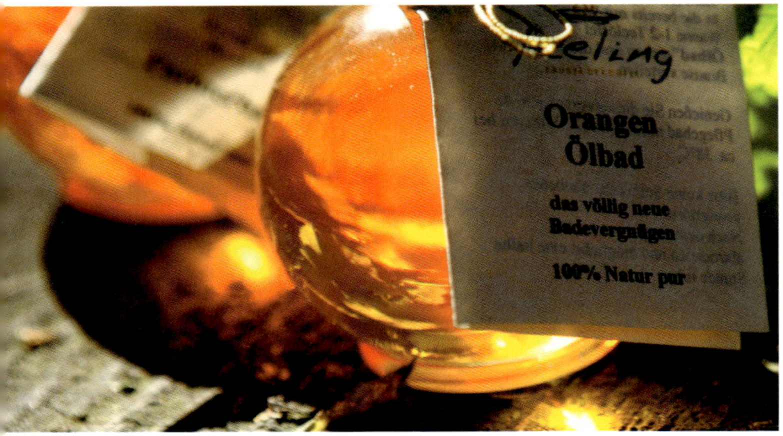

Bei einem Kältereiz wird durch die Verengung peripherer Gefäße auch der Blutdruck gesteigert, was etwa bei der Sauna als erwünschtes Gefäßtraining betrachtet wird. Als besonders günstig erweisen sich hierfür die heute so bezeichneten "Dampfbäder", die beispielsweise im arabischen Raum als "Hamam" verbreitet sind und waren, im alpinen Raum als Brechel- oder Heubäder. In diesen Fällen wird die durch Pflanzenabfälle erzeugte Wärme zusätzlich genützt.
In Kombination mit einem Teil- bzw. Vollbad bietet ein Dampfbad aufgrund der Druckentlastung durch das Sitzen im Wasser, kombiniert mit der Wirkung des Dampfes, ideale Bedingungen. Dieser wirkt durch das Einatmen der warmen und feuchten Luft zusätzlich auf die Atmungsorgane. Die Atemwege werden dadurch befeuchtet, gewärmt, stärker durchblutet - also ein angenehm wohltuender Effekt. Dass Baden jedoch nicht nur unserem Körper wohl tut, sondern insbesondere auch unsere Seele pflegt und unsere Psyche entspannen lässt, beweist schon die Tatsache, dass die Menschen seit Jahrtausenden aufwändige und architektonisch berauschende Bäder bauen. Um das Baden hat sich ein lange zurückreichender Kult entwickelt, der auch heute noch ungebrochen anhält. Kräuter, Arzneien und ätherische Öle werden nicht erst heute verwendet, sondern fanden schon in der frühen Heilkunde ihren Einsatz. Das Aromabad ist vermutlich die bedeutsamste und intensivste Behandlungsmethode. Die ätherischen Öle wirken hierbei zum einen über den Geruchssinn auf unsere mentale und emotionale Verfassung. Andererseits wirken sie über die Haut, denn in Verbindung mit Wasser können sie sehr einfach aufgenommen und zu den entsprechenden Organen transportiert werden. Träufeln Sie die ätherischen Öle erst dann ins Wasser, wenn die Badewanne bereits voll eingelassen ist und achten Sie bei der Auswahl auf wärmende oder kühlende Wirkungen. Besondere Vorsicht ist insofern angebracht, als manche Öle zu Hautirritationen führen können. Nachdem sich ätherische Öle ja nicht mit Wasser vermischen lassen (emulgieren), können Sie dazu Honig, Milch oder Sahne verwenden. Pflanzliche Öle wie Jojobaöl und Mandelöl sind ebenso eine gute und fein fettende Grundlage, um die Essenzen aufzulösen. Insgesamt maximal zehn Tropfen eines oder mehrerer Öle sollten in der Regel vollkommen ausreichend sein, um in den Genuss der wundervollen und nicht zu unterschätzenden Wirkung eines Aromabades zu kommen. Nach dem Bad verbleiben die Öle wie ein dünner Film auf der Haut. Damit sie länger wirken und die Haut geschmeidig bleibt, können Sie sich nach dem Bad mit einem guten Körperöl eincremen.
Ihrer Kreativität und Experimentierfreude bei der Wahl der "richtigen" ätherischen Öle sind im Grunde keine Grenzen gesetzt. Achten Sie darauf, ob das von Ihnen ausgewählte Öl hautreizende, blutdruckbeeinflussende oder nervenreizende Bestandteile beinhaltet.

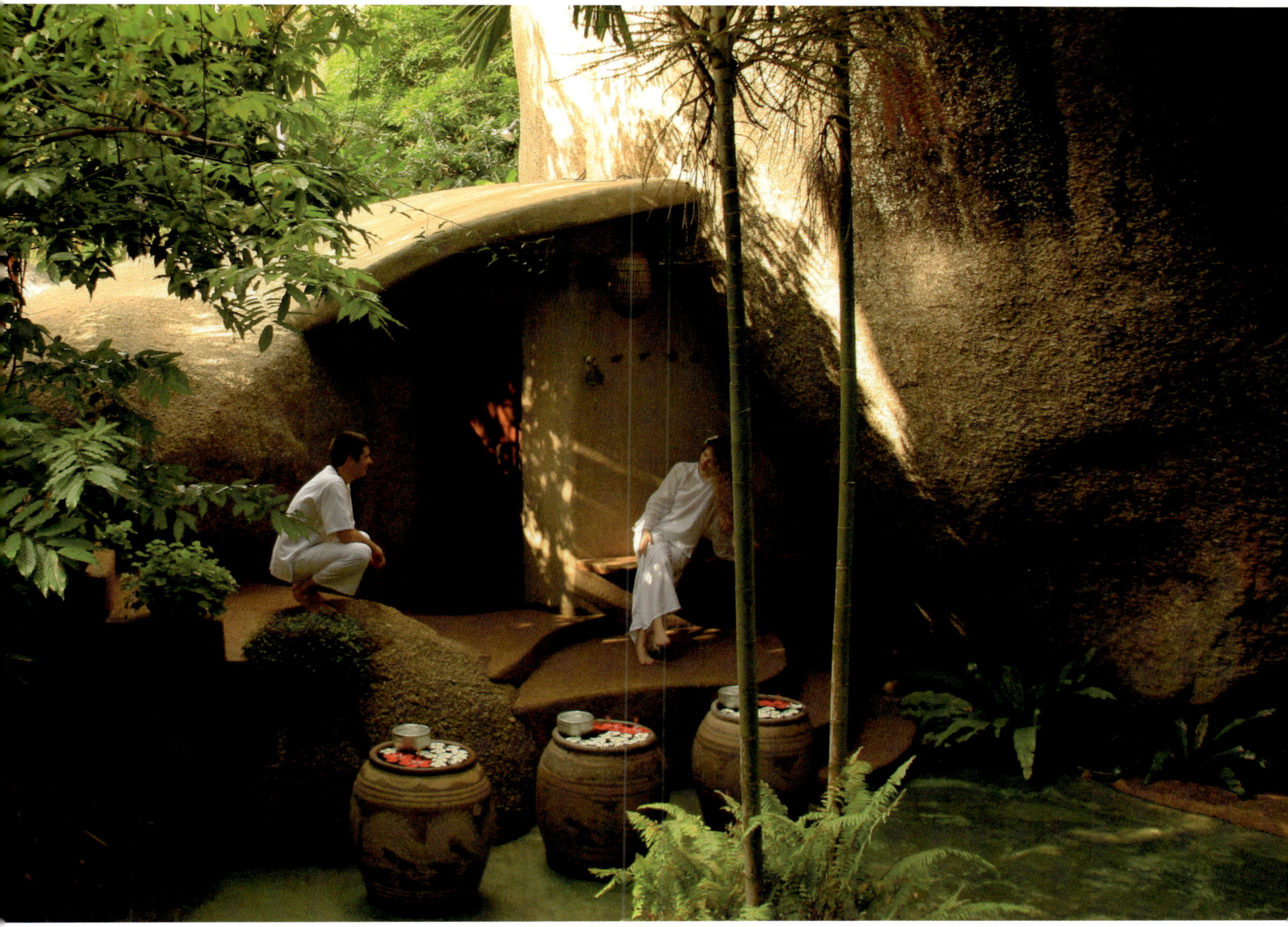

öle I körper-, massage- und gesichtsöle

Die ältesten Belege für Massage und massageähnliche Behandlungen finden sich aus der Zeit 2700 vor Christus. Die chinesische Medizin erkannte die Massage als eine der klassischen Behandlungsmethoden. Diese Massagetradition wird bis heute mit verschiedensten Techniken weitergeführt. In China ist die Massage ein Mittel, um Krankheitsvorbeugung zu betreiben und das Wohlbefinden zu steigern. Die chinesische Medizin pflegt schon sehr lange die Erkenntnis, dass Vorbeugen besser als Heilen ist. Durch verschiedene Grifftechniken wie Streichungen, Knetungen, Reibungen und Vibrationen werden lokale mechanische Reize auf die Haut und die Muskulatur gesetzt. Diese dienen der Spannungsregulierung und beeinflussen den Muskelstoffwechsel positiv. Zudem erreicht die Massage eine allgemeine positive Wirkung auf den ganzen Körper. Unter anderem wird die Blutzirkulation und die Drüsentätigkeit verbessert und es wird eine regulierende Wirkung auf Blutdruck, Puls, Atmung und Schlaf ausgeübt. Der wohl wichtigste Effekt der Massage ist der psychogene Effekt - die Wirkung auf die Psyche des Menschen. Sofern mit ätherischen Ölmischungen gearbeitet wird, ist die Wirkung auf die seelische Verfassung besonders bemerkenswert. Auch bei dieser Anwendungsform werden die Duftstoffe in erster Instanz über den Geruchssinn wahrgenommen. Die in den "fettenden Ölen" (Mandelöl, Jojobaöl, Weizenkeimöl, Kokosöl oder Johanniskrautöl) gebundenen ätherischen Öle wirken ganz besonders über die Haut. Geben Sie zwei Esslöffel eines unraffinierten und kaltgepressten Basisöls in eine kleine Schale. Träufeln Sie dann 4-6 Tropfen ätherischen Öls dazu und fertig ist Ihr eigenes Massageöl. Probieren Sie einfach aus, was Ihnen gut tut. Lesen Sie in den nachfolgenden Kapiteln dieses Buches, welche ätherischen Öle sich für welche Problemfelder und Beschwerden besonders eignen und welche Kontraindikationen bestehen. Informieren Sie sich gegebenenfalls auch zudem bei Ihrem Aromatherapeuten.

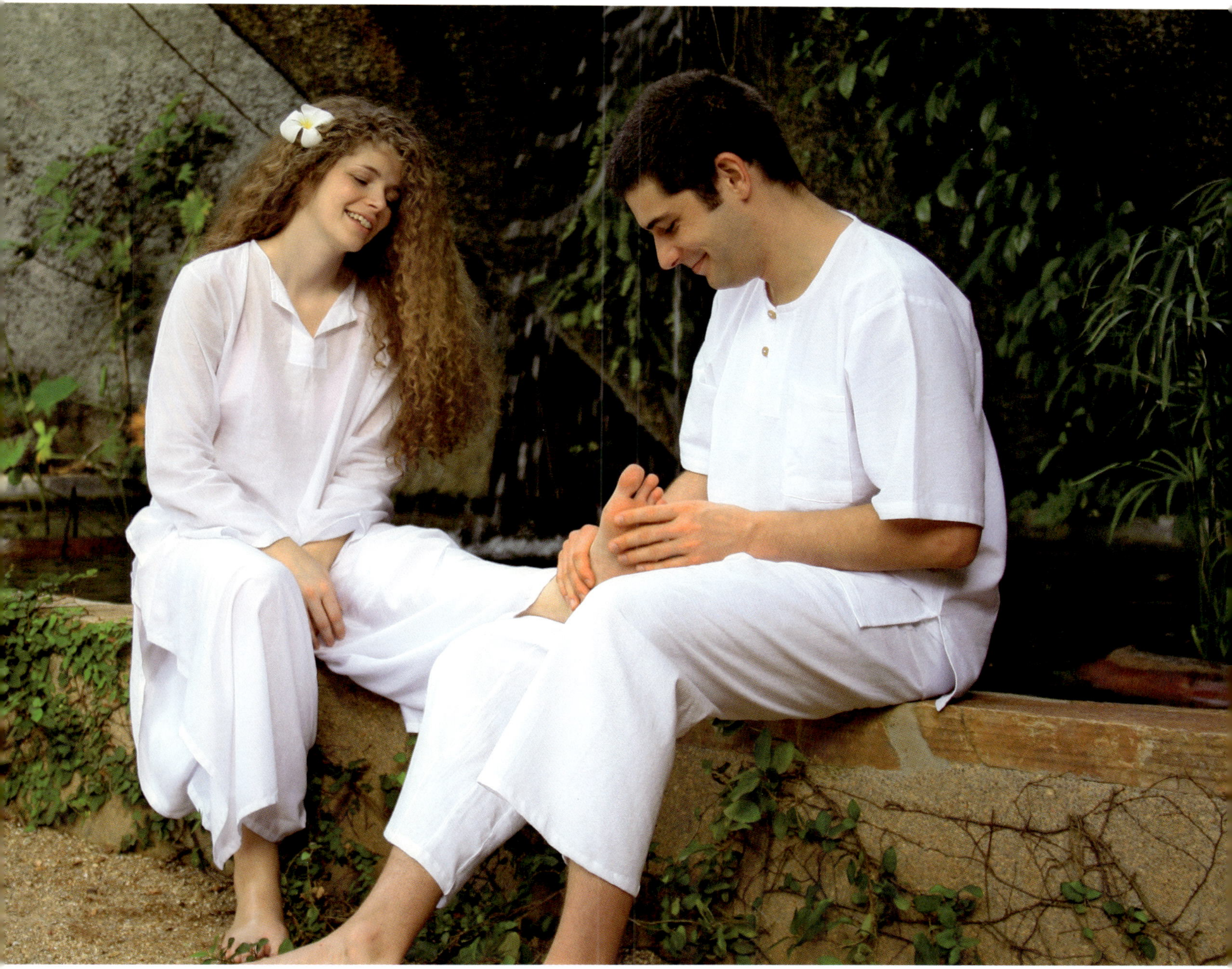

fette öle | therapeutikum für die haut

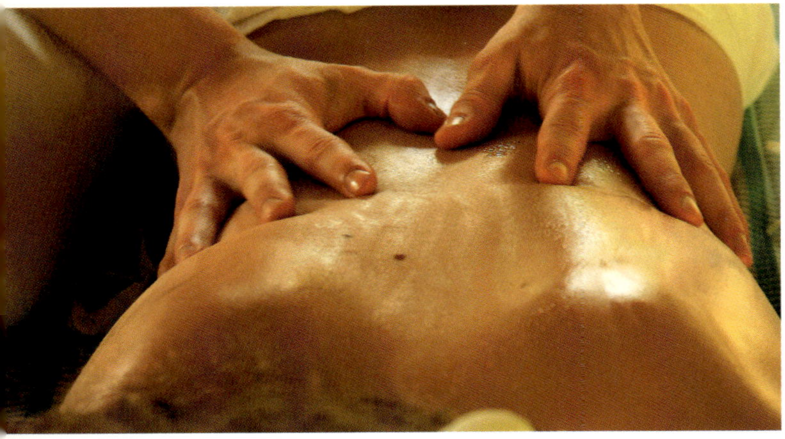

Fette Öle spielen eine große Rolle bei der Aromatherapie und insbesondere bei der Massage, da sie hierbei als Trägersubstanz fungieren. Und nachdem wir bereits mehrfach darauf hingewiesen haben, dass dem qualitativen Anspruch höchste Aufmerksamkeit zu schenken ist, gilt dies auch für die Wahl der richtigen Trägersubstanz. Was sind nun aber die bereits mehrfach erwähnten "fetten Öle"? Einfach ausgedrückt sind das Fette, die beispielsweise auf einem Blatt Papier einen bleibenden Fleck hinterlassen. In der Regel bestehen Öle aus einer oder mehreren flüssigen Kohlenwasserstoffverbindungen. Diese unterscheiden sich von organischen Verbindungen wie *Alkoholen, Ketonen* und *Ethern* durch die Nichtpolarität, von den festen Fetten durch ihre Kettenlänge und die Verzweigung der Einzelmoleküle. Um Öl und Wasser mischen zu können, benötigt man einen Emulgator. Andernfalls bilden sich sehr schnell wieder zwei Phasen, die Ölphase (oben, da weniger dicht) und die Wasserphase. Auch Milch ist eine Emulsion aus Wasser und Öl, bei der sich der Rahm oben absetzt, wenn sie nicht homogenisiert ist. Pflanzenöl ist im Grunde ein Oberbegriff für "fettes Öl", welches aus Ölpflanzen gewonnen wird. Eigentlich sollte man umfassend von Ölen und Fetten sprechen, denn der Unterschied ergibt sich nur aus der jeweiligen Konsistenz bei unterschiedlichen Temperaturen, basierend auf der Anzahl von Bindungen auf molekularer Ebene. Chemisch gesehen bestehen Öle aus *Triglyceriden*. Nach dem Anteil an ungesättigten Fettsäuren unterscheidet man zwischen nichttrocknenden (z.B. Olivenöl), halbtrocknenden (z.B. Soja- oder Rapsöl) und trocknenden Ölen (z.B. Lein- oder Mohnöl). Der Begriff "Trocknung" bezeichnet hierbei keine Verdunstung, sondern das durch *Oxydation* und *Polymerisation* der ungesättigten Fettsäuren bedingte Festwerden des Öls. Pflanzenöle werden durch das Auspressen von Pflanzenfrüchten bzw. ihren Samen gewonnen, wo es als Energiedepot gelagert wird und zusätzlich als natürlicher Schutz vor zu hohen Temperaturen dient. Die meisten hochwertigen Sorten werden durch mechanische Pressung gewonnen, bei der durch den benötigten Pressdruck Temperaturen bis zu 60 Grad entstehen. Wir sprechen deshalb nicht mehr von "kaltgepresst", sondern von "nativ". Insbesondere Pflanzenöle mit ungesättigten Fettsäuren sind mit wichtigen Heilstoffen und Vitaminen ausgestattet. Sie wirken sich auch ohne Beigabe von ätherischen Ölen reizmildernd auf die Haut aus. Zudem wird die Haut auffallend weicher, geschmeidiger und gleichzeitig straffer. Nur gute Öle (also keinesfalls sogenannte Mineralöle, die im eigentlichen Sinne "tot" sind) diffundieren von der obersten Hautschicht mittels der Schweiß- und Talgdrüsen in die tieferen Hautschichten. Nachdem fette Pflanzenöle mit ihrer Umwelt in Interaktion treten, reagieren sie schnell mit Sauerstoff und werden dadurch leicht "ranzig".

Daher ist es wichtig, diese Fette nicht ewig zu lagern und möglichst wenig Sauerstoff auszusetzen. Füllen Sie deshalb das Öl immer wieder in kleinere Flaschen, um es möglichst wenig Sauerstoff auszusetzen. Bewahren Sie die Öle in dunklen Gefäßen und möglichst kühl im Keller oder Kühlschrank auf. Ranzig gewordene Öle sollten Sie aus gesundheitlichen Gründen prinzipiell nicht mehr verwenden. Anders verhält es sich mit trüb gewordenen Ölen, die sich durch einen physikalischen Effekt lediglich optisch, aber nicht qualitativ verändert haben.

Tipp I Ganzkörpermassage
Für eine Ganzkörpermassage wird je nach Behaarung, Hautbeschaffenheit und Körpermasse etwa 10-15ml Trägeröl benötigt.

Tipp I Die ätherischen Öle werden erst unmittelbar vor Beginn der Massage beigemengt.

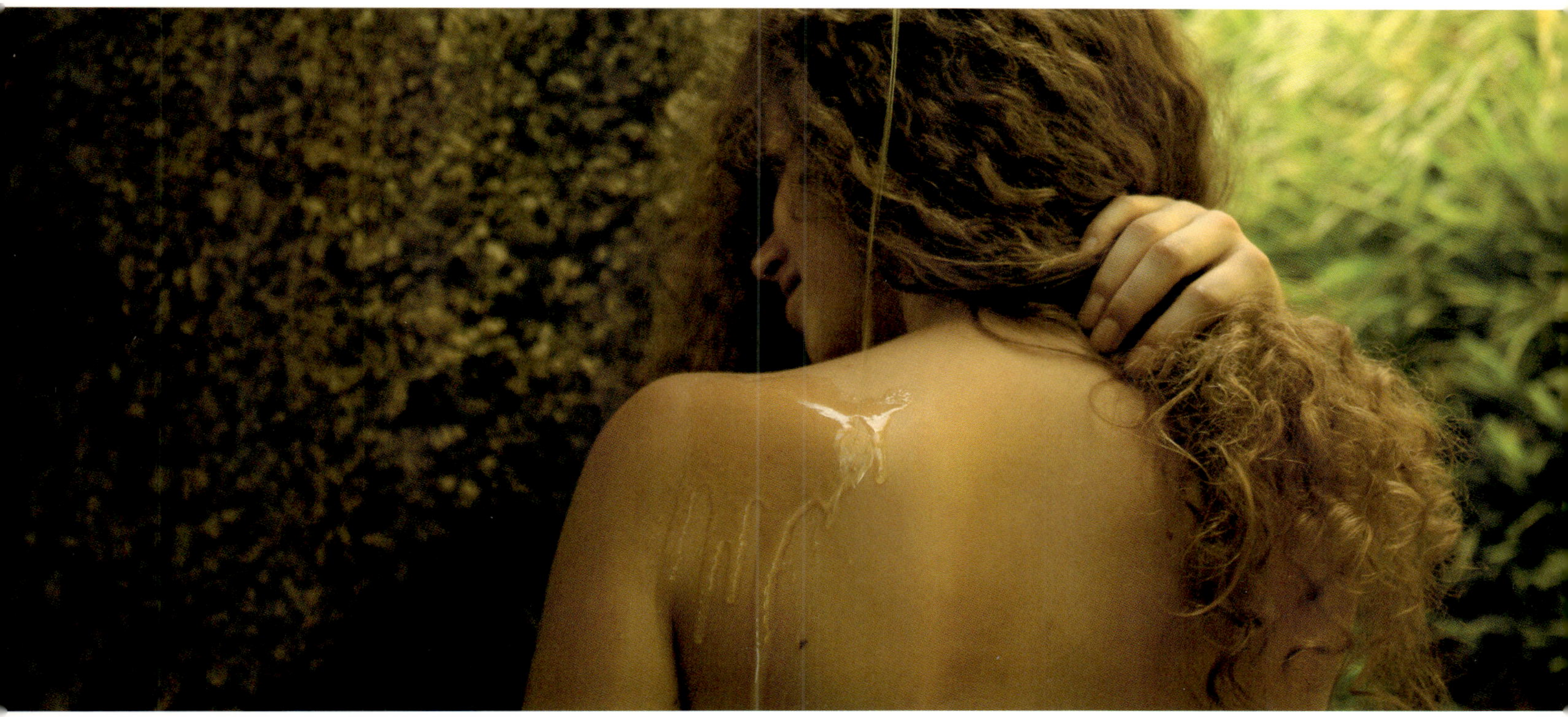

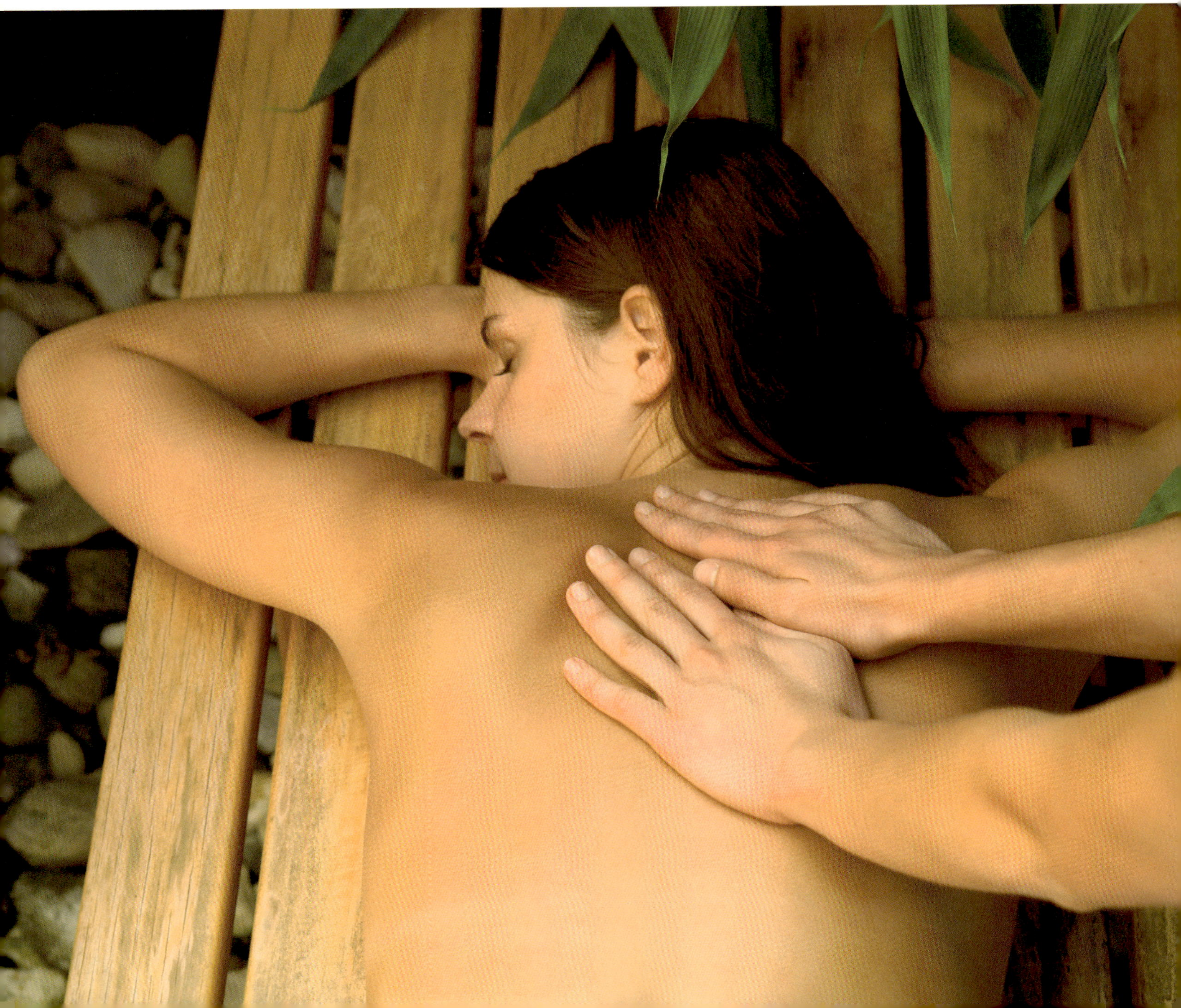

Öle gibt es mannigfaltig und für die unterschiedlichsten Einsatzgebiete und Verwendungszwecke. Um einige wichtige zu nennen: Arganöl, Algenöl, Avocadoöl, Baumwollsamenöl, Boretschöl oder Boretschsamenöl, Calophyllum, Distelöl, Erdnussöl, Haselnussöl, Hanföl, Johanniskrautöl, Jojobaöl, Kokosöl, Kürbiskernöl, Leinöl, Leindotteröl, Macadamiaöl, Maiskeimöl, Mandelöl, Marillenkernöl bzw. Aprikosenkernöl, Mohnöl, Nachtkerzenöl, Olivenöl, Palmöl, Palmkernöl, Rapsöl, Reisöl, Rizinusöl, Sanddornöl, Sanddornkernöl, Senföl, Schwarzkümmelöl, Sesamöl, Sheaöl oder Sheabutter, Sojaöl, Sonnenblumenöl, Walnussöl, Traubenkernöl, Weizenkeimöl, Zedernöl. Etwas genauer wollen wir auf folgende besonders wichtige Öle eingehen.

Jojoba

(Buxus chinensis, Buxaceae)
Jojoba ist ein Wüstenstrauch, der endemisch in Mexiko, Kalifornien und Arizona vorkommt. Die Höhe der Sträucher variiert von 0,5 bis 4 Metern, üblich sind 2-2,5 Meter. Sie besitzen Pfahlwurzeln, die bis zu 6 Meter tief in den Boden eindringen können. Geerntet werden die Samen oder Nüsse, die ein bei Zimmertemperatur flüssiges Wachs (als Jojoba-Öl wird es fälschlicherweise bezeichnet) enthalten, bei einem Gehalt von etwa 50%. Dieses hochwertige Wachs enthält Provitamin A und Vitamin E, schützt vor Austrocknung ohne einen schmierigen Film auf der Haut zu hinterlassen. Es wirkt leicht entzündungshemmend, beruhigend und riecht nur sehr schwach. Zudem ist es jahrelang haltbar und hat einen natürlichen Lichtschutzfaktor von 3-4. Gut geeignet ist es auch für die Haarpflege von trockenen Spitzen.

Schwarzkümmelöl

(Nigella sativa, Ranunculaceae)
Reines Schwarzkümmelöl wird in der Naturheilkunde und vermehrt in der Schulmedizin als Heilmittel zur Linderung von Allergien, Neurodermitis, Schuppenflechte, zur Regulierung des Immunsystems, gegen Asthma, in Begleitung von Chemotherapien zur Milderung der Nebenwirkungen, bei Verdauungsproblemen, Bluthochdruck sowie in der Tiermedizin verwendet. In der indischen Heilkunde gilt es als bevorzugtes Mittel zu Linderung von Schwangerschaftsbeschwerden. Das Öl ist honigfarben und duftet würzig. Beste Qualität hat das Öl aus ägyptischen Schwarzkümmelsamen, die im trockenheißen Klima Oberägyptens auf sandigen Böden gereift sind.

Mandelöl

(Prunus dulcis, Rosaceae)
Der Mandelbaum gehört zur Familie der Rosengewächse und wird seit über 4.000 Jahren kultiviert. Angepflanzt wird der Mandelbaum hauptsächlich in Kalifornien, im Mittelmeergebiet, aber auch in Pakistan und im Iran. Mandelöl ist hierzulande das beliebteste Basisöl für die Massage. Durch seinen milden Eigenduft lässt es sich mit praktisch allen ätherischen Ölen kombinieren. Besonders geeignet ist dieses Öl für trockene, spröde und rissige Haut. Überaus empfehlenswert ist es auch für Babys.

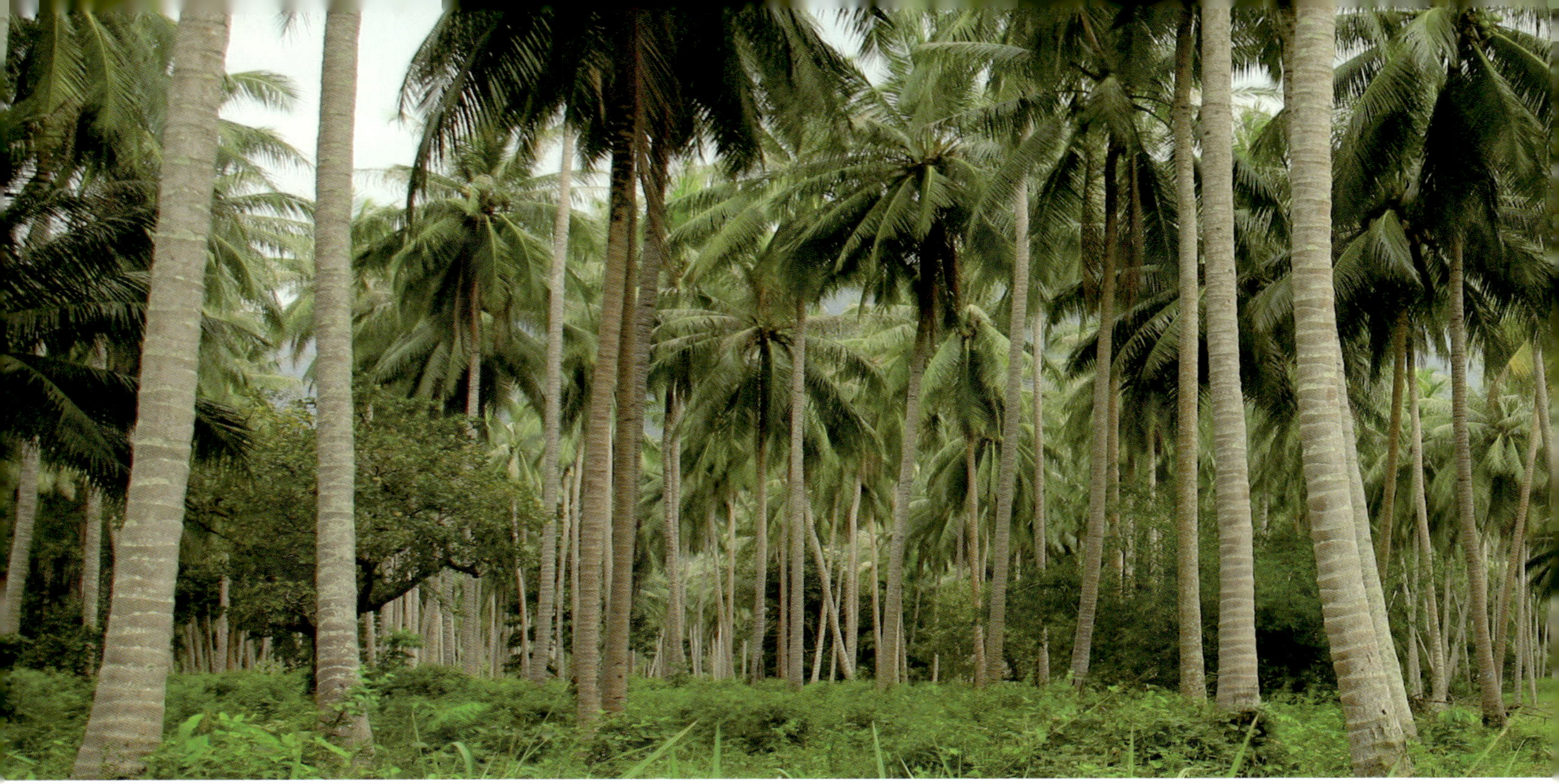

kokosöl | und weitere wichtige vertreter

Kokospalme

(Cocos nucifera, Palmae)
Die Kokosnusspalme ist eine tropische, holzige Pflanze aus der Familie der Palmengewächse, an der die Kokosnuss wächst. Je nach Sorte und Standort werden Kokospalmen bis zu 30 Meter hoch. Die Krone der Pflanze besteht aus bis zu 5 Meter langen palmentypisch gefiederten Blättern. Aus den Blattachsen wachsen die verzweigten Blütenstände mit jeweils bis zu 40 weiblichen und über 10.000 männlichen Blüten. Der Baum trägt das ganze Jahr über Früchte, die in seiner Krone in Gruppen verschiedener Entwicklungsstadien wachsen, so dass ständig reife Kokosnüsse nachwachsen. Wegen seiner fettähnlichen Konsistenz wird das weiße bis schwach gelbliche Öl

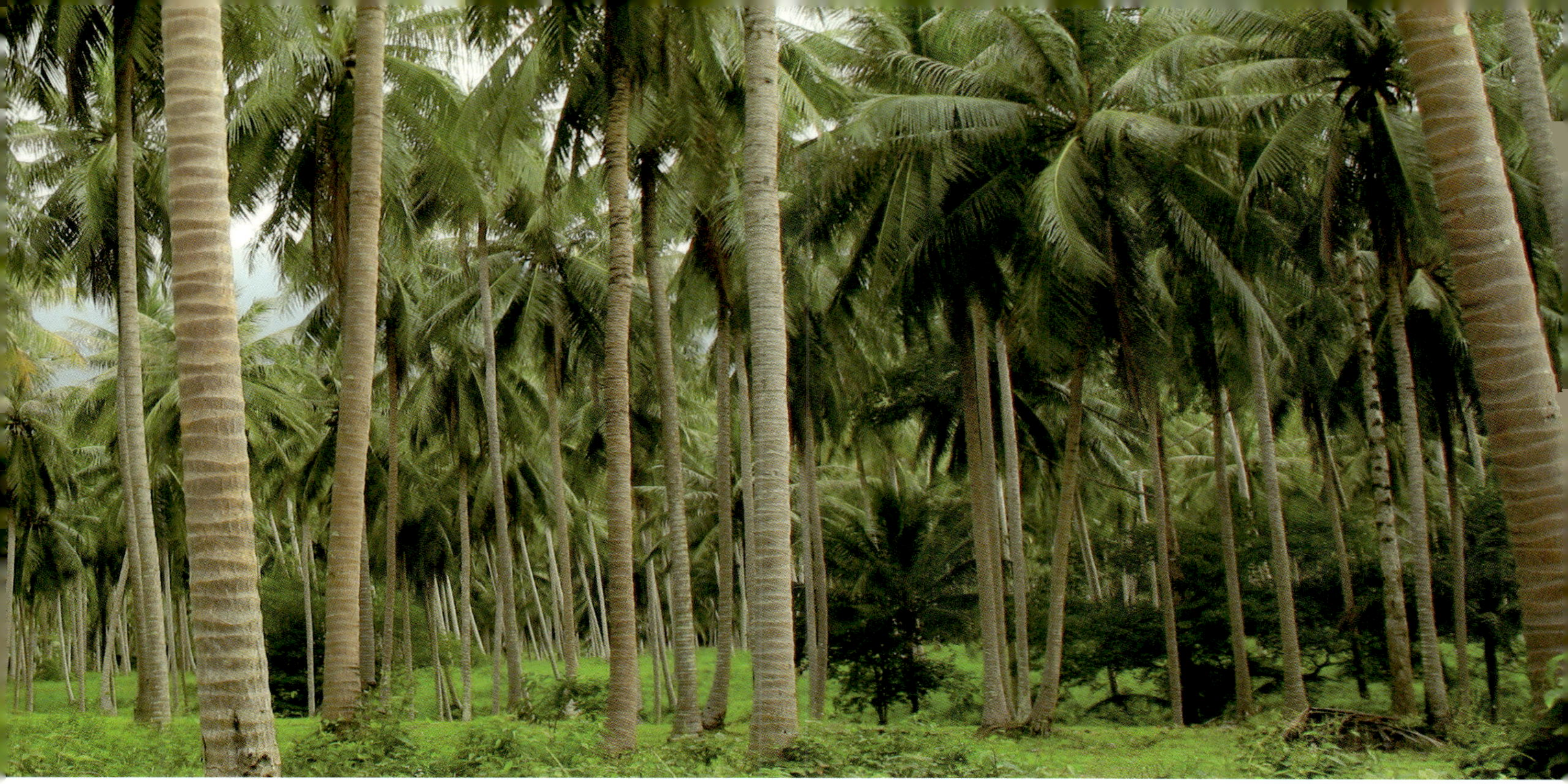

auch als Kokosfett oder Kokosbutter bezeichnet. Frisches Kokosöl riecht und schmeckt angenehm. Kokosfett wird aus dem Fleisch der Kokosnuss gewonnen, das etwa zu einem Drittel aus Fett besteht. Der Unterschied zwischen empfehlenswerten und weniger geeigneten Fetten ergibt sich durch die Art ihrer Verarbeitung. Es wird zwar an der Luft schnell ranzig, überzeugt aber in vielerlei Hinsicht durch seine ganz besonders gesundheitsfördernden Eigenschaften. Kokosfett sollte immer dann zum Einsatz kommen, wenn etwas erhitzt wird. Fette sind nicht grundsätzlich schlecht, wie fälschlicherweise angenommen wird. Fakt ist, dass wir Fette benötigen. Viele Fachleute gehen davon aus, dass Butter, Öle und tierisches Fett durch Kokosfett ersetzt werden sollte, weil es besonders viele mittelkettige Fettsäuren enthält, die vom Körper ähnlich wie Kohlenhydrate behandelt werden. Kokosfett regt den Stoffwechsel an, erhöht den Grundumsatz und macht letztlich schlank. Es bessert die Gesundheit und steigert die Leistungsfähigkeit, da mittelkettige Fettsäuren sehr leicht aufgenommen und in Energie umgesetzt werden können. Sportler setzen zunehmend auf Kokosfett und seine wundervollen Eigenschaften, die ermutigende Versuche im Kampf gegen Krebs und sogar Aids rechtfertigen.

Kokosfett eignet sich hervorragend für die Haut- und Haarpflege, wirkt beruhigend, leicht kühlend und ist ideal für eine Babymassage.

Johanniskraut

(Hypericum perforatum, Guttiferae)
Das Johanniskraut ist eine Pflanze mit kleinen gelben Blüten. Sie ist in ganz Europa beheimatet. Um die Wirkstoffe des Johanniskrautes zu gewinnen, wird dieses in ein Trägeröl (z.B. Olivenöl) eingelegt, um die fettlöslichen Wirkstoffe der Heilpflanze zu erhalten. Es zeichnet sich durch den Wirkstoff *Hypericin* aus, der dem Auszug auch eine rote Farbe gibt. Johanniskraut ist sehr entzündungshemmend und schmerzlindernd. Bei Verstauchungen, Muskelkater, Muskelschmerzen und auch Rheuma wird es mit Erfolg eingesetzt. Es bringt Linderung bei Sonnenbrand, Wunden und Verbrennungen. Johanniskraut beruhigt unser Gemüt und wirkt stimmungsaufhellend. Kontraindikation: es erhöht die Lichtempfindlichkeit der Haut – deshalb sind längere Sonnenaufenthalte zu vermeiden.

Arganöl

(Argania spinosa, Sapotaceae)
Aus den Fruchtkernen des Arganbaumes, der nur noch im südlichsten Marokko wächst, wird das Arganöl durch ein altes Verfahren der Berberinnen gewonnen. Die Früchte werden luftgetrocknet, geschält und mit Steinen aufgeschlagen. Ihre Samen werden anschließend über dem offenen Feuer geröstet und in einer Handsteinmühle vermahlen.
Mit Wasser angereichert entsteht eine Paste, aus der die Frauen händisch das Öl pressen. Für einen Liter sind etwa 10 Stunden Handarbeit notwendig! Das Öl besteht zu 80% aus ungesättigten Fettsäuren und der Anteil von *Linolsäure* und *Oleinsäure* ist wesentlich höher als beim Olivenöl. Durch die natürlichen *Antioxidanten* schützt das Öl den menschlichen Zellorganismus vor schädlichen Radikalen. Das Öl ist besonders empfehlenswert für trockene Haut, Falten und brüchige Nägel. Weiteres eignet es sich gegen Ekzeme, Juckreiz und Neurodermitis.
Als Nahrungsergänzung liefern drei Teelöffel täglich dem Körper essenzielle Linolsäuren.

Calophyllum

(Calophyllum inophyllum, Guttiferae)
Calophyllum wird aus den Früchten eines Hartholzbaumes gewonnen. Der Kern der kugeligen etwa 4 cm großen Früchte enthält 40-60% Fett. Bei der Pressung gehen 14-20% der Harze in das Öl über. Dadurch ist es ein Zwitter, sozusagen ein aromatisches fettes Öl. Es stimuliert die *Phagozytose* (Fresstätigkeit der Zellen) und wird deshalb gerne bei Hauterkrankungen mit Bildung von Eiter, Akne und Ekzemen benutzt. Einige Fachleute empfehlen dieses Öl in Kombination mit antiviralen ätherischen Ölen zur Behandlung von Gürtelrose. Es verhindert die Verklumpung des Blutes und empfiehlt sich speziell bei Krampfadern und Hämorrhoiden oder zur Narbenbehandlung.

Sanddorn

(Hippophae rhamnoides, Elaeagnaceae)
Sanddorn ist ein Strauch, der bis zu 3 Meter hoch wird und im Herbst orangerote Beeren trägt. Der Sanddornstrauch ist in Europa und Vorderasien beheimatet. Für das Öl werden die Beeren gepresst. Man erhält daraus ein Saft-Ölgemisch, welches in Sedimentationstanks gelagert wird. In den Tanks trennt sich die Ölphase (die auch das Fruchtfleisch enthält) von den wässrigen Teilen. Das Öl fördert die Wundheilung und die Bildung des obersten Haut- und Schleimhautgewebes. Es wird bei Strahlenschädigungen der Haut (z.B. bei Röntgenstrahlen, Sonnenbrand oder Verbrennungen) verwendet und wirkt schmerzlindernd.
Das Öl enthält Provitamin A und Vitamin E, wovon besonders trockene und reife Haut profitiert. Da das Öl zu den Wirkstoffölen zählt, genügt es 10-20% in einem Basisöl zu verwenden.

innerliche | einnahme

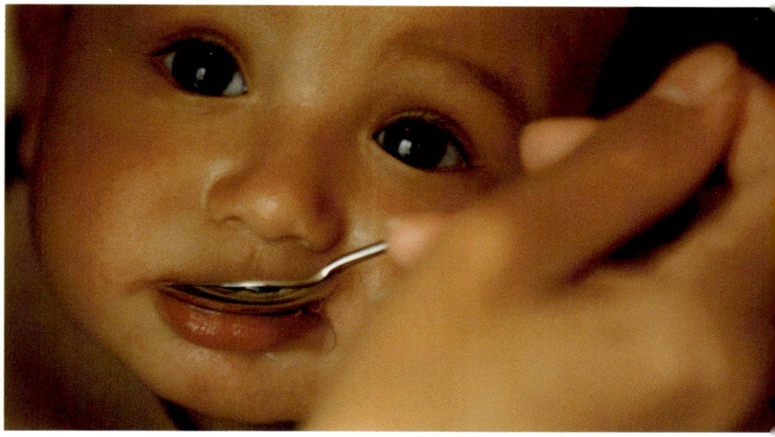

Der Vollständigkeit halber, möchten wir an dieser Stelle erwähnen, dass auch eine innerliche (orale) Einnahme von ätherischen Ölen möglich ist. Dieser Anwendungsbereich sollte jedoch erfahrenen und besonders geschulten Aromatherapeuten oder naturheilkundlich arbeitenden Ärzten vorbehalten bleiben. Abgesehen von einigen Rezepten für den Hausgebrauch raten wir Ihnen dringend von einer unsachgemäßen Einnahme ab. Wenn ätherische Öle eingenommen werden, sollten sie in einem Medium verdünnt werden. Dafür dienen beispielsweise Honig, Zuckerwürfel, Brot oder Weingeist. Absolues werden grundsätzlich nie eingenommen, da sie Rückstände von Lösungsmitteln enthalten können.

Tipp | "Grippe"
Bedenkenlos einnehmen können Sie 1 Tropfen Lavendelöl 3mal täglich bei grippalen Effekten.

Tipp | Ungefährlich einzunehmen ist beispielsweise auch 1 Tropfen Minzöl (gegebenenfalls jede halbe Stunde bis zu 6 x) bei Kopfschmerzen, Übelkeit, Erbrechen oder Verdauungsstörungen.

lebensgefühl I in bewusstheit und achtsamkeit

EINSICHT KOMMT, WENN WIR ERNST NEHMEN, DASS UNS JEDER AUGENBLICK VOR EINE GEGEBENE WIRKLICHKEIT STELLT. IST SIE ABER GEGEBEN, SO IST SIE AUCH GABE. ALS GABE ABER VERLANGT SIE DANKBARKEIT. ECHTE DANKBARKEIT SCHAUT JEDOCH NICHT VORNEHMLICH AUF DAS GESCHENK, UM ES GEBÜHREND ZU WÜRDIGEN, SONDERN SIE SCHAUT AUF DEN GEBER UND BRINGT VERTRAUEN ZUM AUSDRUCK.

BEHERZTES VERTRAUEN AUF DEN GEBER ALLER GABEN IST GLAUBE. DANKEN ZU LERNEN, SELBST WENN UNS DIE GÜTE DES GEBERS NICHT OFFENBAR IST, HEISST, DEN WEG ZUM HERZENSFRIEDEN FINDEN. DENN NICHT GLÜCKLICHSEIN MACHT UNS DANKBAR, SONDERN DANKBARSEIN MACHT UNS GLÜCKLICH.

DAVID STEINDL-RAST

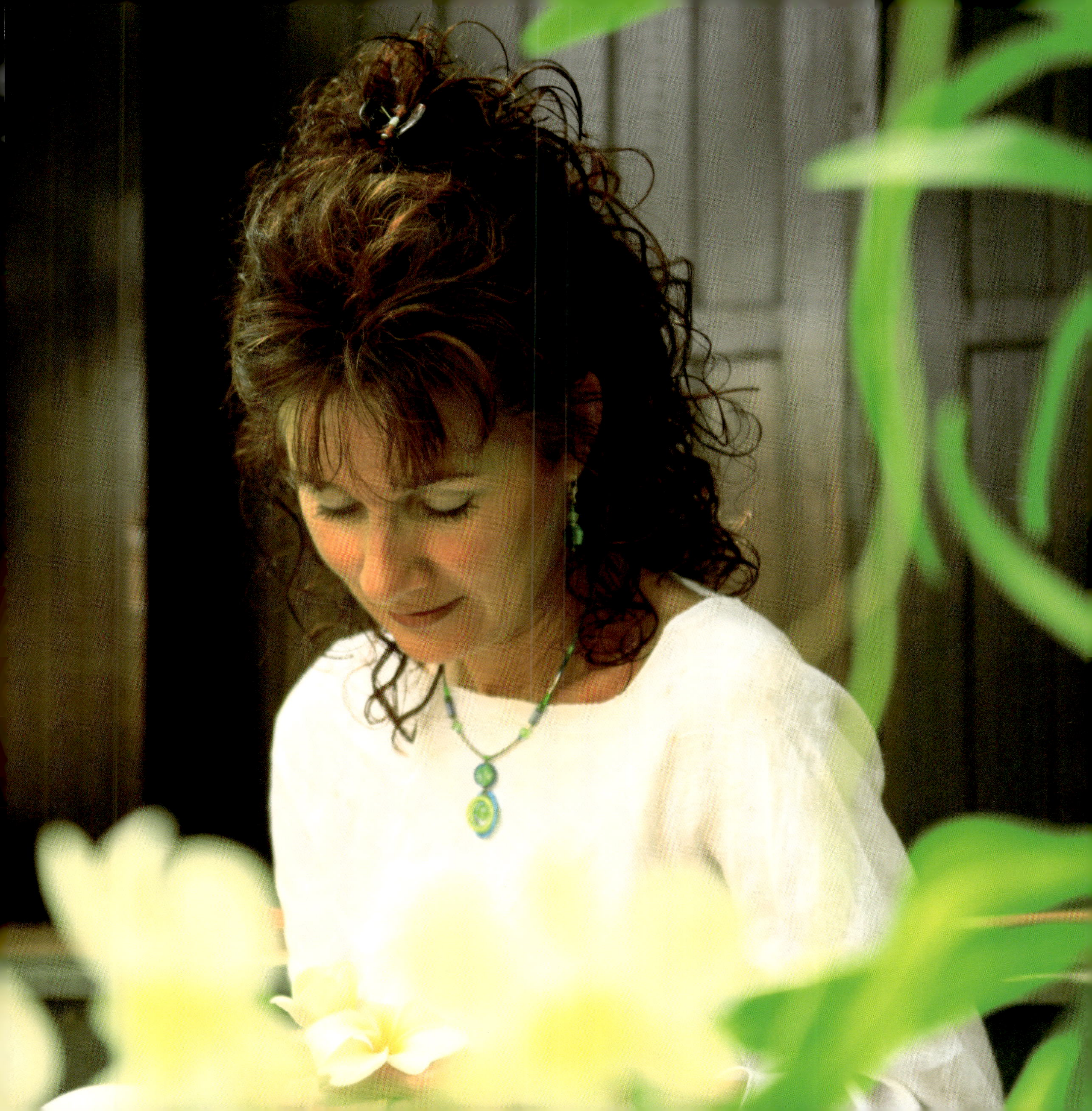

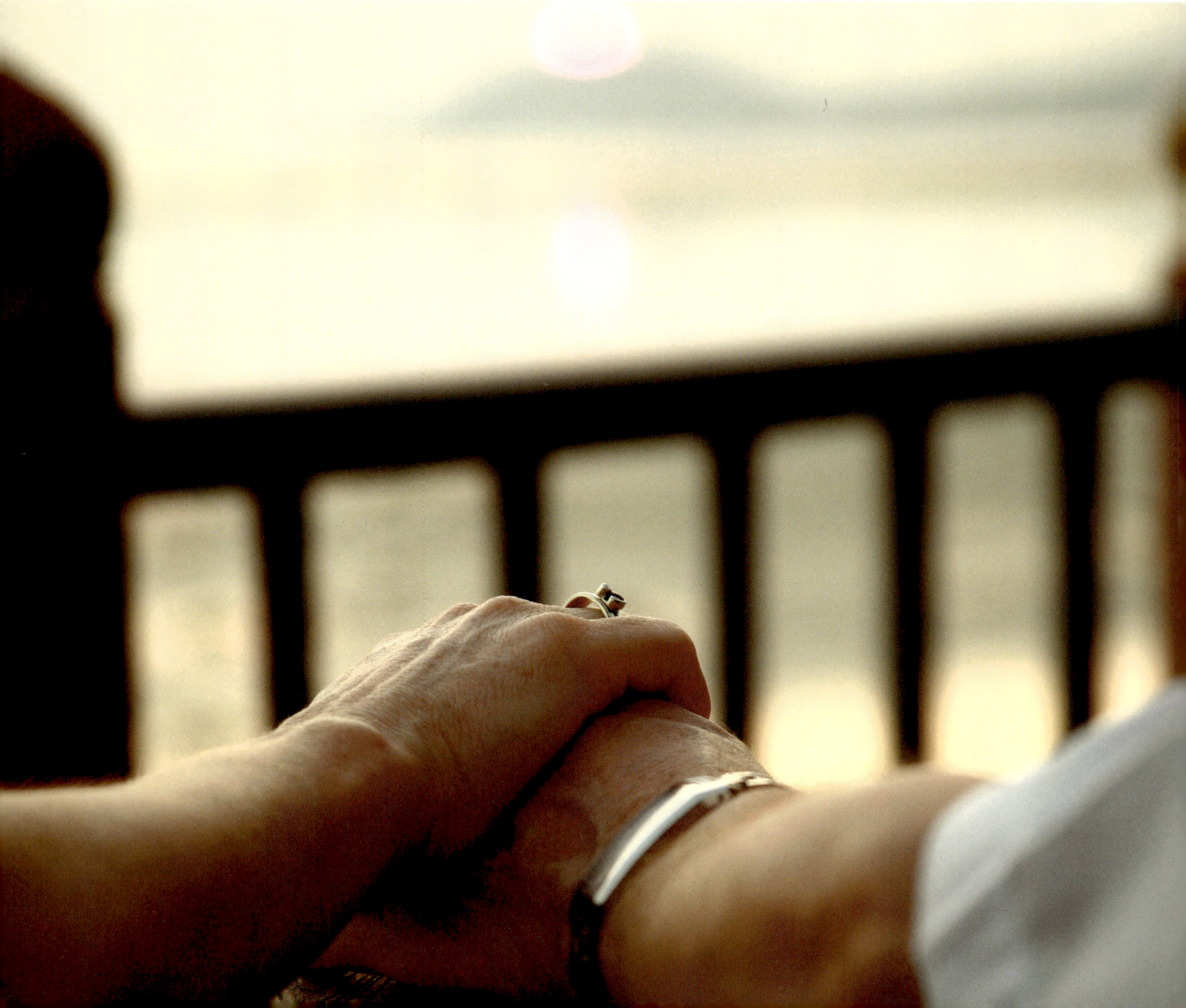

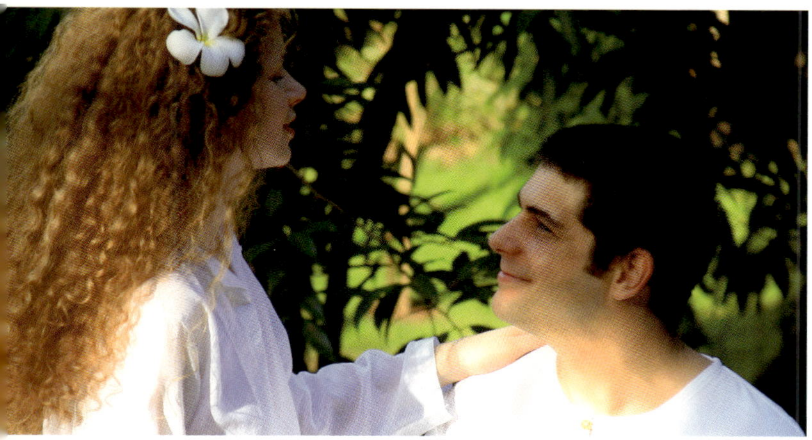

zärtlichkeit | sanfte berührung der sinne

LIEBE IST DER SCHLEIER ZWISCHEN LIEBENDEN. (KHALIL GIBRAN)

Erinnern Sie sich noch, wie es früher war, als Sie noch so richtig "frisch verliebt" waren? Wie viel Zeit Sie aufbrachten, um Ihren Partner zu sehen, mit ihm/ihr auszugehen, mit ihm/ihr zu schmusen und zärtlich zu sein? Wie oft hat unsere Sexualität diese Zärtlichkeit verloren, weil wir uns keine Zeit dafür nehmen? Wir sind berufstätig, die Abende sind lang, vielleicht gibt es da noch die Kinder, wann bleibt Zeit und Raum für uns? Zärtlichkeit ist eine Grundeinstellung, eine Haltung der Achtung und Wertschätzung, letztlich eine Frage des Bewusstseins: "Ich will und ich kann dir etwas Liebes tun, wir beide sind es, die dabei gewinnen." Zärtlichkeit gibt es nicht nur in Berührung und Gesten, es gibt sie auch in Sprache und Handlungen. Zärtlichkeit ist ein verbaler und nonverbaler Austausch zwischen zwei Partnern, die einander wertschätzen. Wenn einer den anderen abwertet, gibt es keine Zärtlichkeit. Wenn einer sich immer unterlegen fühlt, bleibt er Dienstleistender oder Vollstrecker, wird aber nie ein Partner sein. Zärtlichkeit bedeutet Gleichberechtigung, Feinfühligkeit und Offenheit gegenüber den Reaktionen des Partners. Wenn wir der Zärtlichkeit eine Chance geben, heißt das, unseren Körper neu zu erspüren, neu zu erleben. Was wir für starr und unveränderlich hielten, wird weicher und flexibler. Worauf wir automatisch reagiert haben, wird nun zum interaktiven Erlebnis für alle unsere Sinne. Ätherische Öle unterstützen diesen Prozess mehrfach. Bereits dieser Gedanke, der Partnerschaft mit feinsten Düften wieder neue Flügel zu verleihen und eine neue Form des Miteinander-Umgehens zu entwickeln, deutet auf eine Sprache der Öffnung, Wertschätzung und Zärtlichkeit. Der sanfte Duft des Öls legt dann noch einen verführerischen Schleier über diese Annäherung. Es ist bekannt, wie sehr Düfte unser erotisches Leben beeinflussen. Bereits Zuneigung oder Abneigung werden durch Duft-Botenstoffe geklärt. Wir verkehren in der Regel nicht mit Menschen, die wir nicht riechen können, sondern umgeben uns mit solchen, die uns (besonders auch über die Nase) gut "hereinkommen".

sexualität | körperduft und schönheitsmittel

LIEBE GEHT DURCH DIE NASE ...

Menschen, die in wirklichem Einklang mit der Natur und ihren Gesetzmäßigkeiten leben, wirken in der Regel frisch, jung und positiv anziehend. Ätherische Öle verleihen Ausstrahlung und eine tatsächlich unverwechselbare persönliche Note. Parfums setzen sich aus synthetischen und so genannten naturidentischen Stoffen zusammen, die allerdings überhaupt nichts mit der Natur gemein haben. Künstliche Düfte sind ein penetrant beworbenes Massenprodukt. Das Beispiel der Duftindustrie, die doch damit wirbt, für den persönlichen Stil und den Trend zur Individualität zu stehen, verdeutlicht das Dilemma der Vereinheitlichung und Uniformität sehr eindrücklich. Manchmal muss man sich doch ernsthaft fragen, wie man denn besonders betörend und einzigartig wirken soll, wenn beispielsweise ein Viertel aller Gäste in einem Kaffeehaus das gleiche Parfum trägt. Weswegen wir Menschen uns gerne mit feinen Düften schmücken, hat mehrere Gründe. Zum einen wollen wir uns selbst gut riechen können - und das am besten den ganzen Tag lang. Zum anderen wollen wir Eindruck machen, möchten für unsere Umwelt positiv, attraktiv und anziehend wirken. Letztlich geht es darum, uns auf eine angenehme Art aufzudrängen und einen bleibenden Eindruck zu hinterlassen. Dass Sexualität eine ganz entscheidende Rolle spielt, ist uns allen hinlänglich bewusst. Auch wenn sich der Mensch bei seiner Partnerwahl heutzutage stark von optischen Reizen und Attributen lenken und (ver)leiten lässt, ist der eigentlich entscheidende Sinneskanal unsere Nase. Nichts wirkt lustfördernder und betörender als ein Duft, der uns zu berühren vermag, uns entführt und hinüberträgt in das Reich der Phantasie. Nachgewiesenermaßen beeinflussen so genannte Pheromone die Auswahl von Partnern. Um aus der Masse der synthetischen Duftträger herauszustechen, empfehlen wir Ihnen, sich der Wirkung ätherischer Öle zu bedienen und mit einem guten Aromatherapeuten zu unterhalten. Stellen Sie sich einen eigenen, wirklich einzigartigen und kreativen Duft mit ätherischen Ölen zusammen, der Ihnen behagt und Ihnen eine einzigartige Note verleiht.

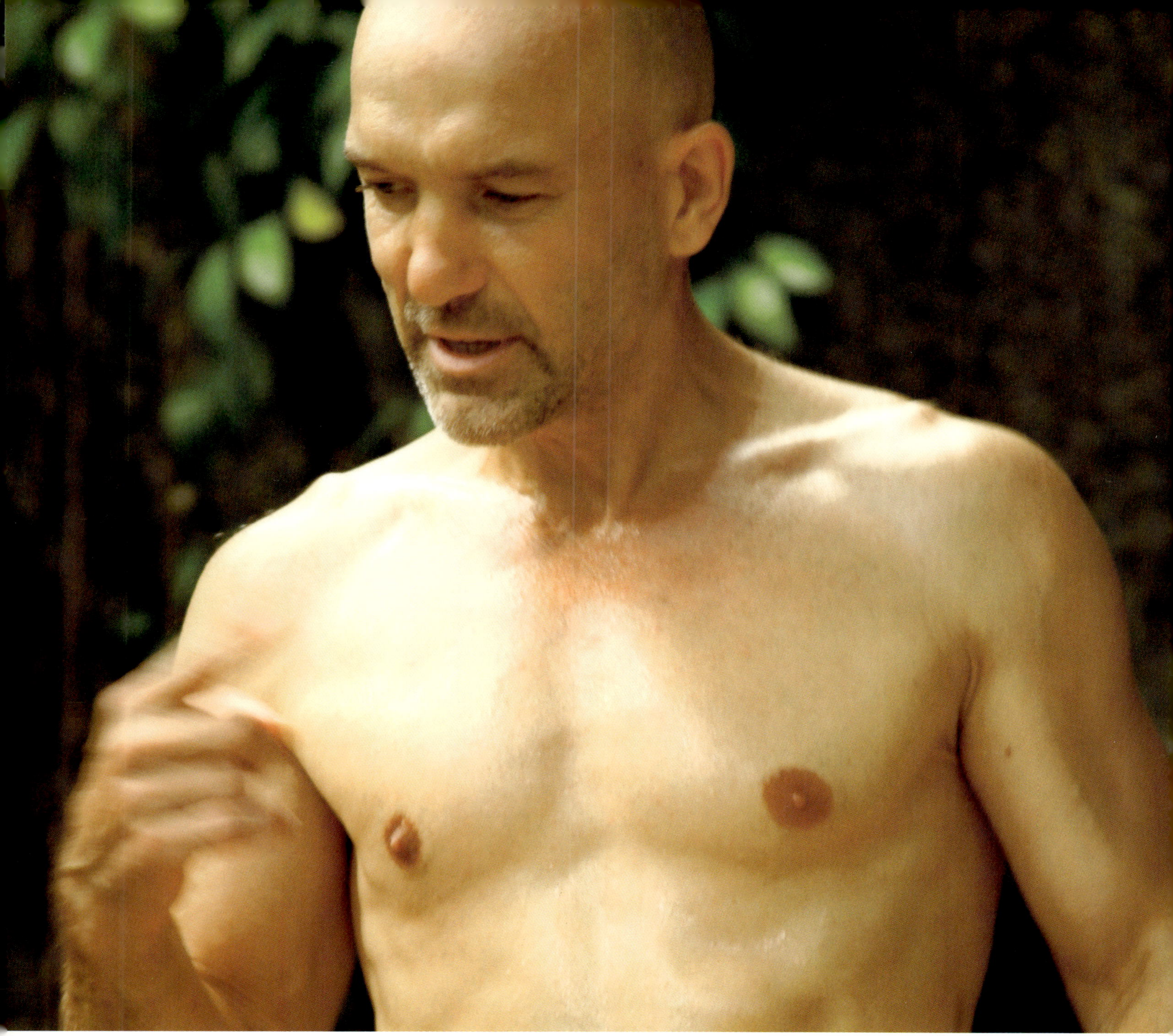

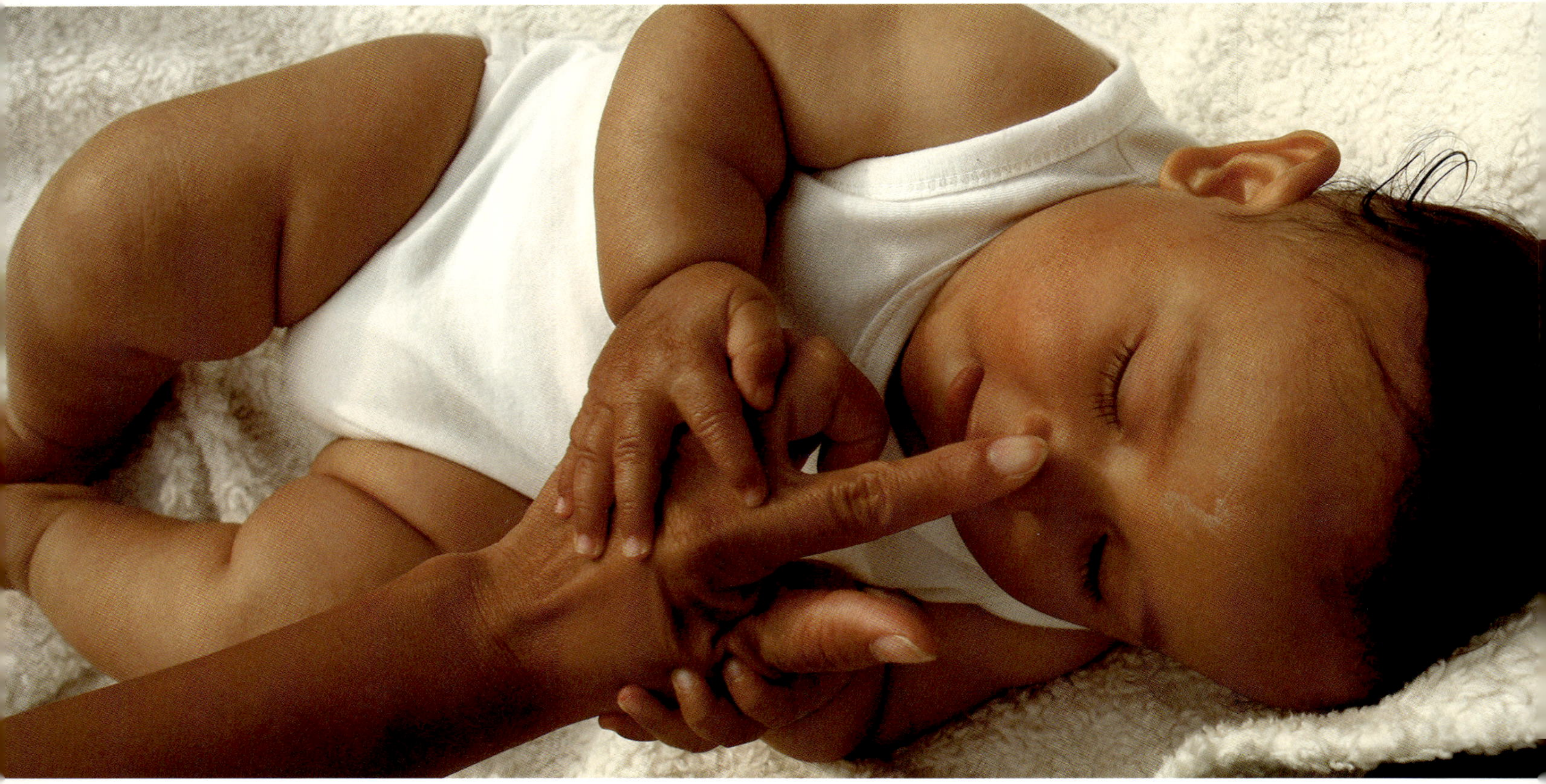

geborgenheit | auf der suche nach dem verlorenen glück

WO DIE LIEBE BEGINNT, HÖRT DIE GEWALT AUF. LIEBE SIEGT ÜBER ALLES. (LEONARDO DA VINCI, 1452 - 1519)

Eine wichtige Phase ihres Lebens, in der die Grundlagen für die spielerische Eroberung der Welt gelegt werden, durchleben Kinder bereits vor der Geburt. Schon während des Heranwachsens im Mutterleib werden ihre Sinne stimuliert und ausgebildet. Kinder können sehen, hören, schmecken, riechen und fühlen, noch bevor sie das Licht der Welt erblicken. Was ein Baby nach der Geburt mit all seinen Sinnen als Erstes wahrnimmt und lieben lernt, sind seine Eltern. Ihre Gegenwart gibt ihm das nötige Vertrauen und die Sicherheit, die es braucht, um die Welt ohne Angst oder Scheu entdecken und erforschen zu können. Das Wichtigste, was Eltern ihrem Neugeborenen in seinen ersten Tagen und Wochen geben können, sind Aufmerksamkeit, Zuwendung, Liebe, Verständnis, Wärme, Geborgenheit – und jede Menge Zeit. Indem sie ihr Kind intensiv an ihrem Leben teilhaben lassen, lernt es viele Dinge von ganz allein. Natürlich wollen Eltern ihr Kind bei seinen Entdeckungen auch aktiv und ganz gezielt unterstützen. Doch jedes Baby ist anders, hat seinen individuellen Entwicklungszyklus und auch sein ganz eigenes Temperament. Idealverläufe und Patentrezepte gibt es also nicht. Und nichts ist schlimmer für ein kleines Kind als eine Umgebung, die nur auf Lernen programmiert ist. Daher gilt: In welcher Entwicklungsphase Sie ein Kind beim Erkunden der Welt auch unterstützen – es sollte stets spielerisch und ohne jeden Zwang geschehen. Unterstützung auf einer ganz subtilen und doch sehr wirkungsvollen Ebene kann mit ätherischen Ölen gegeben werden. Es gibt gerade auch für Kinder ganz spezielle Duftmischungen, die ihnen das Ankommen erleichtern oder das Gefühl von Geborgenheit und Sicherheit vermitteln. Bereits zur Vorbereitung und bei der Geburt kann mit ätherischen Ölen eine wirkungsvolle Hilfe angeboten werden, die Mutter und Kind positiv begleiten. Werdende Väter freuen sich, etwas zum guten (Duft)Klima für die kleine Familie beitragen zu können und bedienen mit Hingabe die zur Geburtsstation mitgebrachte Duftlampe. Babys lieben Düfte.

Tipp | "Begleitender Geburtsduft"

2 Tr. Rose 10:90 in Jojoba
1 Tr. Jasmin 10:90 in Jojoba
1 Tr. Neroli 10:90 in Jojoba
1 Tr. Kamille römisch 10:90 in Jojoba
1 Tr. Verbena 10:90 in Jojoba

Diese Duftkomposition kann vor dem Geburtstermin auch in Bädern oder als Körperöl verwendet werden. Auf 10 ml Mandelöl Nativ werden 1-2 Tropfen dieser Mischung verwendet. Wenn Frau eines dieser Öle nicht mag, kann sie auch aus folgenden Düften wählen: Lavendel, Geranium, Petitgrain oder Weihrauch.

Tipp | Zur "Begrüßung" eines Neugeborenen eignen sich Rose und Jasmin als Duftbegleiter.

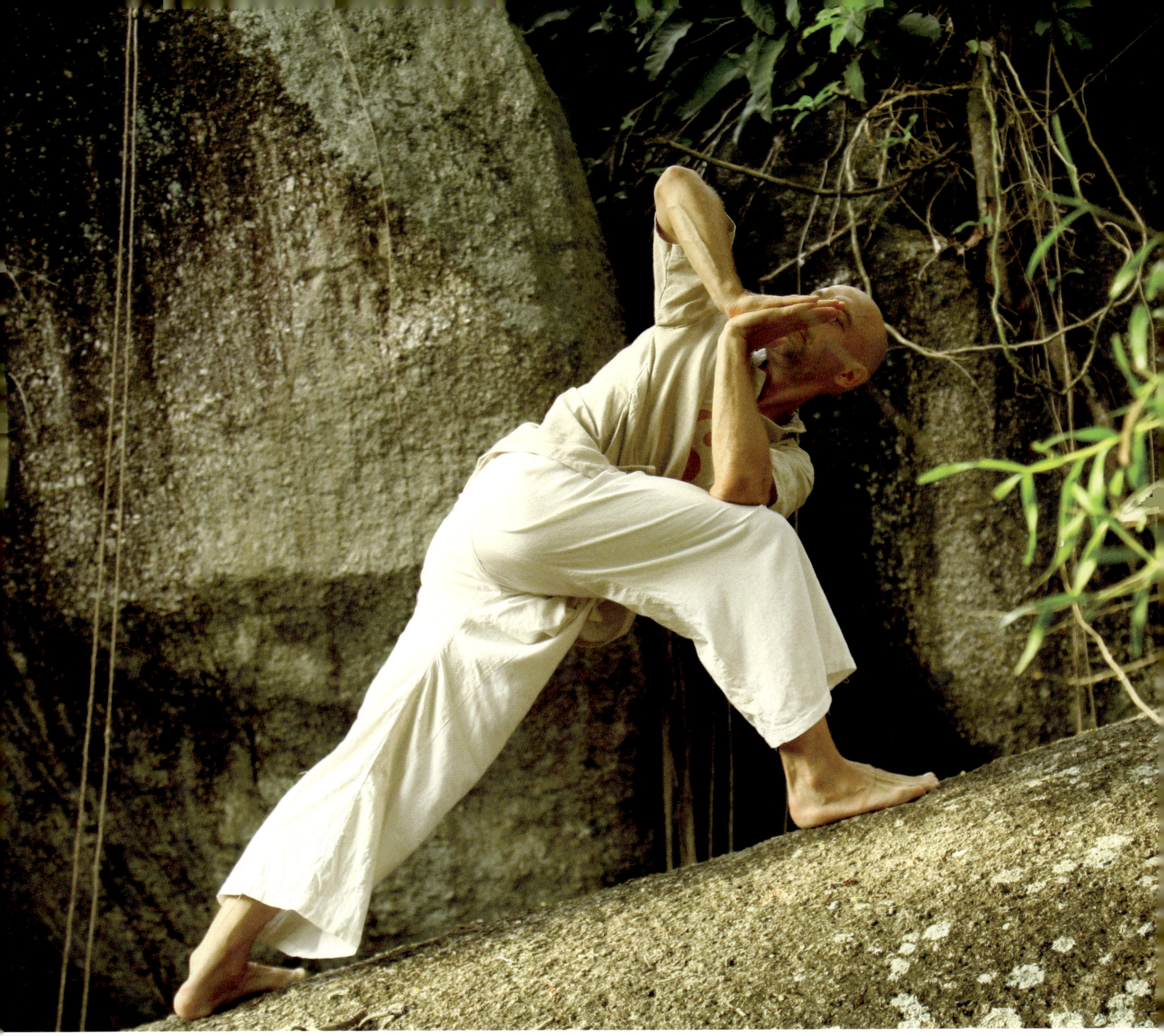

unbeschwertheit | die leichtigkeit des seins

Wie wir bereits mehrfach hingewiesen haben, spielen Düfte eine wesentlich entscheidendere Rolle in unserem Leben, als uns dies in der Regel bewusst ist. Sobald wir uns dieser Tatsche jedoch bewusst werden, können wir aktiv werden und damit beginnen, unsere Stimmungen, Gefühle und unseren Lebenstakt positiv zu beeinflussen. Schon immer hat es Menschen fasziniert, sich das Gefühl der Unbeschwertheit, also der Leichtigkeit des Seins zugänglich zu machen. Es scheint und wirkt wie eine Rückkehr in den Zustand der Körperlosigkeit, als wir nur Seele waren. Wir Menschen sehnen uns alle nach diesen Momenten des Schwebens - vielleicht weil sie uns daran erinnern, wie "göttlich" wir im Grunde gemeint sind. Die gesamte Wellnessbranche lebt von der Sehnsucht nach diesen Momenten der Einheit und körperlosen Leichtigkeit. Ganz einfach ausgedrückt geht es um den Wunsch, dem gut bekannten "Hamsterrad" zu entfliehen und den "Alltagsdruck" mit seinen Zwängen, Bürden und Sorgen hinter sich zu lassen. Augenscheinlich haben wir über dem ständigen Streben nach Materiellem, nach Leistungsmaximierung, Profit und Effizienz das Gefühl für die Leichtigkeit des Seins verloren. Letztlich geht es um die Erinnerung des "Einsseins", also um die Wahrnehmung, eins mit allem zu sein und aus diesem Erleben ein tiefes Gefühl der Geborgenheit und Sicherheit zu erfahren. Nur ein solches Gefühl lässt uns Vertrauen finden - in uns selbst und damit in die Welt. Wenn wir an dieser Stelle von Schwebeerfahrungen und von Leichtigkeit sprechen, wird offensichtlich, was die in den Äther reichenden ätherischen Öle mit diesem Ansinnen zu tun haben. Sie nehmen uns förmlich mit auf ihre luftige Reise, tragen uns jenseits der angesammelten Schwere des Alltags. Besonders wenn es darum geht, dem Zuhause einen luftigen, leichten und fröhlichen Duft zu unterlegen, bewirken entsprechende Duftmischungen wahre Wunder. Aber auch wenn wir uns zurückziehen und meditieren, wenn wir abschalten und unserer Seele die notwenige Ruhe gönnen, geleitet uns die "Seele der Pflanzen" auf einen Weg zur Einfachheit und Natürlichkeit.

ätherische öle | und ihre anwendung

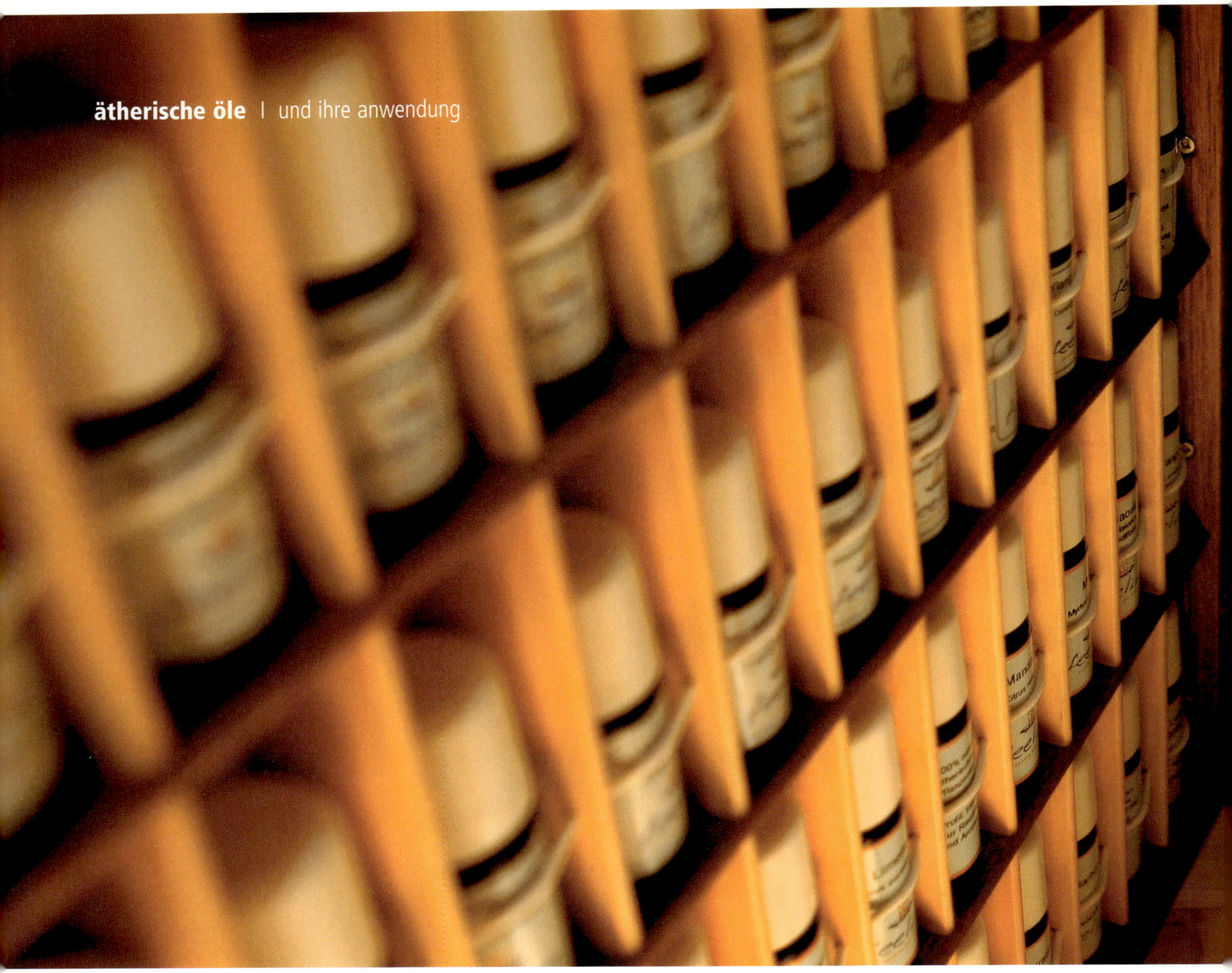

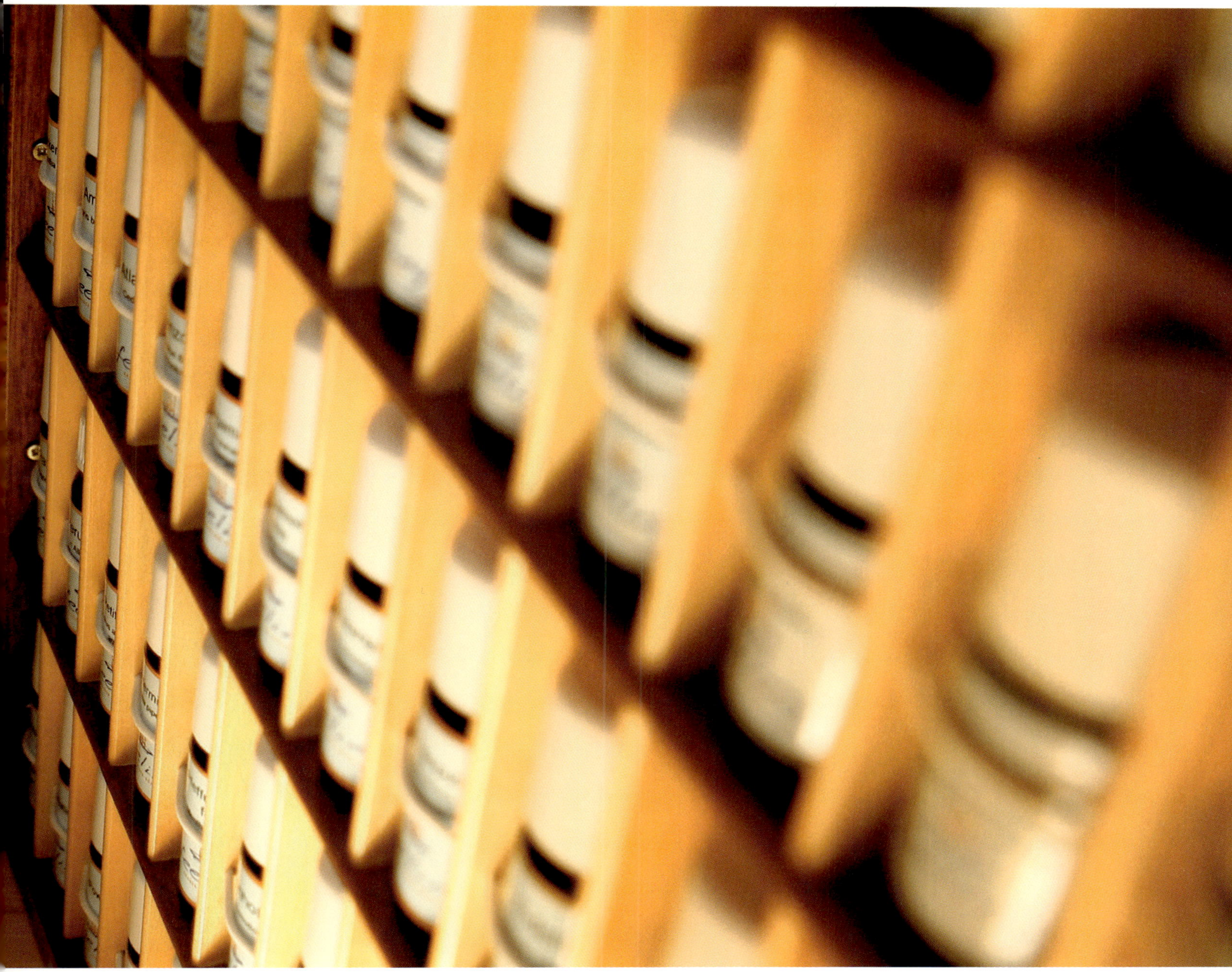

wachstumsbedingungen | liebe, licht und gute pflege

DIE LIEBE ALLEIN VERSTEHT DAS GEHEIMNIS, ANDERE ZU BESCHENKEN UND DABEI SELBST REICH ZU WERDEN. (CLEMENS VON BRENTANO, 1778-1842)

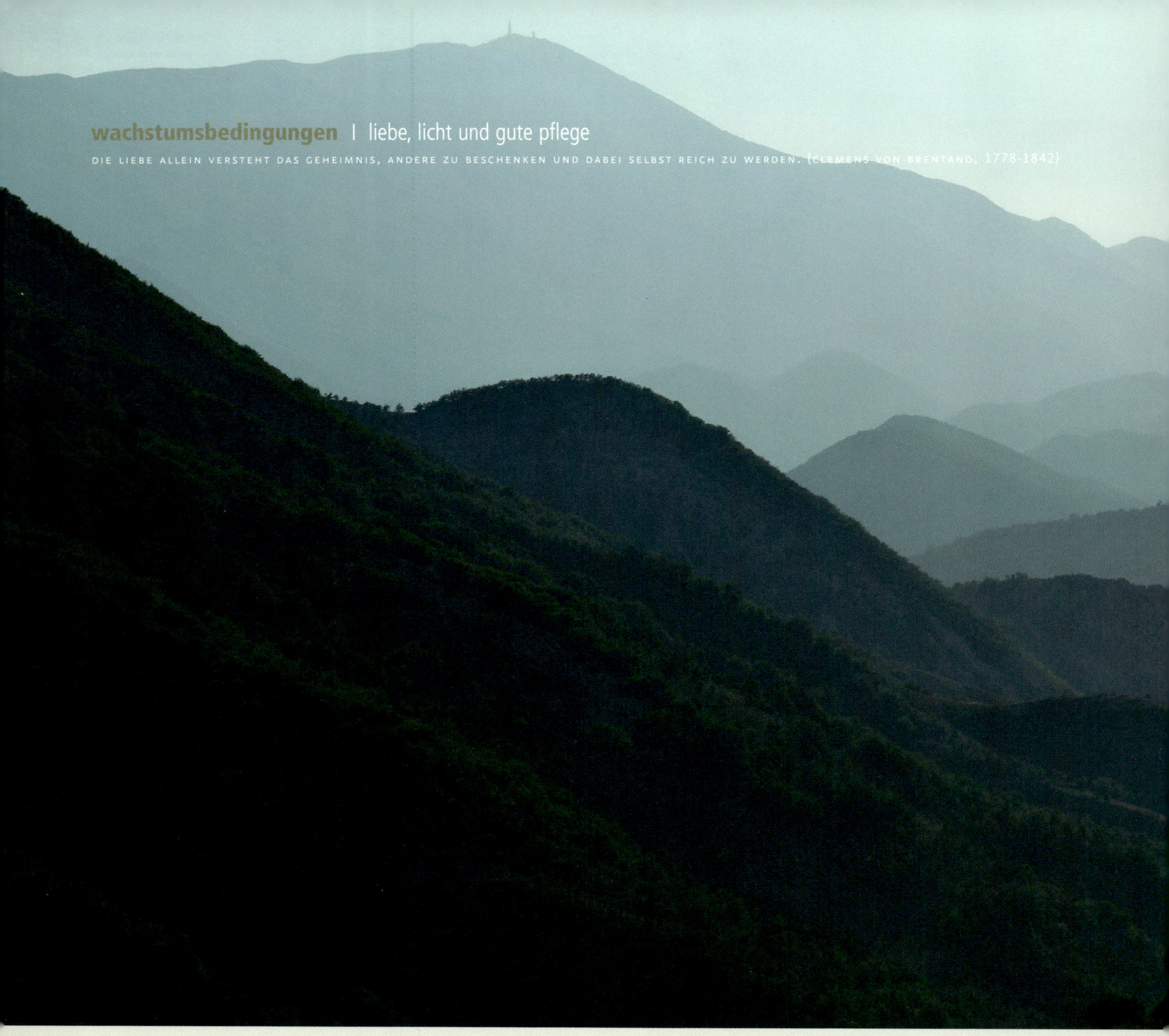

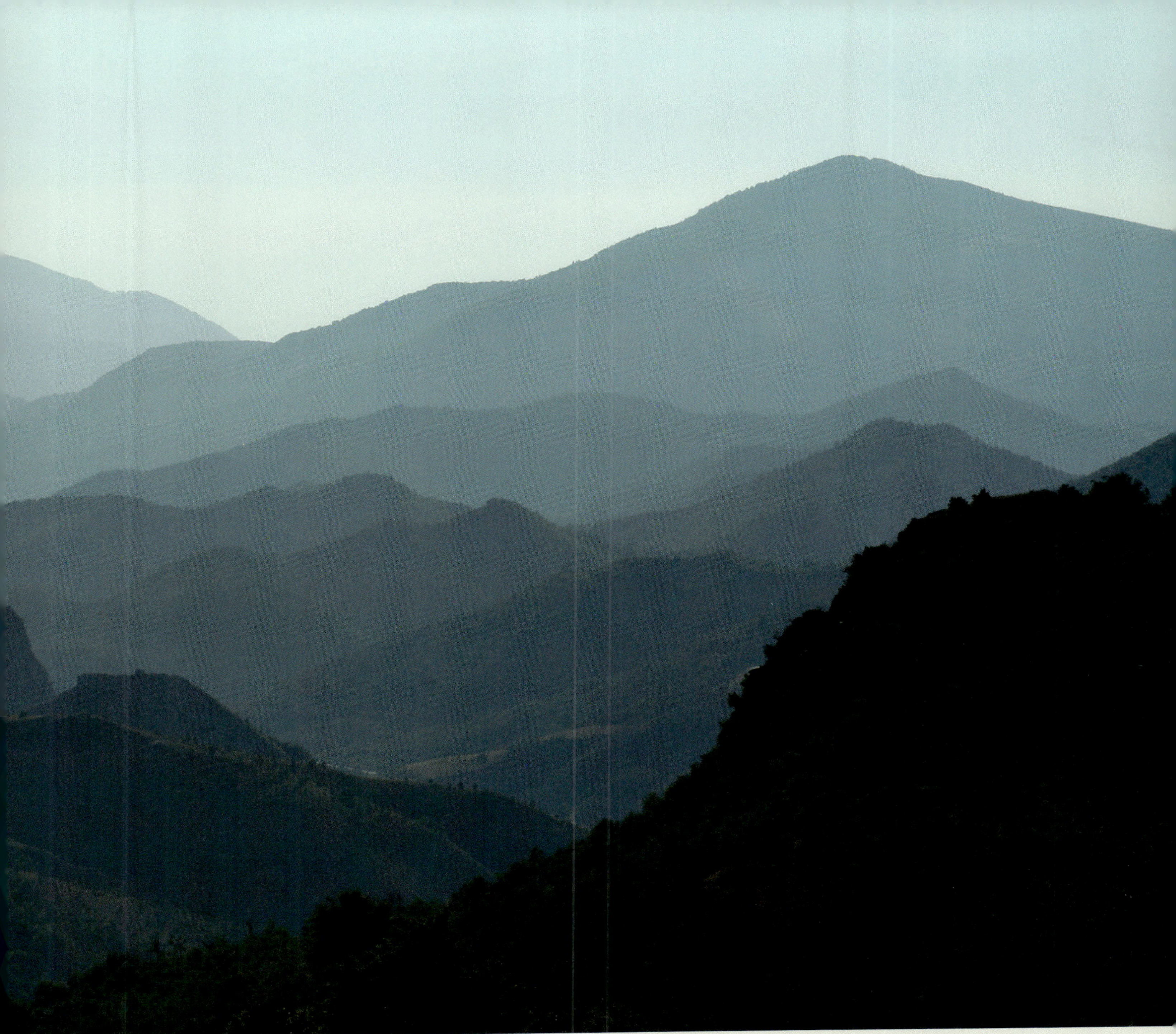

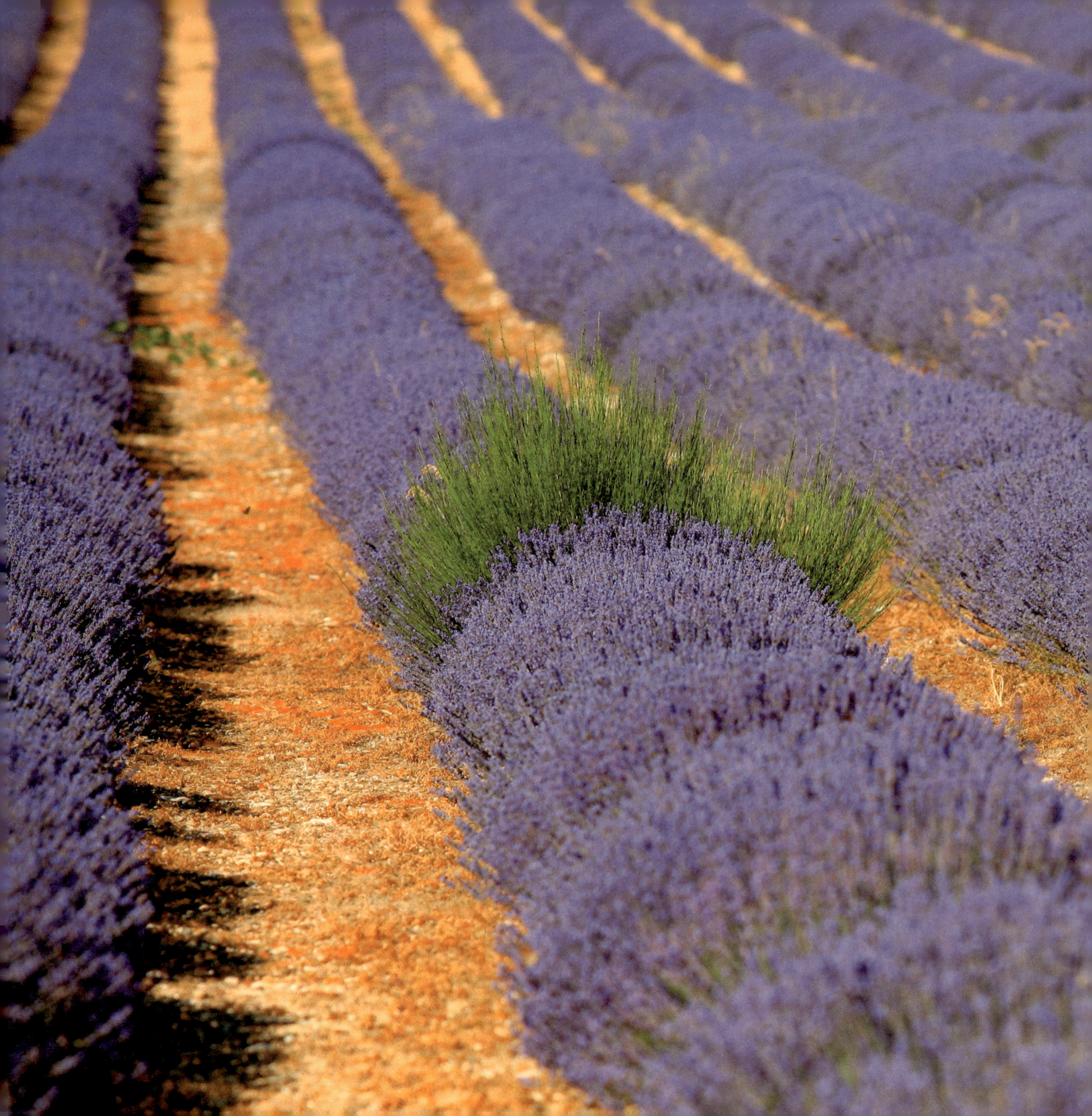

lavendel I lavandula officinale (vera oder angustifolia)

DAS UNIVERSALÖL

Lavendel ist wohl das bekannteste Öl der Aromatherapie, gehört zur Familie der Lippenblütler und wird mittels Wasserdampfdestillation der blühenden Rispen gewonnen.

Tipp I "Luxus-After-Sun"

80 ml Jojobaöl
10 ml Hanfsamenöl
10 ml Sanddornöl
20 Tr. Lavendel
10 Tr. Rose
7 Tr. Kamille blau
3 Tr. Pfefferminze

Tipp I "Entspannungsbad"

2 EL Mandelöl nativ
2 Tr. Lavendel
3 Tr. Neroli
2 Tr. Orange

Die Provence ist berühmt für ihre Lavendelfelder, die ganze Landstriche mit der blauen bis violetten Nutzpflanze zieren. Beim Lavendel mit den violetten Rispen handelt es sich meist um *Lavandin (Lavandula hybrida).* Dies ist eine natürliche Kreuzung mit einem hohen Ertrag an ätherischem Öl. Das daraus gewonnene Öl hat allerdings eine geringere Heilwirkung. Bekannt sind auch der Schopflavendel *(Lavandula stoechas)* und der Speiklavendel *(Lavandula spika)*, die durch ihren hohen Gehalt an *Borneon* nur von erfahrenen Personen aromatherapeutisch verwendet werden sollten. An dieser Stelle beschäftigen wir uns mit *Lavandula officinale* (auch *vera* oder auch *angustifolia* genannt) - einem Öl für und gegen alles. Berühmt wurde das Lavendelöl durch *Renè Maurice Gattefossè*, den geistigen Vater der Aromatherapie. Der Chemiker zog sich bei einem Versuch schwere Verbrennungen zu und behandelte diese mit Lavendelöl. Er war verblüfft über die Wirkung des Lavendelöls, denn es entwickelten sich keine Blasen und die Wunde heilte sehr schnell ohne Narben zu hinterlassen. Von dieser Erfahrung inspiriert, befasste er sich intensiv mit den Heilwirkungen der ätherischen Öle. Lavendelöl kann bei Insektenstichen, Juckreiz, Wunden und Verbrennungen unverdünnt auf die Haut aufgetragen werden, was in der Aromatherapie als Ausnahme zu sehen ist. Interessant ist, dass Lavendelöl genau so wirkt, wie es der Körper gerade erfordert. Fühlt man sich müde, wirkt es erfrischend. Bei Nervosität entspannt es.

Der Lavendel wird zudem bei Asthma, Angstzuständen, Akne, Couperose, Haarausfall, unruhigem Schlaf, Husten, Erkältung, Kopfschmerzen, Nervosität, Stress, Wundliegen oder Fieber sowie zur Mund- und Narbenpflege eingesetzt. Diese Liste lässt sich praktisch beliebig fortsetzen, denn Lavendel ist eines der vielseitigsten Öle in der Aromatherapie. Psychisch-seelisch wirkt es extrem ausgleichend und beruhigend, vermittelt zudem Frische und klärt die Gedanken.

Mischt sich gut mit:
beinahe allen Ölen - besonders jedoch mit Zitrus- und Nadelölen.

Kontraindikationen:
Keine.

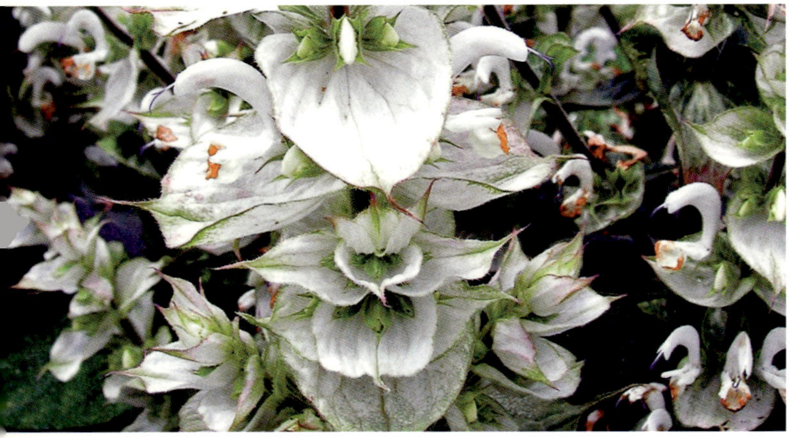

muskatellersalbei | salvia sclarea

DAS EUPHORIEÖL

Der Muskatellersalbei gehört zur Familie der Lippenblütler und ist im Mittelmeerraum beheimatet. Das ätherische Öl wird mittels Wasserdampfdestillation gewonnen. Der lateinische Name *Salvia* leitet sich von *salvare* (heilen) ab, der Artname *sclarea* kommt von *clarus* (rein), was auf die reinigende Wirkung deutet. Die Blütenfarben dieser wunderschönen Salbeiart können sich vom zartesten Rosa über Magenta, Violett bis hin zu Blau strecken. Schon die Kelten machten aus dieser Pflanze einen Tee, um sich damit in Ekstase zu versetzen.

Die Pflanze wurde auch verwendet, um die berauschende Wirkung von Bier und Wein zu verstärken. Muskatellersalbei ist ein wahres Euphorie-Öl. Es wirkt sehr entkrampfend - besonders in Kombination mit Zitrusölen. Durch die starke hormonelle Wirkung kommt es in der Aromatherapie bei allen Frauenbeschwerden zum Einsatz, besonders bei PMS (Beschwerden der Frau an den Tagen vor den Tagen). Es hilft, die Kreativität anzuregen und die Lebenslust in Schwung zu bringen. Der Duft des Muskatellersalbei hat etwas würziges, süß-herbes mit einer blumigen Note. Manche Menschen empfinden den Duft wiederum als schweißig, ja sogar als urinhaft.

Mischt sich gut mit:
Jasmin, Sandelholz, Limette, Zitrone, Zypresse Geranium, Bergamotte, Ylang Ylang.

Kontraindikationen:
Verstärkt die berauschende Wirkung von Alkohol. Nicht in der Schwangerschaft oder bei starker Menstruation anwenden (kann die Blutung verstärken).

Tipp | "Menstruationsbeschwerden"
Eine wohltuende Bauchkompresse bei Menstruationsbeschwerden beinhaltet:
10 ml Mandelöl nativ
1 Tr. Muskatellersalbei
2 Tr. Mandarine
1 Tr. Petitgrain
Die Mischung im Uhrzeigersinn einmassieren und mit einem feuchtwarmen Handtuch bedecken.

Tipp | "Glücksgefühl Bademischung"
2 EL Mandelöl nativ, Meersalz oder Sahne
2 Tr. Muskatellersalbei
3 Tr. Grapefruit
2 Tr. Ylang Ylang

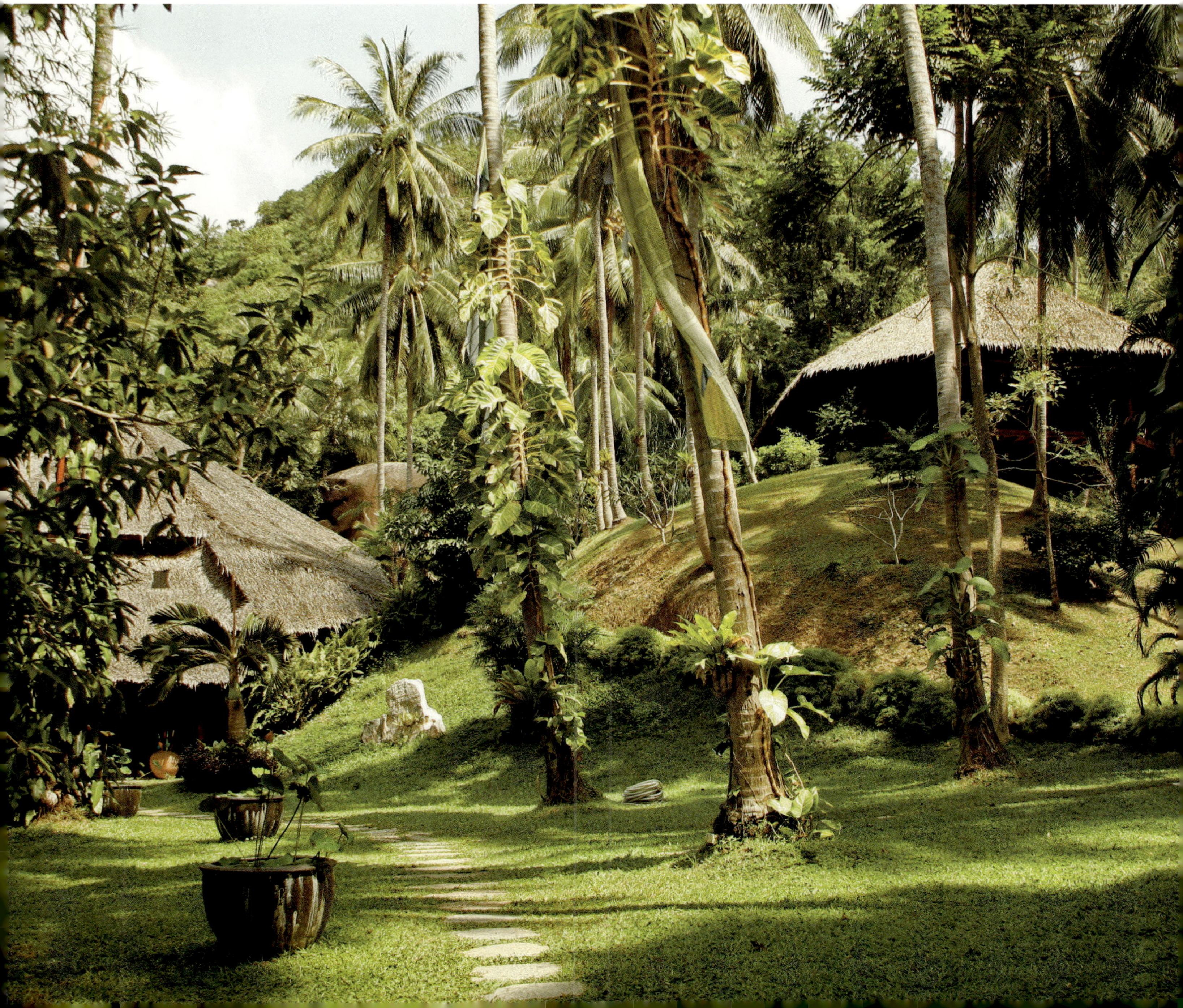

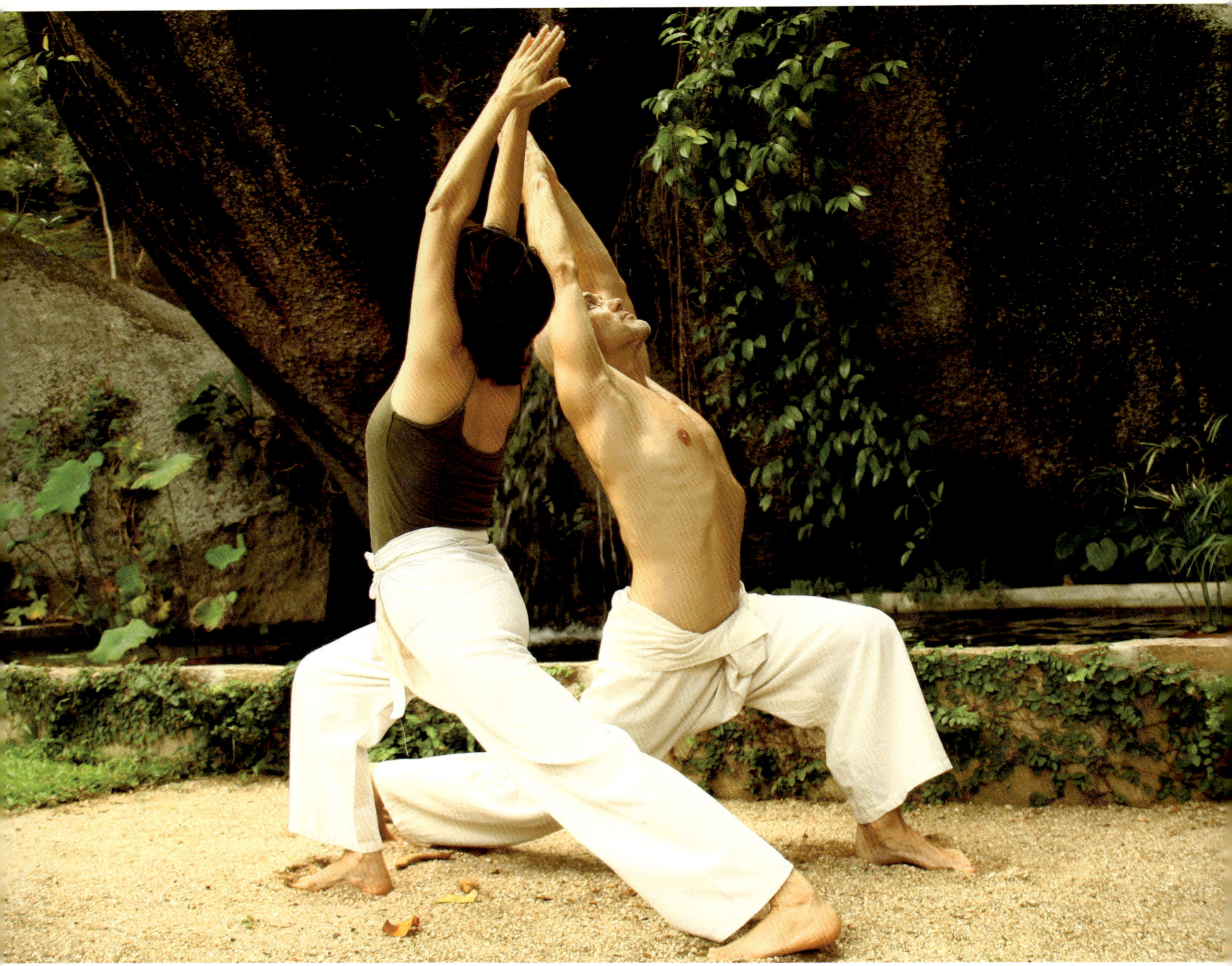

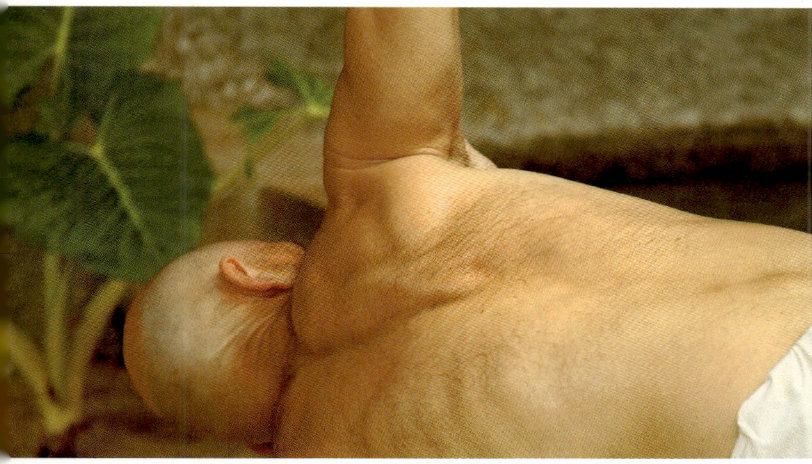
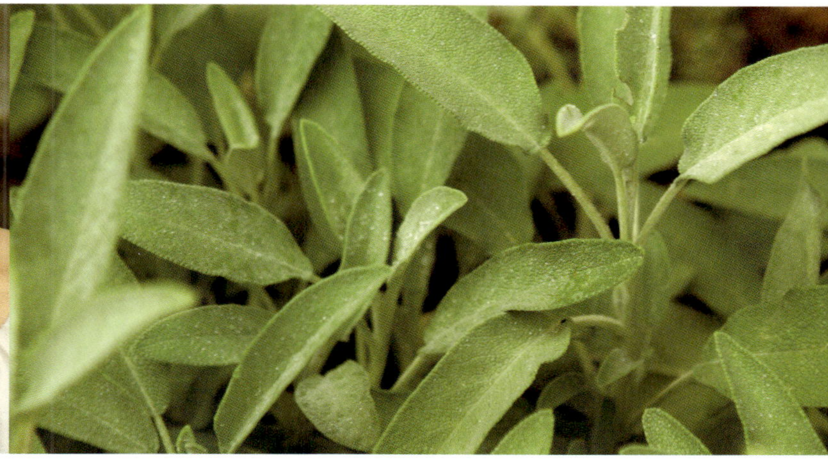

salbei I salvia officinalis

KRAUT DER UNSTERBLICHKEIT

Tipp I "Fußbad gegen Schweißfüße"

3 Tr. Lavendel
3 Tr. Salbei
3 Tr. Zypresse
2 EL Meersalz oder Sahne
Die ätherischen Öle darin emulgieren und in ca. 3-5 Liter Wasser geben.

Der Salbei gehört zur Familie der Lippenblütler und zu seiner Gattung zählen weltweit etwa 900 Arten, die vor allem im Mittelmeerraum beheimatet sind. Das Öl wird durch Wasserdampfdestillation der Blätter und Blüten gewonnen. Eine Gurgelmischung mit getrockneten Salbeiblättern ist ein altbekanntes Hausmittel bei Halsschmerzen. Schon im 14. Jahrhundert war der Salbei eine wichtige Heilpflanze. Paracelsus (1493 - 1541) bezeichnete sie als "Kraut der Unsterblichkeit".

Das Öl ist sehr stark schweißhemmend und kann deswegen in selbst gemachten Deos oder bei Fußschweiß verwendet werden. Durch die zellregenerierende Eigenschaft kann man es gut und effektvoll zur Narbenpflege einsetzen. Schon der medizinisch-krautig, frische Duft lässt erahnen, dass der Salbei bei Erkrankungen der Atemwege Linderung verspricht. In der Duftlampe angewendet, hilft er merklich, das Gedächtnis und die Konzentration anzuregen.

Mischt sich gut mit:
Zitrone, Petitgrain, Limette, Rosmarin.

Kontraindikationen:
Nicht für Epileptiker, Schwangere und Kinder geeignet! Kann in höheren Mengen neurotoxisch abortiv sein. Die Dosierung sollte nicht über 0,5% liegen!

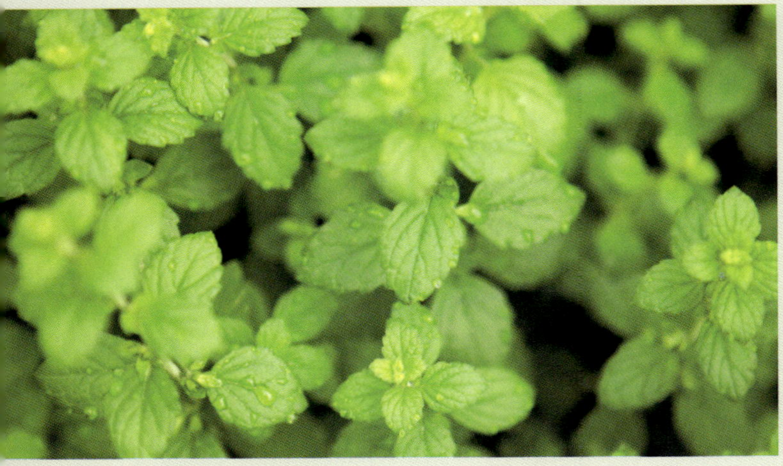

melisse | melissa officinalis

DAS HERZENSTROSTÖL

Eines der kostbarsten ätherischen Öle ist wohl jenes der Melisse. Das Kraut des Lippenblütlers erreicht den höchsten Ölgehalt um die Mittagszeit und verbreitet einen angenehmen zitronenartigen Duft. Nach dem Sammeln des Krautes muss es sofort verarbeitet werden, weshalb viele Bauern eine fahrbare Destille verwenden, damit es noch unmittelbar auf dem Feld destilliert werden kann. Es ist beinahe unglaublich: für 1 kg Melissenöl benötigt man 6 bis 8 Tonnen des Krautes! Kein Wunder, dass dies viele Firmen verführt, das kostbare Öl mit anderen Ölen zu strecken. So wird es leider oft mit Lemongrass oder Zitronnella verdünnt. Da diese Gemische dann natürlich ganz anders wirken, ist beim Kauf genau darauf zu achten, dass es sich um die reine Melisse handelt - die *Melissa officinalis.* Sollte auf dem Fläschchen die lateinische Bezeichnung *Melissa indicum* stehen, kann man davon ausgehen, dass es sich um ein Gemisch handelt! Melissenöl ist ein stark antivirales Öl, deswegen eines der herausragendsten natürlichen Heilmittel bei Fieberblasen oder anderen viralen Erkrankungen wie beispielsweise Windpocken. Viele Allergiker verwenden dieses Öl auch zur Vorbeugung der Pollenattacken. Die Symptome des Heuschnupfens lassen sich lindern und in manchen Fällen verschwinden sie gänzlich. Die Melisse ist ein wahres Herz- und Nervenöl: bei Trauer, Angst, Herzklopfen, Schlafstörungen oder leichter Reizbarkeit kommt dieses Öl zum Einsatz. Da es sehr duftintensiv ist, sollte es stark verdünnt werden.

Mischt sich gut mit:
Kamille römisch, Majoran, Neroli, Rose, Geranium, Lavendel, Lemongrass, Zitronnella.

Kontraindikationen:
Vorsicht in der Schwangerschaft. Kann den Augeninnendruck erhöhen - deshalb ist bei Menschen mit Glaukom Vorsicht geboten!

Tipp | "Traumreise"
1 Tr. Melisse
2 Tr. Lavendel
Auf einen Tonstein oder auf das Kopfkissen geben.

Tipp | "Herzenstrost"
10 ml Jojobaöl
1 Tr. Melisse
1 Tr. Neroli
3 Tr. Rose
Mit dieser Mischung die Herzgegend und die Handgelenke einreiben.

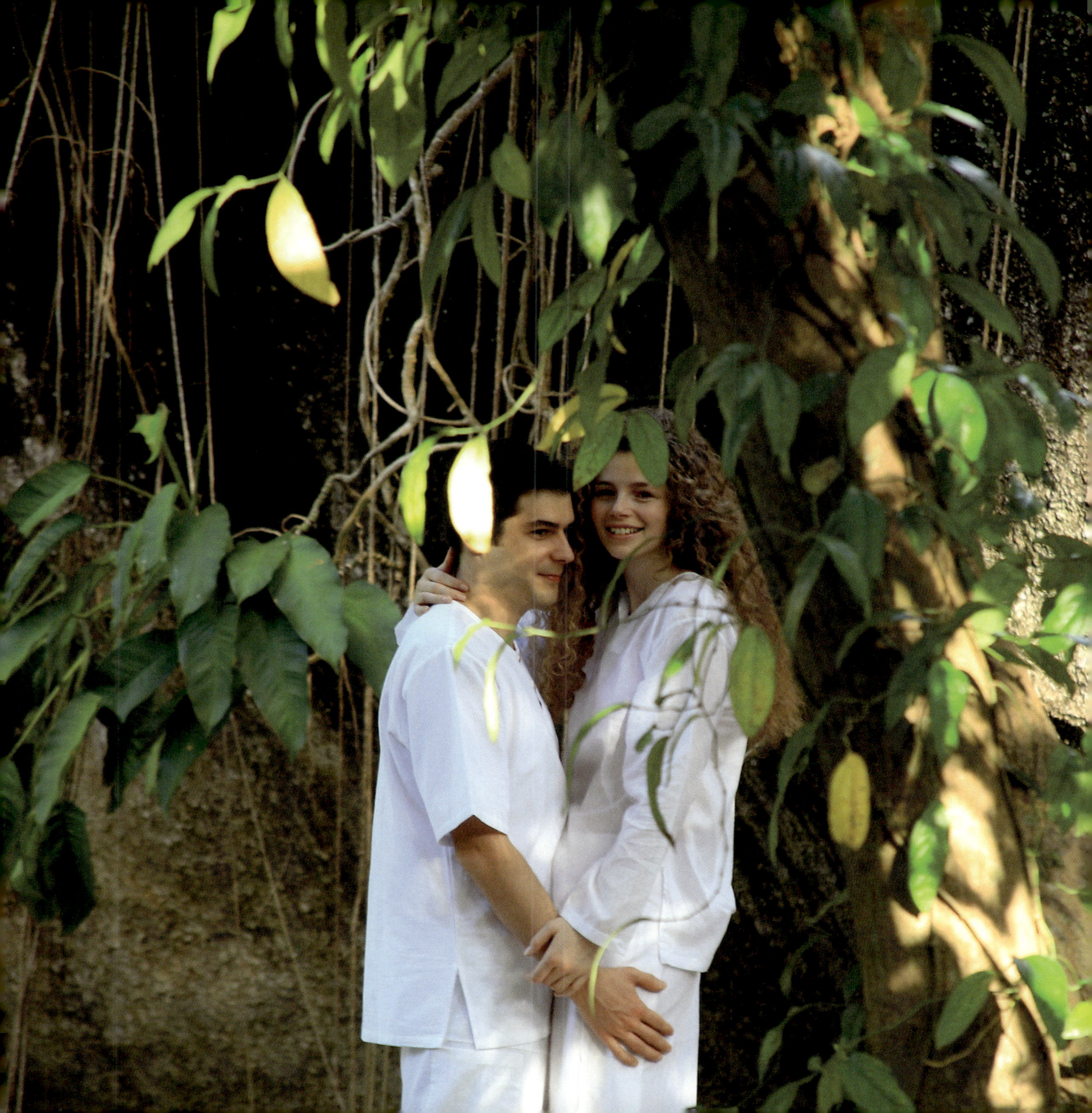

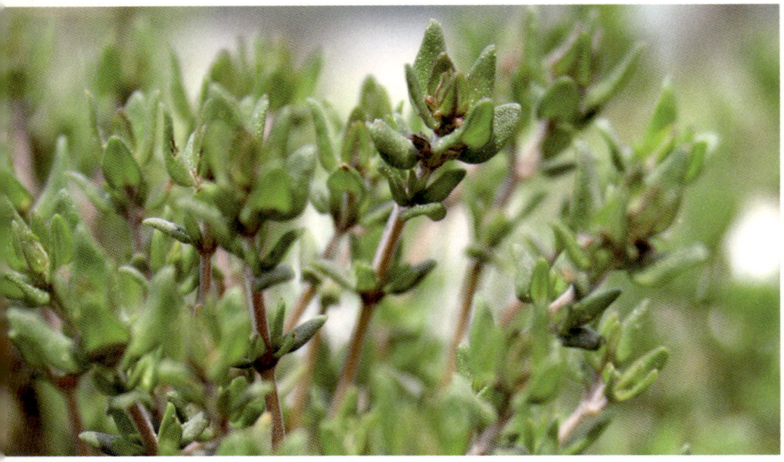

thymian | thymus vulgaris

DAS KRAFTÖL

Der Thymian kommt aus Europa und gehört zur Familie der Lippenblütler. Für die Wasserdampfdestillation wird bereits das blühende Kraut verwendet. Die Haltbarkeit dieses ätherischen Öles liegt bei ca. 3 Jahren. Im griechischen bedeutet *Thymos* – Geist, Mut und beschreibt damit die anregende und stärkende Wirkung der Pflanze.
Wegen ihres Wohlgeruchs wird sie gerne bei Opferfeuern und Räucherungen verwendet. Beim Thymianöl gibt es sieben erforschte Chemotypen, deren Wirkungsspektrum von sehr mild *(Thymian Ct. Linalool, Ct. Geraniol)* bis zu sehr scharf/stark *(Thymian Ct. Thymol, Ct. Carvacrol)* reicht. Die Chemotypen entwickeln sich durch den Erntezeitpunkt und die verschiedenen Höhenlagen. So wachsen die "milden" in hohen und mittleren Lagen und die Phenol Chemotypen *(also Ct. Thymol und Carvacol)* in eher tieferen Lagen. Auch der Duft der verschiedenen Chemotypen ist deutlich unterscheidbar. So riechen die "milden" (die übrigens auch für die Anwendung bei Kindern geeignet sind) blumig bis krautig. Die "scharfen" hingegen riechen eben auch scharf und krautig. Auf die Wirkung zweier Chemotypen möchten wir genauer eingehen:

Chemotyp Linalool:
Wirkt antibakteriell, antiviral, pilztötend bzw. die Pilzvermehrung hemmend, leicht aphrodisierend, immunmodulatorisch. Es hilft bei Bronchitis (auch bei Kleinkindern), nervöser Erschöpfung und Hautunreinheiten.

Mischt sich gut mit:
Sandelholz, Ylang Ylang, Orange, Cajeput, Atlas Zeder.

Kontraindikation:
Keine! Sehr gut verträglich, selbst für Kleinkinder.

Chemotyp Thymol:
Stark keimtötend, kräftigend, auswurffördernd, schleimlösend, schmerzlindernd, immunmodulatorisch. Hilft bei Erkältungen, Husten, Schwäche, Kraftlosigkeit und in Genesungsphasen. Es fördert zudem die Aktivierung der weißen Blutkörperchen.

Mischt sich gut mit:
Eukalyptus, Rosmarin, Zypresse, Latschenkiefer.

Kontraindikationen:
Niemals unverdünnt anwenden. Vorsicht bei hohem Blutdruck!

Tipp | "Erkältungsfrei" (Inhalation)
1 - 2 Tr. Thymian linalool
Auf 1 Liter kochend-heißes Wasser geben und inhalieren.

Tipp | "Erfrischendes und desinfizierendes Fußöl"
50 ml Mandelöl nativ
5 Tr. Pfefferminze
5 Tr. Teebaum
3 Tr. Lavendel
5 Tr. Zitrone
1 Tr. Thymian thymol

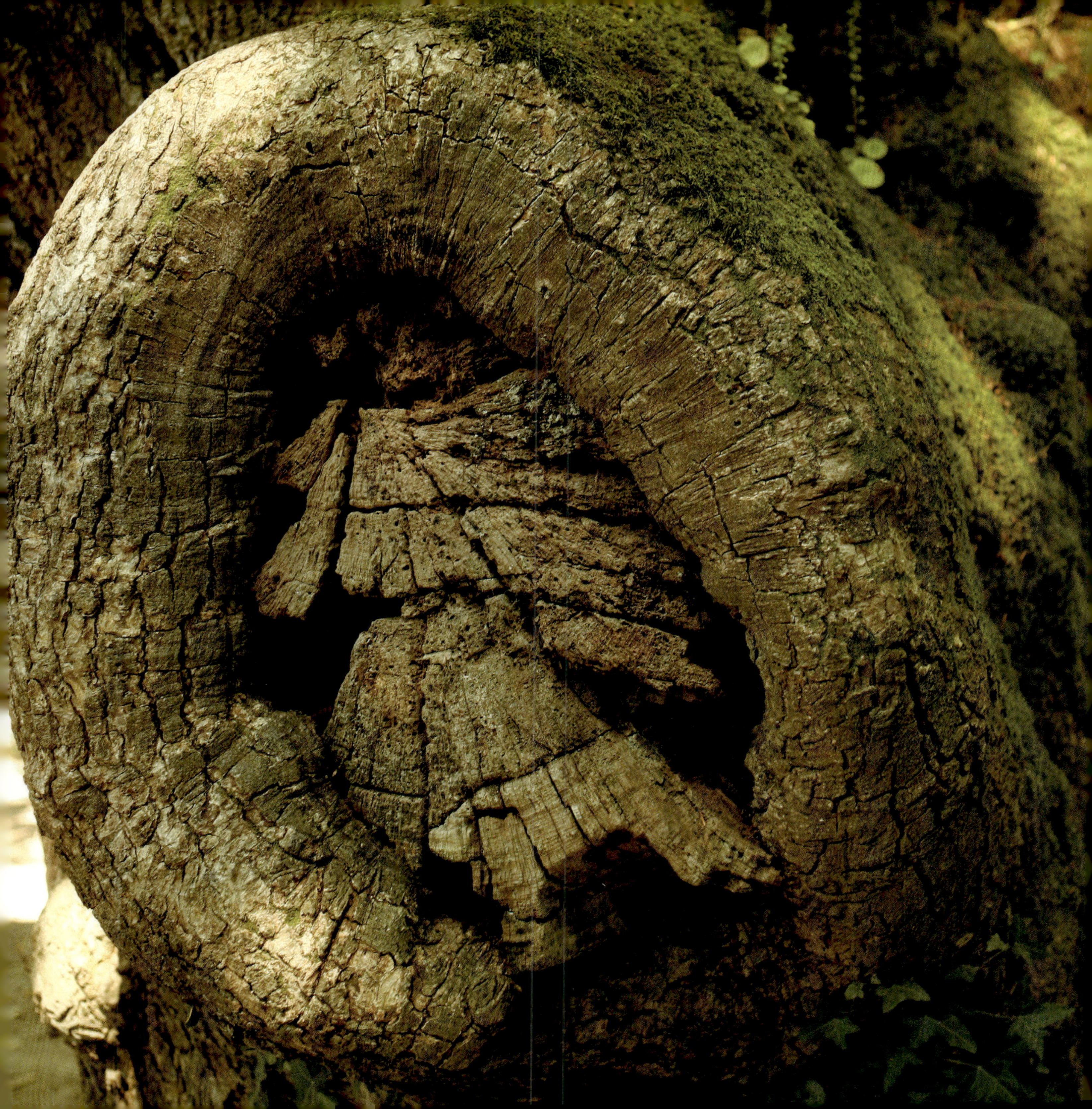

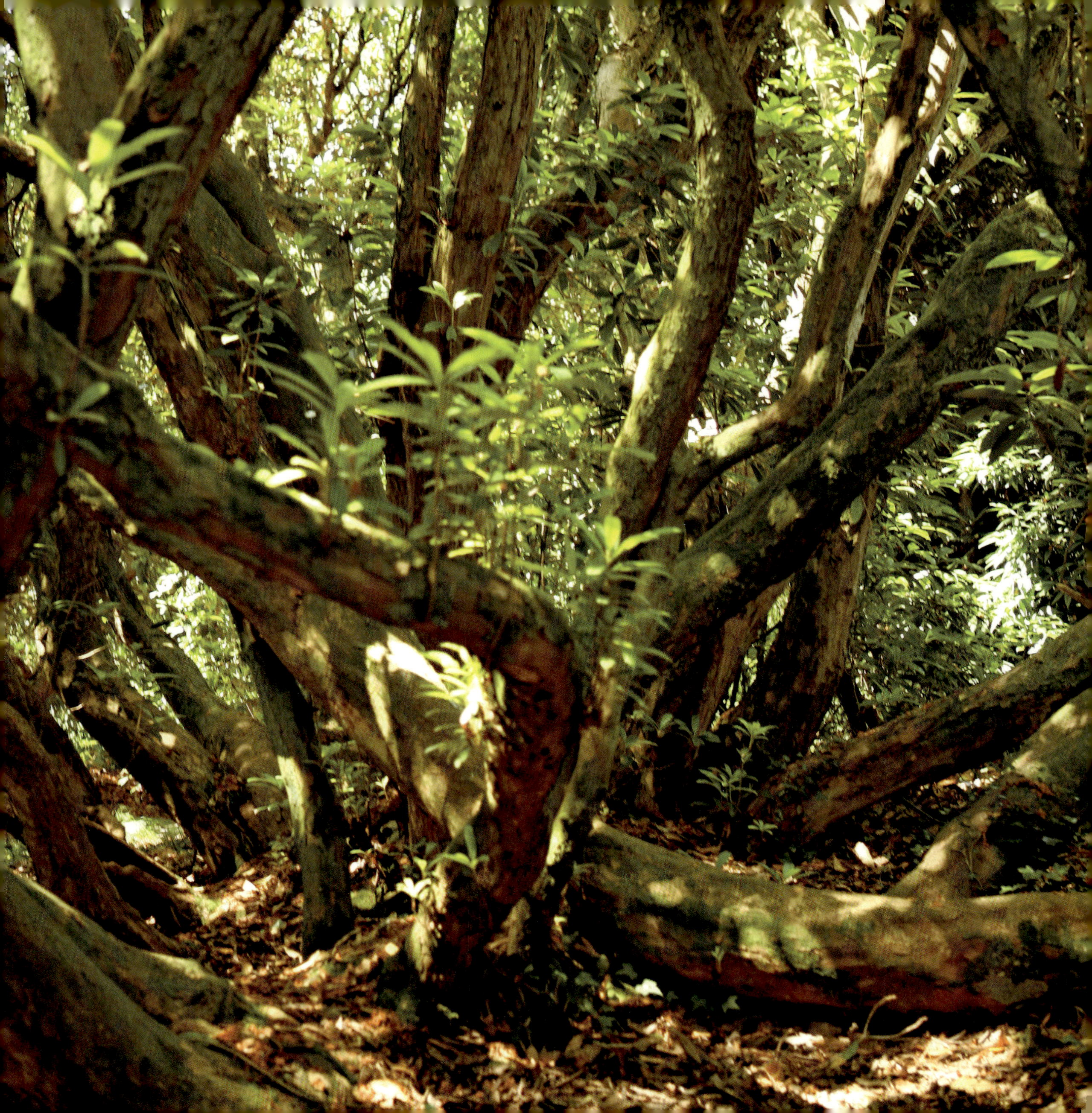

vetiver | vetiveria zizanoides

DAS ERDUNGSÖL

Vetiver gehört botanisch gesehen zu den Gräsern – für das ätherische Öl werden allerdings nur die Wurzeln destilliert. Das ätherische Öl riecht erdig, modrig, schwer, würzig, tief, dunkel und holzig. Manche Menschen lieben es und andere finden es einfach nur schrecklich. In der Aromatherapie gilt der Grundsatz: "Was man gerne mag, das wirkt". Vetiver sollte also nur verwendet werden, wenn man den Duft auch gerne riecht. Die Gewinnung der Wurzel ist sehr aufwändig, da sie händisch ausgegraben wird. In unmittelbarer Folge müssen die Wurzeln unter fließendem Wasser gewaschen werden, da sich sonst geruchliche und farbliche Veränderungen des dickflüssigen ätherischen Öls ergeben können. Dann werden die sauberen Wurzeln zwei Tage im Schatten getrocknet und anschließend wasserdampfdestilliert. Die Wurzeln reichen tief ins Erdreich, sind so kräftig und widerstandsfähig, dass sie mancherorts als Schutz gegen Bodenerosion angebaut werden. Zudem überstehen sie Dürreperioden und Überflutungen. Es ist somit leicht zu verstehen, dass Vetiver vor allem den "Entwurzelten" hilft. Es schafft eine Verbindung zu den Kräften der Erde. Aus dieser Quelle schöpft man aufbauende Energie, Stärkung und Regeneration. Vetiver bringt Ruhe und Gelassenheit, aber auch Stabilität und Zentrierung. Es wirkt entspannend und ist hilfreich bei nervösen Problemen wie Stress, Angst und Schlaflosigkeit.

Es ist ein herausragendes Öl für erschöpfte Frauen, die kaum auf eigene Energiereserven zurückgreifen können und besonders gefährdet für Stresssituationen sind. Ebenso gut bekommt es Männern, die wenig sensibel, verhärtet und unruhig sind. Vetiver stärkt das Nervensystem, wirkt aufbauend und kräftigend auf das Immunsystem. Es baut die Haut auf und regeneriert das Unterhautgewebe. Im *Klimakterium* hilft es, die fehlenden Hormone auszugleichen und wird als Bad oder Körperöl angewendet. Die Essenz wirkt östrogenartig und hilfreich bei Depressionen im Wochenbett. Das Öl der Vetiverwurzel hat einen wichtigen Platz in der Parfümindustrie, dient als Duftstoff und als Fixator.

Mischt sich gut mit:
Sandelholz, Verbena, Ylang Ylang, Jasmin, Rose und allen Zitrusdüften. Auf Grund des intensiven Duftes sollte das Öl nur in sehr geringen Mengen verwendet werden.

Kontraindikationen:
Keine.

Tipp | "Körperöl zur Erdung und Stärkung"

50ml Jojoba
2 Tr. Vetiver
2 Tr. Tuberose
10 Tr. Grapefruit

Tipp | "Entspannungsbadeöl"

15 ml Mandelöl nativ
2 Tr. Vetiver
3 Tr. Sandelholz
1 Tr. Zimt

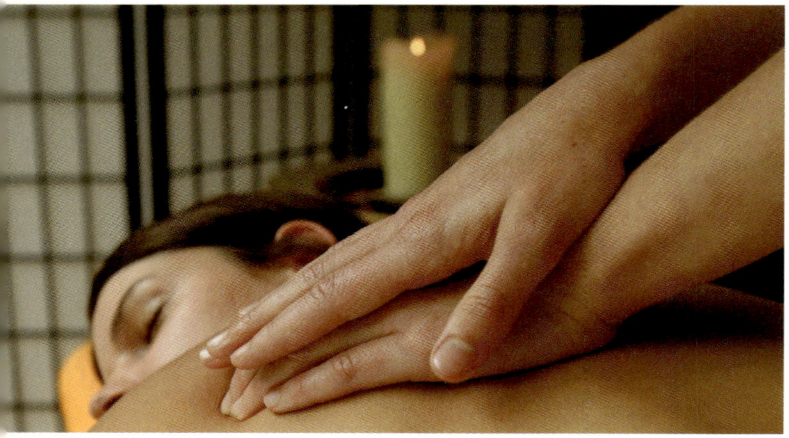

majoran | origanum majorana

DAS PERFEKTE ÖL ZUM LOSLASSEN

Majoran ist eine der ältesten Kulturpflanzen und in so mancher Küche ein beliebtes Gewürz für schwere Speisen, da es bekannterweise verdauungsanregend wirkt. Majoran gehört zur Familie der Lippenblütler und wird mittels Wasserdampf aus den blühenden Zweigen destilliert. Die starke Wirkung auf den *Parasympathikus* ist bestens bekannt. Das ist jener Teil unseres Nervensystems, der für Entspannung und Erholung zuständig ist. So senkt der Parasympathikus beispielsweise unseren Blutdruck. Die Schweißsekretion wird weniger, die Arterien verengen sich, um nur einige Beispiele zu nennen. So kann der Majoran in Stresssituationen oder bei Trauer, Angst und Depressionen unterstützend wirken. Er hilft loszulassen und fördert die Entspannung. Majoran ist sowohl seelisch als auch körperlich entspannend und krampflösend, wird deshalb auch sehr erfolgreich bei Muskelkater, Krämpfen oder Verspannungen eingesetzt. Mit diesem Öl lässt sich das Loslassen sowohl geistig wie auch körperlich unterstützen. Weitere Einsatzbereiche finden wir bei Schlafstörungen und Migräne. Dem ätherischen Öl wird eine anaphrodisische Wirkung zugeschrieben, weswegen es als erotisches Massageöl wohl weniger in Frage kommt. Sein Duft ist würzig mit einem süßlichen Unterton.

Mischt sich gut mit:
Orange, Lavendel, Geranium, Rose.

Kontraindikationen:
Vorsicht in der Schwangerschaft! Nicht verwechseln mit dem Spanischen Majoran, welcher ein Thymian ist!

Tipp | "Muskelkater" (Körperöl)
5 ml Mandelöl nativ
5 ml Johanniskrautöl
2 Tr. Majoran
1 Tr. Eukalyptus citriodora
1 Tr. Lavendel
Mit diesem Körperöl die betroffenen Stellen sanft einmassieren. Achtung: Längere Sonnenaufenthalte sind zu vermeiden!

Tipp | "Entspannendes Badeöl"
2 EL Mandelöl nativ, Meersalz oder Sahne
1 Tr. Majoran
2 Tr. Rose
2 Tr. Lavendel
3 Tr. Orange

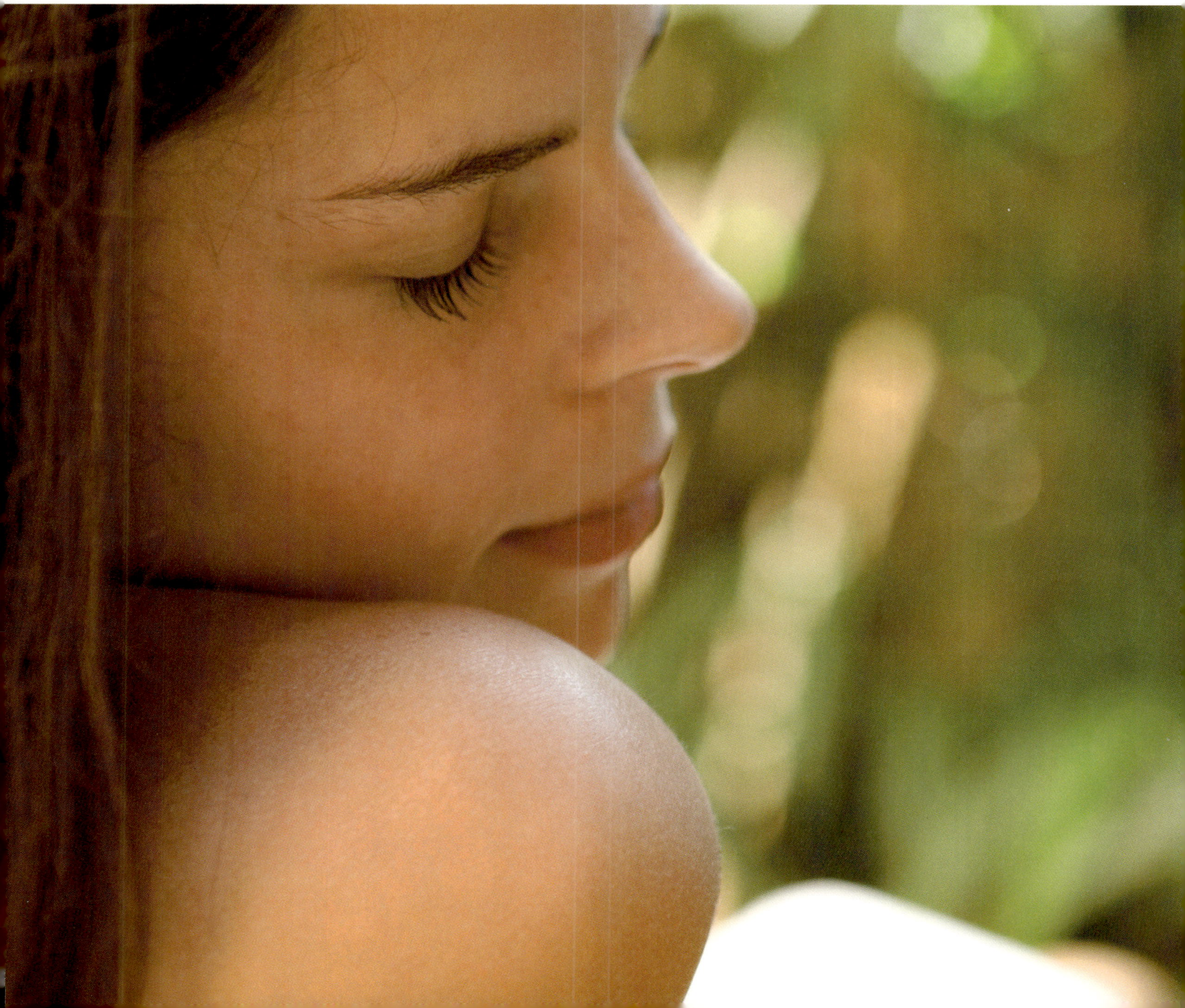

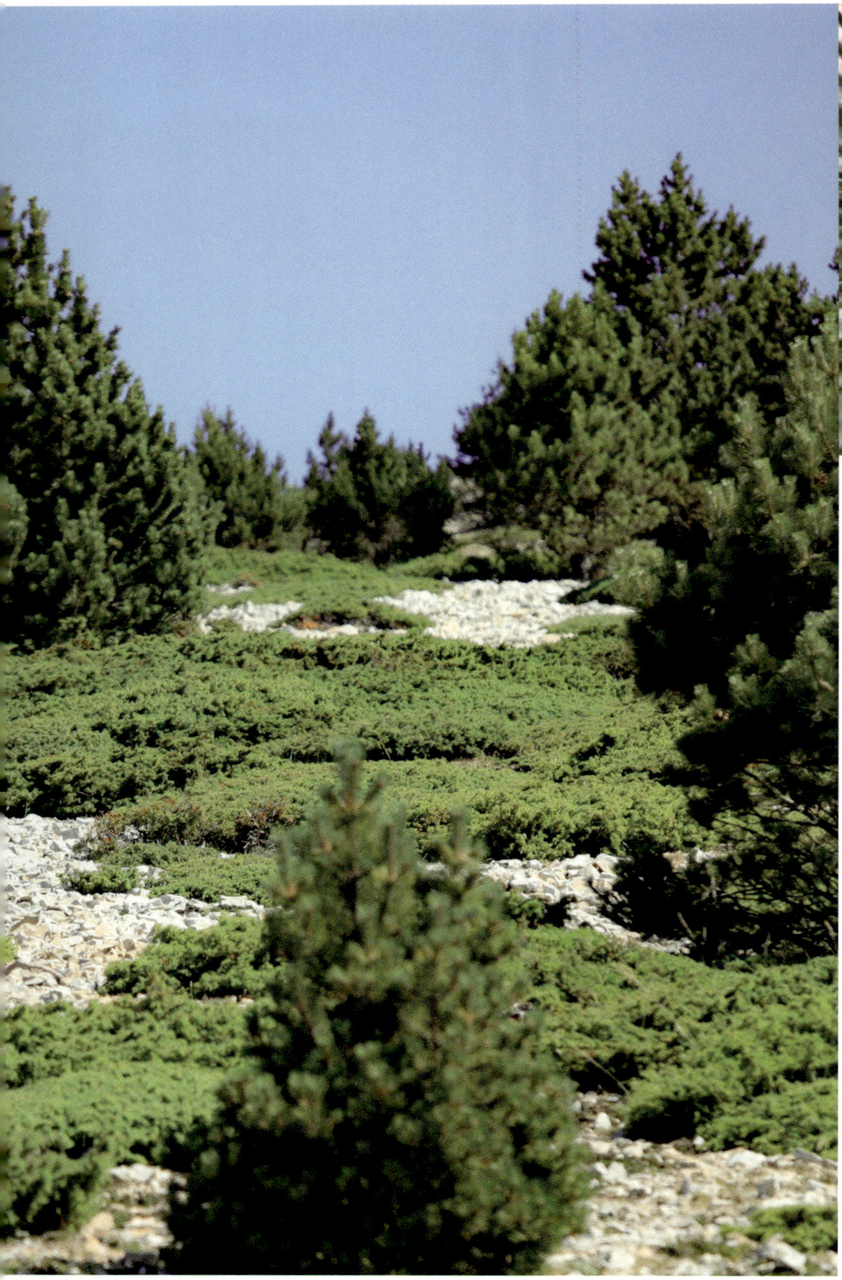

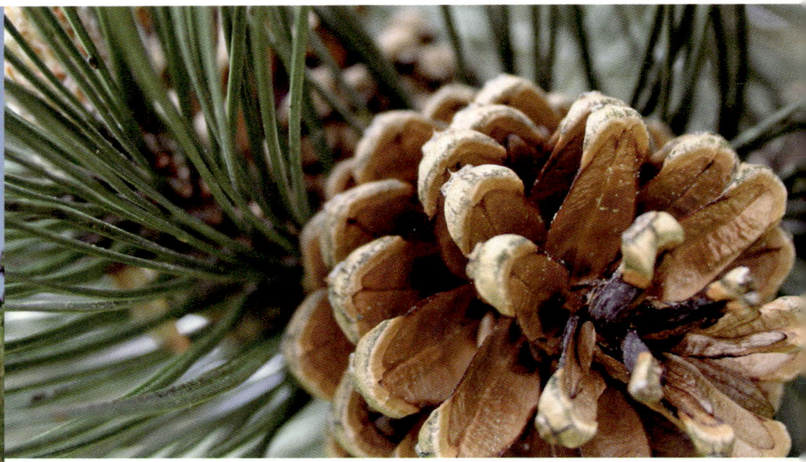

Tipp | "Waldspaziergang" (Raumbeduftung)

4 Tr. Edeltanne

4 Tr. Kiefernadel

2 Tr. Zedernholz

Tipp | "Raumbeduftung für unruhige Kinder"

1 Tr. Kiefernadel

2 Tr. Mandarine

1 Tr. Orange

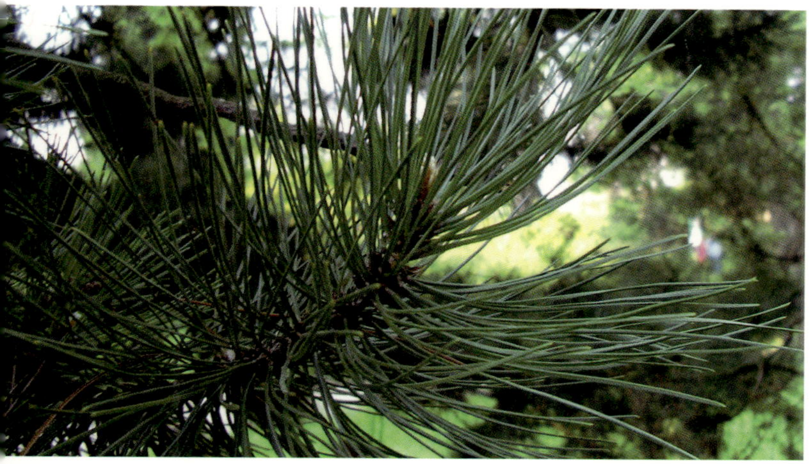

kiefernadel | pinus sylvestris

KEIMTÖTEND MIT KORTISONÄHNLICHER WIRKUNG

Die Kiefer ist ein immergrüner Baum mit besonders langen Nadeln, der zur Familie der *Pinaceae* zählt. Es gibt weit über 100 Arten von Kiefern. Alle Pflanzen, die Zapfen tragen, werden auch *Koniferen* genannt. Die Kiefernadel, auch Waldkiefer, Gemeine Kiefer oder Föhre genannt, ist zweinadelig. Für die Wasserdampfdestillation werden die Zweige und Nadeln benötigt. Latschenkiefer und Zirbelkiefer sind ökologisch gefährdet - deshalb ist das ätherische Öl der Kiefernadel in der Aromatherapie zu bevorzugen. Der Duft der Kiefernadel erinnert an einen Waldspaziergang und lädt ein, Platz zu nehmen, sich auszuruhen und zu erholen. Der Platz unter der beschützenden Kiefernadel hilft unruhigen Kindern, sich daheim und angenommen zu fühlen. Das Öl wirkt keimtötend und gibt Krankheitserregern kaum eine Chance, das Immunsystem anzugreifen.

Besonders Erkrankungen der unteren Atemwege wie Bronchitis und Husten lassen sich wunderbar behandeln, da die Kiefernadel stark auswurffördernd wirkt. Der erfrischende Duft macht es zu einem beliebten Saunamittel. Durch die kortisonähnliche Wirkung ist die Kiefernadel ein besonders beliebtes Öl bei rheumatischen Erkrankungen.

Mischt sich gut mit:
Orange, Eukalyptus, Zitrone, Edeltanne, Mandarine.

Kontraindikationen:
Bei Überdosierung oder oxidiertem Öl eventuell hautreizend!

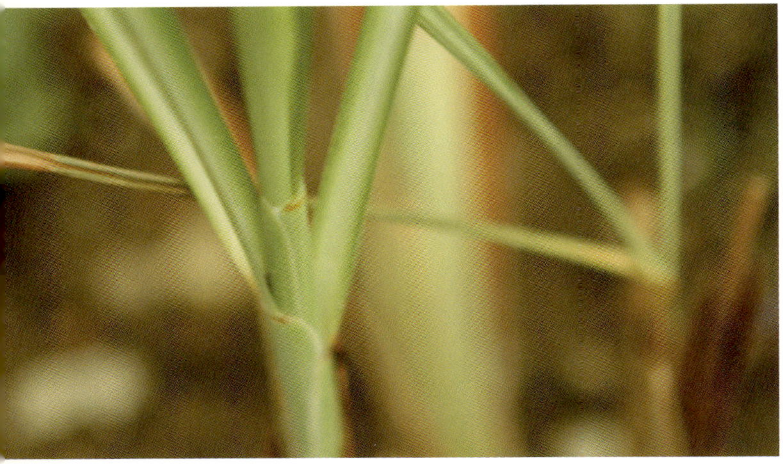

lemongrass I cymbopogon flexuosus

EXOTISCH UND WANDELBAR

Das exotische Lemongrass - auch Zitronengras - genannt, ist bei uns hauptsächlich durch die asiatische Küche populär geworden. Das Gras kam etwa im 18. Jahrhundert von Indien nach Europa und entstammt der Familie der Süßgräser. Die Gräser entfalten ihren zitronigen Duft beim Zerreiben und werden meistens nur frisch verwendet, da die Aromastoffe beim Trocknen verloren gehen. Selbst für die Wasserdampfdestillation werden die Halme frisch verarbeitet. Die hohe Ergiebigkeit (ca. 200 bis 300 kg Pflanzenmaterial ergeben 1 Liter ätherisches Öl) macht es zu einem preisgünstigen Öl.

Es ist in starker Verdünnung sehr beruhigend. Hingegen wirkt es in hoher Dosierung äußerst anregend. Ein paar Tropfen Lemongrass im letzten Waschgang geben der Wäsche eine ganz besonders fruchtige Note. Der zitronenartige Duft vermittelt Frische und Reinheit! Dadurch bewährt sich Lemongrass hervorragend zur Raumluftdesinfektion und bei schlechten Küchengerüchen. Ein positiver Nebeneffekt: Plagegeister wie Mücken und Motten meiden den Duft und suchen schnell das Weite. Zudem kann es gut in einem selbstgemachten Deo eingebaut werden. Man sollte jedoch durch den hohen Anteil an *Aldehyden* auf eine gute Verdünnung achten, da dieser Inhaltsstoff bei empfindlichen Menschen hautreizend wirken kann.
Lemongrass ist darüber hinaus für seine entschlackende Wirkung bekannt und stärkt das Bindegewebe.

Mischt sich gut mit:
Bergamotte, Geranium, Pfefferminze, Myrte, Zitrone, Wacholder.

Kontraindikationen:
Kann den Augeninnendruck erhöhen - deshalb ist bei Menschen mit Glaukom Vorsicht geboten!

Tipp I "Zitronenfrische für die Küche"

1 Tr. Koriander
1 Tr. Lemongrass
3 Tr. Limette
4 Tr. Zitrone

Tipp I "Anregendes Straffungsöl"

50 ml Jojobaöl
8 Tr. Wacholderbeere
4 Tr. Zitrone
2 Tr. Lemongrass
3 Tr. Grapefruit

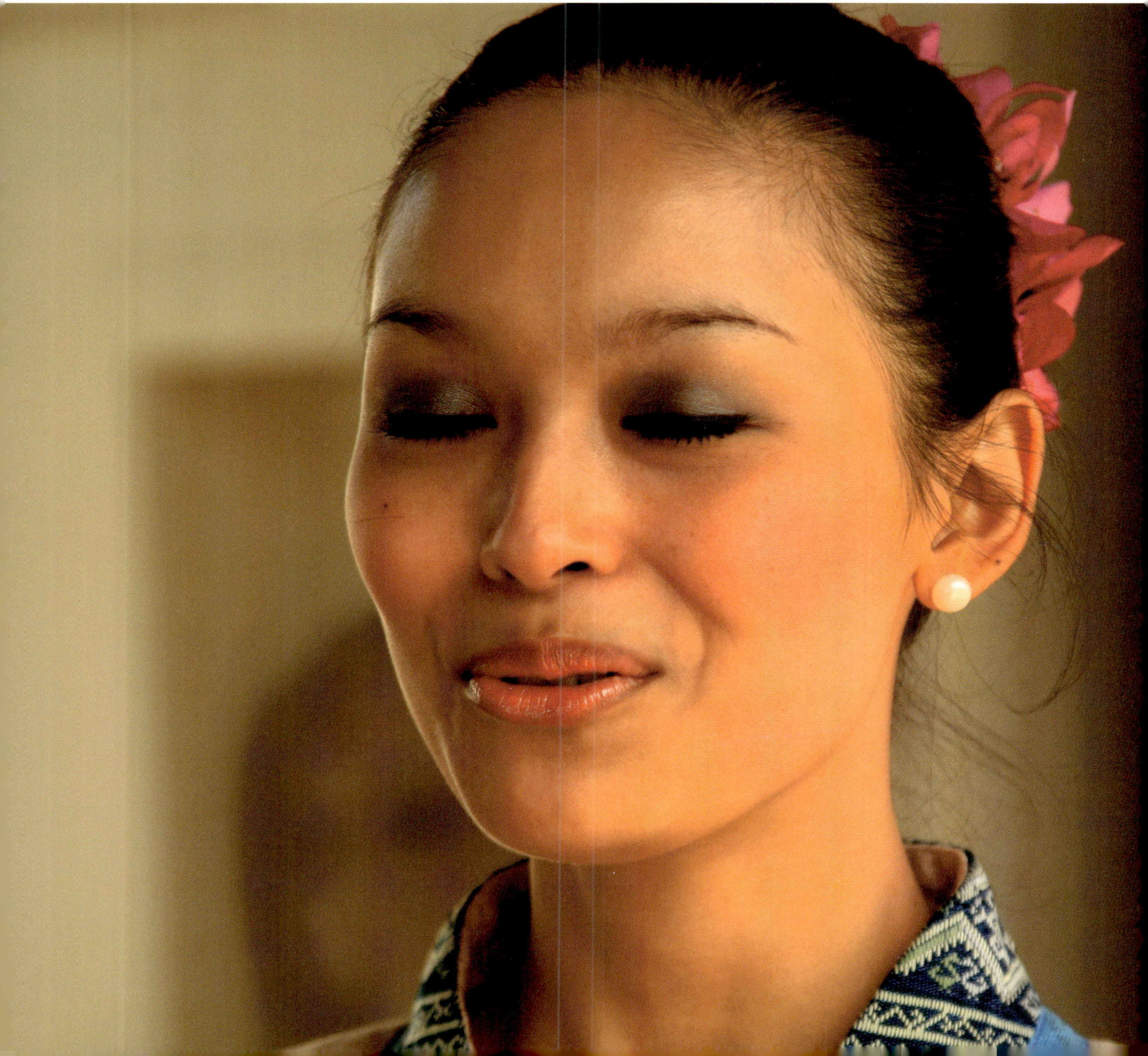

koriandersamen | coriandrum sativum

DER IDEALE BEGLEITER BEI PRÜFUNGEN

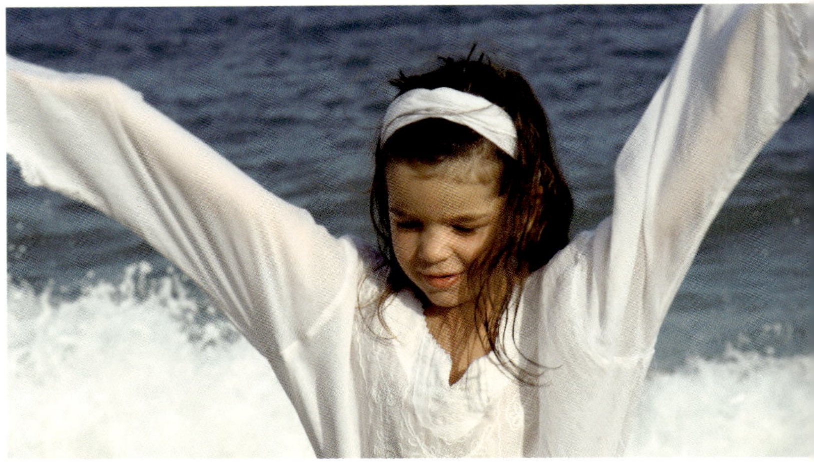

Der Koriander hat viele Namen, wird unter anderem auch Schwindelkraut, Wandläusekraut oder Wanzenkraut genannt. Diese Begriffe weisen bereits auf den intensiven und penetranten Geruch hin, der entsteht, wenn noch unreife Früchte zerdrückt werden. Mit der Reife entwickeln die Samen einen sehr blumigen und angenehm würzigen Duft. Den Duft des ätherischen Öls bestimmt der hohe Gehalt an *Linalool* (bis zu 80%). Es riecht würzig, blumig mit einem Hauch nach Zitrusfrische. Brotwaren, Curry oder verschiedene Liköre werden seit jeher mit Koriander verfeinert. Das ätherische Öl wird aus den Samen oder Früchten destilliert. Das Öl der Früchte ist leider nur selten erhältlich und zeichnet sich durch einen besonders hohen Gehalt an *Linalool* aus. Der Koriander gehört wie die Karotte, der Sellerie oder Liebstöckl zu der Familie der Doldenblütler. Es ist ein ausgezeichnetes Öl bei Problemen der Verdauungsorgane. Da es die Tätigkeit der Darmmuskulatur anregt, eignet es sich bestens zur Behandlung von Blähungen oder Verstopfung. Eine Bauchmassage mit Koriander kann wahre Wunder bewirken. Das für Kinder bestens geeignete Öl empfiehlt sich auch bei grippalen Infekten, Akne, empfindlicher oder schlecht durchbluteter Haut. Auf die Psyche und die Seele wirkt das Öl entspannend und regt gleichsam den Gedankenprozess an. Aufgrund dieser Eigenschaften ist das Öl ein idealer Prüfungsbegleiter. Nach langen Krankheitsphasen, die den Körper ausgelaugt, erschöpft und geschwächt haben, verleiht das Öl wieder die nötige Kraft, um Energie zu schöpfen.

Mischt sich gut mit:

Anis, Fenchel, Rose, Jasmin, Mandarine, Orange, Sandelholz, Zimt.

Kontraindikationen:

Keine! Achtung: das ätherische Öl, das aus dem Kraut gewonnen wird, hat gänzlich andere Inhaltsstoffe!

Tipp | "Blähungsfrei"

Massageöl für Kinder

40 ml Mandelöl nativ

10 ml Schwarzkümmelöl

3 Tr. Mandarine oder Orange

2 Tr. Koriandersamen

Die Mischung im Uhrzeigersinn einmassieren, und anschließend mit einem feuchtwarmen Handtuch bedecken.

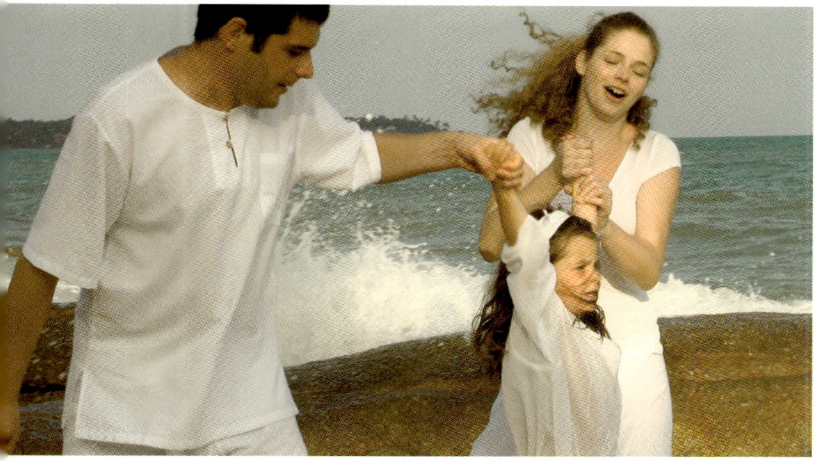

lorbeer | laurus nobilis

DAS ÖL DER SIEGER

Tipp | "Good Morning Starshine"
(Raumbeduftung)
2 Tr. Rosmarin
1 Tr. Lorbeer
1 Tr. Wacholder
4 Tr. Zitrone

Tipp | "Herzlichen Glückwunsch"
(Raumbeduftung)
2 Tr. Grapefruit
1 Tr. Sandelholz
1 Tr. Rosmarin
1 Tr. Lorbeer
1 Tr. Kardamom

Lorbeer ist ein immergrüner Baum mit glänzend ledrigen Blättern und zählt zur Familie der Lorbeergewächse. Er kommt ursprünglich aus Vorderasien und hat sich über den gesamten Mittelmeerraum verbreitet. Er trägt kleine grüngelbliche Blüten, die schwarze Früchte hervorbringen. Die Früchte enthalten sowohl ätherisches Öl als auch grünes Lorbeerfett, wobei der ätherische Ölgehalt in den Blättern am höchsten ist. Der Lorbeerkranz steht bekanntermaßen für Ruhm und Sieg. So trug auch der römische Kaiser Julius Cäsar den berühmten Lorbeerkranz auf seinen Triumphzügen. Der Duft ist herb, kräftig und würzig. Das ätherische Lorbeeröl wirkt sehr stark antibakteriell, schleimlösend, entkrampfend und entstauend auf das Lymphsystem. Es findet Anwendungen bei Angina, Grippe, Rheuma und Gelenksschmerzen, in der Haut- und Haarpflege, bei Akne, fettiger Haut, Haarausfall und Schuppen. Das ätherische Öl sollte immer gut verdünnt werden, da es sehr hautreizend sein kann. Besonders Krankheiten, die aus Dauerüberlastungen und übermäßigem Stress resultieren, scheinen die heutige Gesellschaft zu kennzeichnen. Das Gefühl der Ausgebranntheit und das "Burn-out-Syndrom" sind wohlbekannt und gehen mit körperlicher und emotionaler Erschöpfung einher. Lorbeeröl gibt Kraft und wirkt gleichzeitig sehr ausgleichend auf das zentrale Nervensystem. Psychisch-seelisch hilft es bei Ängsten (z.B. vor Prüfungen) und Selbstzweifeln. Es ist stärkend und vermittelt das Gefühl einer festlich-fröhlichen Stimmung.

Mischt sich gut mit:
Zitrone, Grapefruit, Geranium, Litsea Cubeba, Rosmarin.

Kontraindikationen:
Nicht in der Schwangerschaft. Nicht für Allergiker. Bei Überdosierung eventuell hautreizend!

pfefferminze | mentha piperita

DAS KOPFÖL

Es gibt viele Arten und Kreuzungen der Minze. Daher sind die vielen Minzarten botanisch zum Teil schwer zu identifizieren. Die Pfefferminze ist eine Kreuzung der Grünen Minze und der Wasserminze. Die Gewinnung des ätherischen Öles erfolgt mittels Wasserdampfdestillation des Krautes. An dieser Stelle eine interessante Studie, die an der Universitätsklinik für Neurologie in Kiel durchgeführt wurde:
In einer Doppelblindstudie von Prof. Dr. Hartmut Göbel wurde die Wirksamkeit von Paracetamol und Pfefferminzöl bei Patienten mit Spannungskopfschmerzen (häufigste Kopfschmerzart) untersucht. Ergebnis der Studie war, dass zwischen der Wirksamkeit von 10%igem Pfefferminzöl und 1g Paracetamol kein Unterschied bestand. In dieser Studie wurde nach Auftreten der Kopfschmerzen 10% Pfefferminzöl in alkoholischer Lösung (zweimal nach 15 und 30 Minuten) großflächig auf Stirn und Schläfen verteilt. Pfefferminze ist nicht nur bei Kopfschmerzen ein gutes Mittel, sondern hilft auch bei Durchfall und Erbrechen, da sie durch Ihre krampflösende, gallentreibende Wirkung die Bauchmuskulatur zu entspannen vermag. Ein wichtiger Inhaltsstoff der Pfefferminze ist *Menthol*, das bis zu 60% enthalten sein kann. In der Ackerminze *(Mentha arvensis)* kann sogar bis zu 80% vorhanden sein. *Menthol* hat einen frischen, stechenden Duft und verursacht ein Kältegefühl auf der Haut. Dieser kühlende Effekt lindert die "verschnupfte Nase" und erleichert das Atmen. Die Pfefferminze bringt die Gedanken wieder in Schwung und macht regelrecht wach und munter. Gerade bei langen Autofahrten empfiehlt es sich, hin und wieder einen Tropfen Pfefferminze auf ein Taschentuch zu geben und daran zu riechen. Durch die insektenabweisende Wirkung kann die Pfefferminze gut bei Schnecken, Ameisen und Mückenbefall eingesetzt werden.

Mischt sich gut mit:
Zitrone, Litsea Cubeba, Lemongrass, Eukalyptus, Rosmarin, Orange.

Kontraindikationen:
Für Epileptiker und Kinder unter fünf Jahren ungeeignet. Vorsicht in der Schwangerschaft!

Tipp | "Roll On für einen freien Kopf"
9 ml Alkohol (z.B. Weingeist oder Vodka)
13 Tr. Pfefferminze
2 Tr. Melisse
Die ätherischen Öle in den Alkohol träufeln und in einen Roll-on-Behälter füllen. Bei Kopfschmerzen oder auch zur Erfrischung die Schläfen damit einmassieren.

Tipp | "Stoppschild für die Ameisenstraße"
Verteilen Sie einige Tropfen Pfefferminze oder Ackerminze auf einer Ameisenstraße und deren Umgebung.

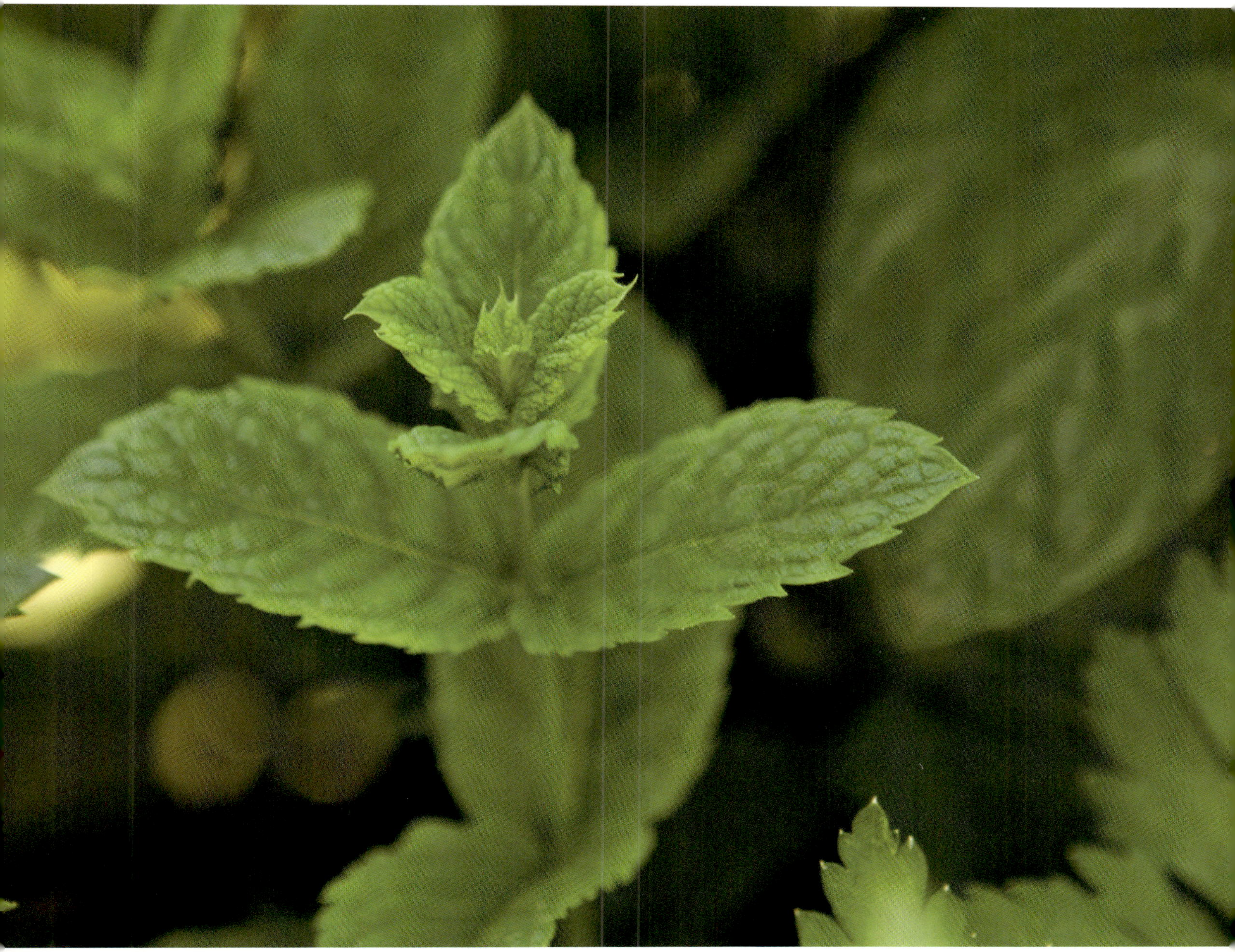

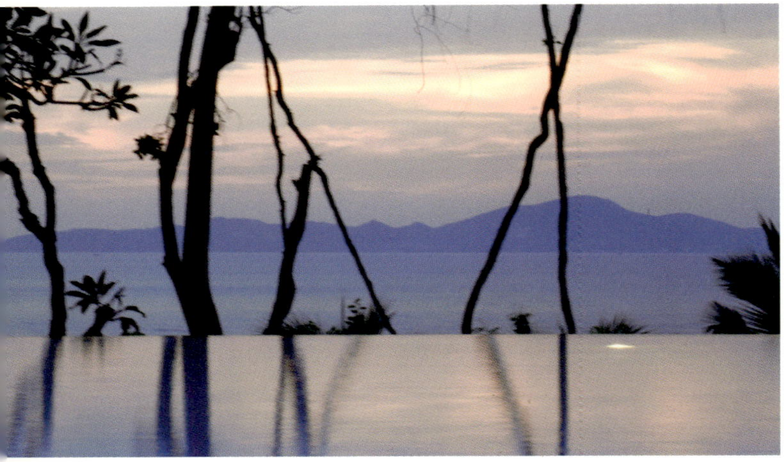

ylang ylang | cananga odorata

DIE BLUME DER BLUME

Als "Blume der Blume" werden die Blüten des exotischen *Ylang Ylang*-Baumes bezeichnet. Diese Bezeichnung kommt vermutlich von der sinnlich verführerischen Duftnote, die seine länglichen gelben Blüten verströmen. Die Heimat des Flaschenbaumgewächses sind die Philippinien. Heute wird der Baum aber auch auf den Comoren, auf Reunion und Madagaskar kultiviert. Die Blüten sind sehr empfindlich, daher werden sie noch vor Sonnenaufgang gepflückt und direkt auf dem Feld destilliert. Es gibt verschiedene Qualitäten des *Ylang Ylang*, abhängig von der Destillationszeit.

Ylang Ylang mit der Bezeichnung "extra" bezeichnet das Öl der ersten Stunden. Es hat den höchsten Estergehalt und den blumigsten Duft. Bei den darauf folgenden Destillationen lösen sich zudem auch die schweren Anteile *(Sesquiterpene)*. Das ätherische Öl aus der Komplettdestillation, welche bis zu 24 Stunden dauern kann, wird *"Ylang Ylang complete"* genannt und besitzt die vollständigen Inhaltsstoffe. Es ist für jeden Hauttyp geeignet, da es die Produktion der Hautdrüsen (z.B. Talgdrüsen, Schweißdrüsen ...) normalisiert. Besonders fettige Haut profitiert davon in besonderer Weise. In tropischen Ländern wird es kombiniert mit Kokosöl oft für die Haarpflege verwendet. In dieser Verbindung fördert es auch die Bräunung der Haut.

Ylang Ylang wirkt blutdrucksenkend, hilft bei Herzrasen und nervöser Gereiztheit. Das Öl unterstützt die "weibliche Seite" und verleiht ein erotisches Körpergefühl. Zudem erleichtert es das Fallenlassen und Loslassen. Das Öl lässt Festgefahrenes wie von selbst fließen und hilft, den inneren Einklang zu finden.

Mischt sich gut mit:

Bergamotte, Muskatellersalbei, Sandelholz, Patschouli, Jasmin, Rosenholz.

Kontraindikationen:

Kann bei Überdosierung Kopfschmerzen verursachen. Ansonsten sehr gut verträglich!

Tipp | "Blaue Lagune" (Körperöl)

100 ml Jojobaöl
10 Tr. Ylang Ylang
8 Tr. Rosenholz
4 Tr. Vanille
8 Tr. Mandarine
4 Tr. Jasmin
6 Tr. Sandelholz

Tipp | "Sinnlichkeit" (Raumbeduftung)

4 Tr. Neroli in Jojoba
2 Tr. Rosenholz
2 Tr. Ylang Ylang

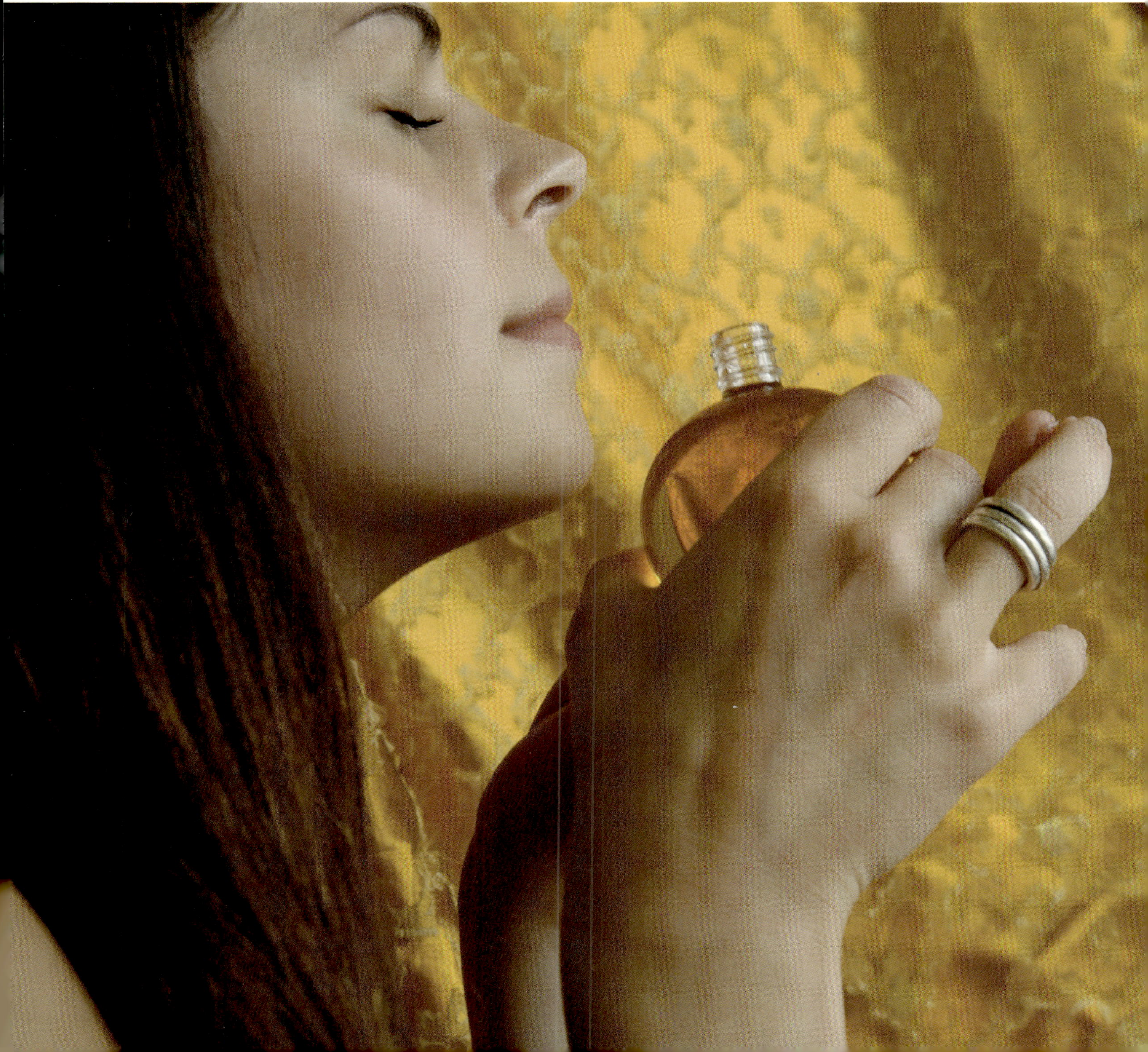

fenchel süß | foeniculum vulgare

DAS RICHTIGE ÖL, UM UNVERDAUTES ZU VERARBE TEN

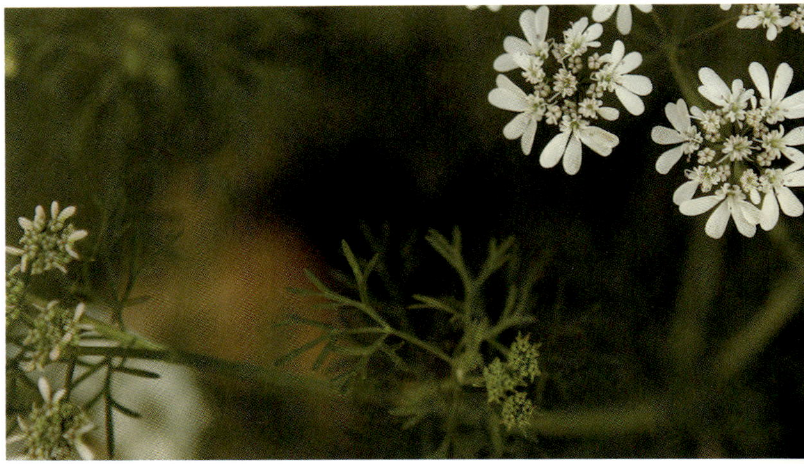

Der Fenchel ist ein Doldenblütler und stammt ursprünglich aus dem Mittelmeergebiet. Heute findet man ihn in ganz Europa und im asiatischen Raum. Das Öl wird durch Wasserdampfdestillation der zerdrückten Samen gewonnen. Es gibt unter anderem auch einen bitteren Fenchel, der in der Aromatherapie jedoch keine Anwendung findet. Fenchel ist nicht nur eine uralte Gewürzpflanze, sondern wird schon seit Urzeiten in der Volksmedizin verwendet. So wusste bereits Hildegard von Bingen von ihrem Nutzen, wenn sie schrieb: "Wie auch immer er gegessen wird, macht er den Menschen fröhlich, vermittelt ihm angenehme Wärme, guten Schweiß und eine gute Verdauung". Im Mittelalter wurde er als Schutz vor bösen Geistern eingesetzt. Wein mit Fenchelsamen angesetzt, so dachte man, bringt Schwung ins Liebesleben. Durch den Inhaltsstoff *Trans-Anethol* (bis zu 86%), der östrogenartig wirkt, sollte der süße Fenchel immer bewusst und vorsichtig dosiert werden. Viele mögen den anisartigen Geruch und den würzigen Geschmack, andere wiederum verabscheuen ihn. Bei Säuglingskoliken wird gerne Fencheltee gereicht. Aber nicht nur der Tee wirkt blähungswidrig, auch das ätherische Öl ist für diese Eigenschaft bekannt. Besonders für Erlebnisse, die schwer zu verdauen sind oder auf den Magen schlagen, eignet sich eine Massage mit Fenchelzusatz. Fenchel hilft, die Gefühlswelt zu ordnen und Unverdautes zu verarbeiten. Es ist ein ideales Öl für viele Frauenbeschwerden und wird erfolgreich bei ausbleibender, schmerzhafter oder unregelmäßiger Menstruation eingesetzt. Während der Stillphase, bei einem Milchstau oder zu geringer Milchproduktion kann man sich ein Basisöl mit Fenchel und Zitrone mischen und damit die Brustwarzen kreisförmig einreiben. Fenchel aktiviert ganz allgemein die mütterlichen Instinkte.

Mischt sich gut mit: Anis, Koriander, Rose, Pfefferminze.

Kontraindikationen:
Nicht in der Schwangerschaft. Nicht für Epileptiker. Für Langzeitbehandlungen ungeeignet.

Tipp | "3-Winde-Ölmischung"
(Baby-Bauchmassage)
50 ml Mandelöl
1 Tr. Fenchel süß
2 Tr. Mandarine
1 Tr. Sandelholz
1 Tr. Majoran
Im Urzeigersinn um den Nabel einmassieren - in immer größer werdenden Kreisen mit sanften Streichungen.

Tipp | "Appetitanregende Mischung"
3 Tr. Fenchel süß
2 Tr. Koriandersamen
Am besten in der Duftlampe zu verwenden.

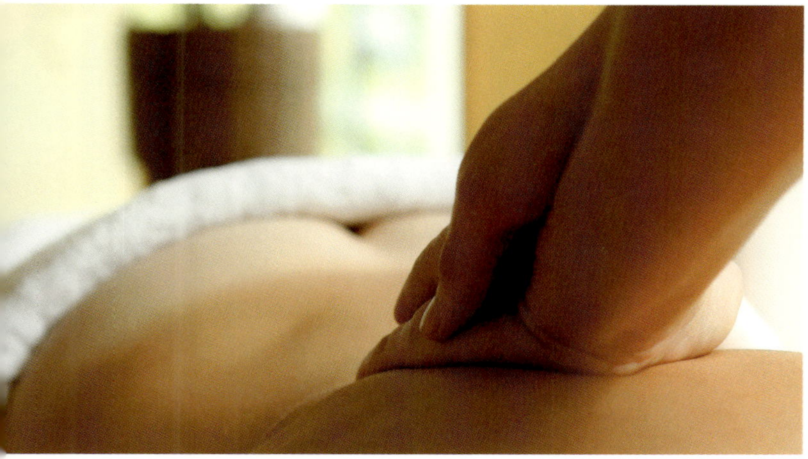

atlas zeder | cedrus atlantica

DER SANFTE RIESE

Tipp | "Trennungsschmerz"

3 Tr. Atlas-Zeder
2 Tr. Mandarine
1 Tr. Geranium

Tipp | "Shampoo gegen Haarausfall"

30 ml Shampoobasis
3 Tr. Atlas Zeder
3 Tr. Rosmarin
2 Tr. Salbei
2 Tr. Wacholder
2 Tr. Zitrone

Die Zeder stammt aus der Familie der Kiefergewächse. Es sind vier Zedernarten bekannt. Zwei Zedern, die *Cedrus atlantica* (Atlas-Zeder) und die *Cedrus deodara* (Himalaya-Zeder) liefern das ätherische Öl mittels Wasserdampfdestillation aus ihrem Holz. Die *Cedrus libani* (Libanonzeder) ist nicht mehr sehr weit verbreitet und ist jene Zeder, die öfters in der Bibel erwähnt wird.
„Auf die Höhe von Israels Bergland pflanze ich ihn. Dort treibt er dann Zweige, er trägt Früchte und wird zur prächtigen Zeder. Allerlei Vögel wohnen darin; alles, was Flügel hat, wohnt im Schatten ihrer Zweige". (Ezechiel 17,23)
Das ätherische Öl sollte sparsam verwendet werden, da die Bestände der Zedern massiv dezimiert werden. Zedernholz und sein ätherisches Öl vertreiben Insekten. Dies ist auch der Grund, weswegen Holzschindeln gerne aus Zedernholz gefertigt werden. Die Schindeln halten sich bis zu 60 Jahre gegen pflanzliche und tierische Schädlinge schadlos.
Das Öl des sanften Riesen ist sehr hautregenerierend und Balsam für Wunden und Hauterkrankungen. In der Körperpflege dient es der Vorbeugung und Behandlung von Cellulite. In der Haarpflege wird es bei Haarausfall (in Kombination mit Rosmarinöl) eingesetzt. Zudem kommt es bei unreiner und fettiger Haut zum Einsatz.
Es wirkt antiallergisch (z.B. bei Heuschnupfen) und hilft bei oder nach chronischen Erkrankungen. In Veränderungs- und Wandlungsphasen, die von dominanten Unsicherheitsgefühlen geprägt sind, sollte man sich der Atlas-Zeder erinnern.

Mischt sich gut mit:
Bergamotte, Eukalyptus, Orange, Edeltanne, Rose, Jasmin, Zypresse.

Kontraindikationen:
Keine! Achtung: immer auf die lateinische Bezeichnung achten, da viele amerikanischen *Cedar*-Arten als Zedernholz bezeichnet werden - im Grunde jedoch Wachholderarten sind!

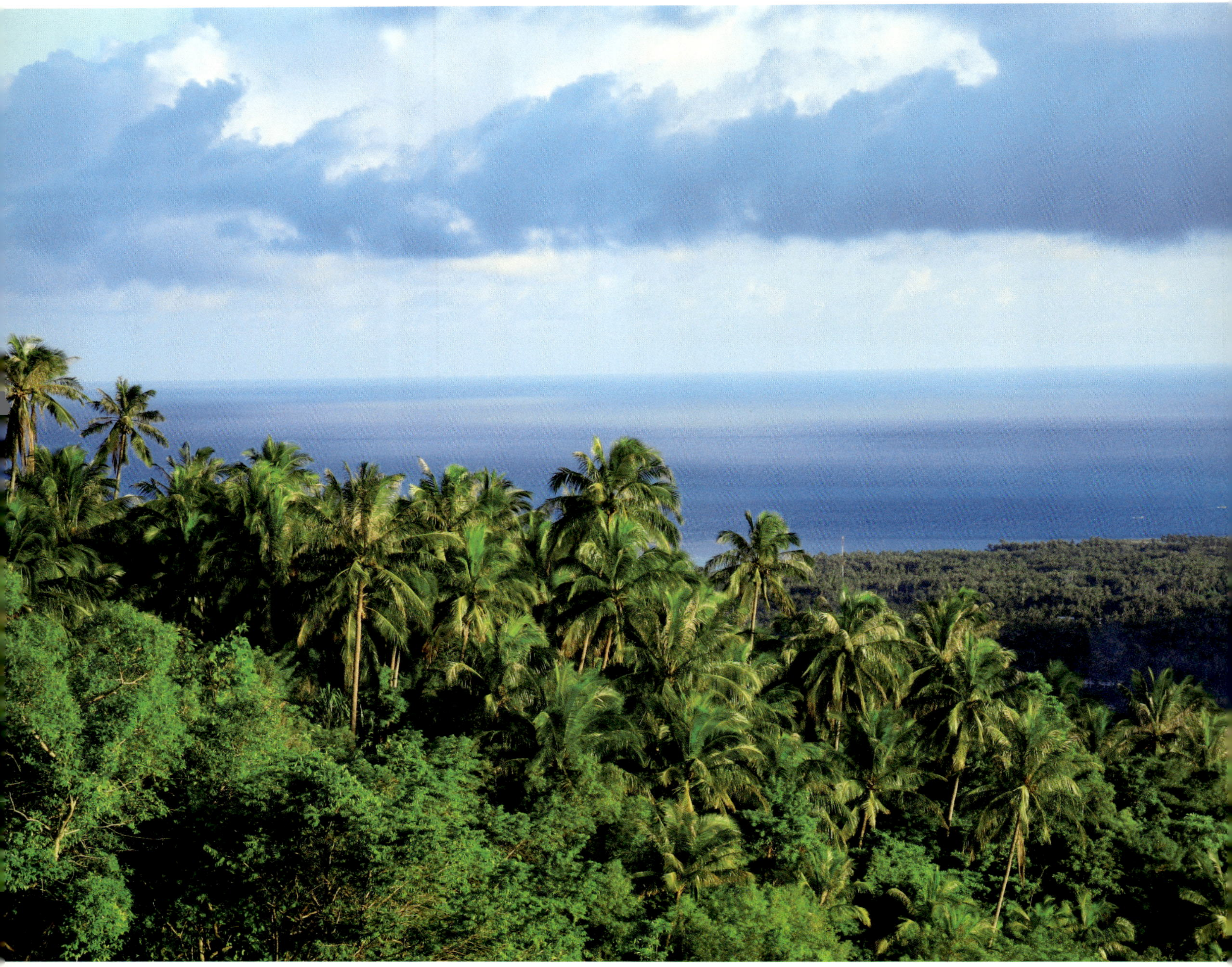

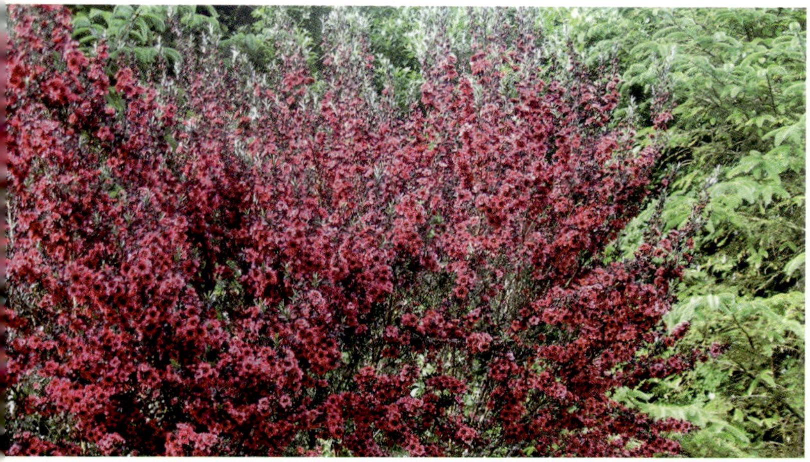

manuka | leptosperum scoparium

DAS PFLANZLICHE BREITBANDANTIBIOTIKUM

Tipp | "Fußpilz-Spray"

50 ml Rosenhydrolat
6 Tr. Manuka
2 Tr. Teebaum Wildwuchs
4 Tr. Rose
2 Tr. Rosmarin Ct. Cineol
1 Tr. Bergbohnenkraut

Die ätherischen Öle ins Hydrolat emulgieren und in eine Zerstäuberflasche füllen. Vor Gebrauch den Spray immer schütteln und die Füße 2-3mal täglich besprühen.

Tipp | "Schuppenflechte (Psoriasis)"

50 ml Hanfsamenöl
2 Tr. Manuka
2 Tr. Lavendel extra
2 Tr. Palmarosa
1 Tr. Bergamotte
1 Tr. Cistrose destilliert

Der Manukabaum ist in Neuseeland beheimatet und wächst dort beinahe wie ein Unkraut. Die Pflanze gehört zur Familie der Myrtengewächse. Für die Gewinnung des Öles werden die Blätter des bis zu 8 Meter hohen Baumes destilliert. Im Frühling trägt der widerstandsfähige Strauch wunderschöne kleine rosafarbene oder weiße Blüten. Das Manukaöl könnte man auch "neuseeländisches Teebaumöl" nennen und stellt eine wahrlich gute Alternative zum eigentlichen Teebaumöl dar. Besonders bei chronischen Beschwerden wirkt es stabilisierend. Die Ureinwohner Neuseelands (Maoris) nutzen die Blätter des Manukastrauches schon seit Jahrhunderten und sehen in ihm einen heiligen Baum. Sein Duft ist erdig, krautig und warm - in hoher Verdünnung warm und holzig. Durch den geringen 1,8-Cineol-Gehalt ist es ein sehr hautfreundliches Öl. Es wirkt sehr stark antibakteriell und infektionshemmend, hilft unter anderem auch bei MRSA (ein gegen Antibiotika resistenter Bakterienstamm, der Infektionen verursachen kann und manchmal in Seniorenheimen und Krankenhäusern vorzufinden ist). Gegen das sehr komplexe Ölgemisch kann dieser Bakterienstamm allerdings keine Resistenz entwickeln. Bei vielen Arten von Pilzen (z.B. Fußpilz, Nagelpilz) hilft es durch die fungiastische und fungizide Wirkung. Es beruhigt die Nerven, ist juckreizstillend und entzündungshemmend. In einem Körperöl (am besten zusammen mit Hanfsamenöl) bringt es Linderung bei Schuppenflechte (Psoriasis). Auf der psychisch-seelischen Ebene fühlen wir uns beschützt und ausgeglichen.

Mischt sich gut mit:
Geranium, Lavendel, Palmarosa, Rose, Teebaum, Zitrone.

Kontraindikationen:
Keine.

teebaum I melalauca alternifolia

DAS SCHWARZ-WEISS-ÖL

Dieser "Wunderbaum" aus Australien, dessen Wirkstoffe die Aborigines bereits seit Jahrtausenden nutzen, ist heute in aller Munde und äußerst beliebt. Im Zweiten Weltkrieg zählte das *Tea-Tree-Oil* bei Einsätzen in tropischen Gebieten zur Standardausrüstung. Da das Teebaumöl (aus der Familie der Myrtengewächse) ein großer Exportfaktor für Australien ist, wurde die Kultivierung der Pflanze staatlich gefördert. Es gibt daher auch sehr viele Studien über die Wirksamkeit des ätherischen Öles. Da die chemische Zusammensetzung, bedingt durch Standort und Erntezeitpunkt sehr unterschiedlich sein kann, gibt es von den australischen Behörden eine Richtlinie: Der 1,8-Cineol-Gehalt muss unter 15% liegen und der Gehalt an Terpinen-4-ol über 30%.
Der wissenschaftliche (lateinische) Name lässt sich wie folgt übersetzen: *melaleucus* = schwärzlich-weiß; *alternifolius* = wechselständig, was sich auf die Blätter bezieht. Die Rinde des Baumes ist tatsächlich schwarz-weiß und schält sich, weshalb der Baum in Australien auch *Paper bark tree* genannt wird. Das ätherische Öl des Teebaumes hat viele verschiedene und zum Teil sehr konträre Aspekte. Vor allem bei manchen Infektionen ist es durch die extrem antibakterielle und antivirale Wirkung effektiv einsetzbar. Es wirkt bei Immunschwäche, Insektenstichen, Verbrennungen, schlecht heilenden Wunden, Akne und Halsschmerzen. Psychisch gesehen unterstützt es besonders jene Menschen, die Schwierigkeiten haben, Entscheidungen zu treffen. Problematisch kann die unsachgemäße Lagerung des ätherischen Öles sein. Wenn eine Flasche angebrochen wird, kommt es durch die Reaktion mit Sauerstoff zur so genannten Peroxidbildung. Dabei können sich Freie Radikale bilden, die das ätherische Öl sehr hautreizend machen und in manchen Fällen zu allergischen Reaktionen führen. Der Endverbraucher sollte daher folgende Regeln unbedingt einhalten:
Bei Hautkontakt ist stets ein frisches Teebaumöl zu verwenden.
Nach dem Gebrauch ist die Flasche mit Glasperlen oder Steinen aufzufüllen.
Die Flasche ist immer gut zu verschließen sowie kühl und dunkel zu lagern.

Mischt sich gut mit:
Lavendel, Kamille blau, Thymian, Zitrone, Pfefferminze.

Kontraindikationen:
Bei oxidiertem Öl hautreizend. Ansonsten gut verträglich.

Tipp I "Akne-Spezial"

9 ml Alkohol (z.B. Weingeist oder Vodka)
4 Tr. Teebaum
2 Tr. Kamille blau
3 Tr. Lavendel
1 Tr. Thymian thymol
Die ätherischen Öle in den Alkohol tröpfeln und in einen "Roll-on-Behälter" füllen. Die Pickel mit dieser Mischung betupfen.

Tipp I "Insektenstich"

1 Tr. pur auf die betroffene Stelle.

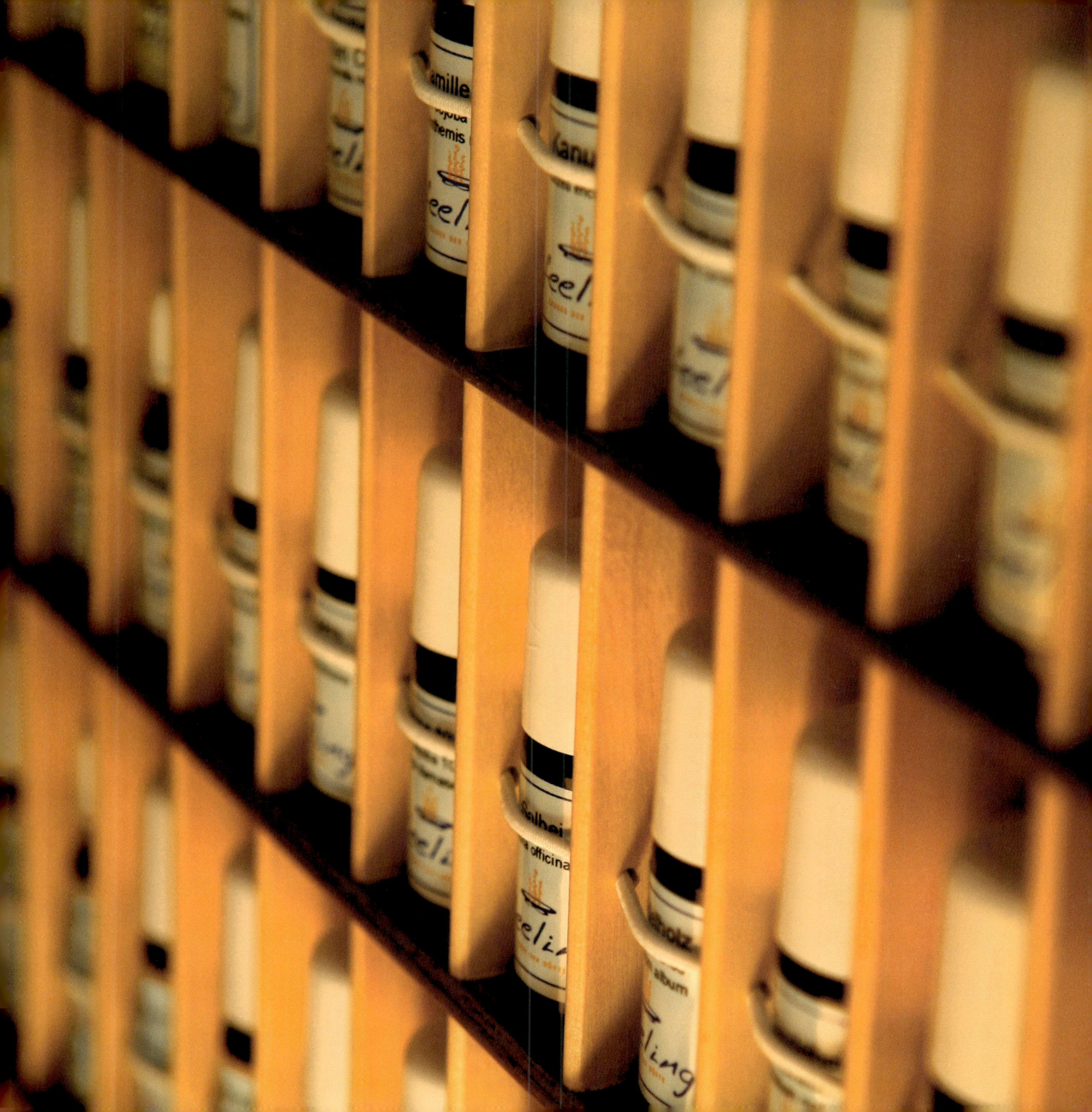
Jojoba
Salbei

jasmin I jasminum grandiflorum

DAS APHRODISIAKA

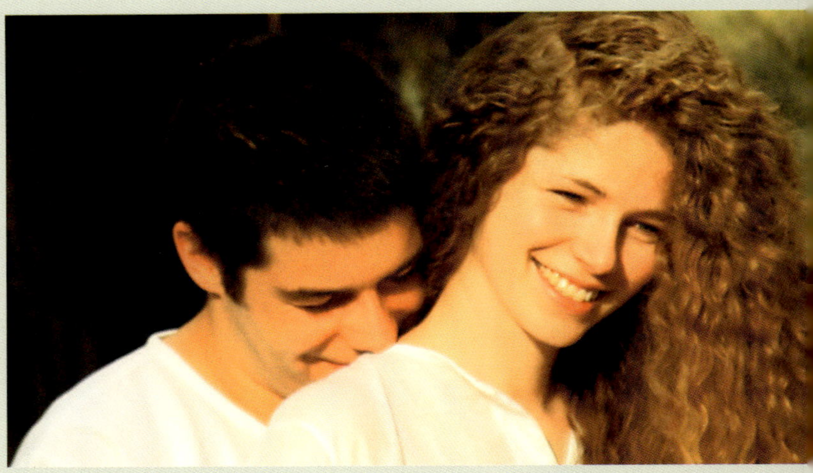

Jasmin ist eine Kletterpflanze mit kleinen duftintensiven weißen Blüten und gehört zur Familie der Ölbaumgewächse. Da die Blüten extrem empfindlich sind, kann das Öl nur durch Extraktion oder *Enfleurage* gewonnen werden. Für 1 kg Absolue werden 1.000 kg Blütenmasse benötigt. Das entspricht in etwa 8 Millionen frischen Blüten, die vor Sonnenaufgang von Hand gepflückt werden. Verständlicherweise zählt Jasminöl zu den teuersten und edelsten Blütenölen überhaupt. Mit den Jahren erhält das Absolue wie ein guter Wein eine gewisse Reife und Klasse. Das Absolue wird oft verdünnt (z.B. in Jojobaöl) angeboten, damit es für den Endverbraucher erschwinglich wird. Der Duft verströmt Erotik, Sinnlichkeit und wird von den meisten Frauen und Männern geliebt. Es ist ein Öl für die Partnerschaft, besonders bei Schwierigkeiten mit der Sexualität. Jasmin berührt die Sinne und vermag "eingeschlafene und festgefahrene" Partnerschaften zu beleben. Eine erotische Massage oder ein feines Bad mit ein paar Tropfen Jasminöl können wahre Wunder bewirken. Unsere Haut ist ein Spiegel unserer Seele. Wenn es uns schlecht geht, kann sich das auch auf unser Äußeres auswirken - oft in Form von Hautunreinheiten, Rötungen oder psychosomatischen Hauterkrankungen. Jasmin wirkt unterstützend, wenn es darum geht, Seele und Körper wieder in Einklang zu bringen. Wenn Frau den Duft mag, ist es darüber hinaus ein wundervolles Geburtsöl. In jedem Fall eine schöne Vorstellung, ein Neugeborenes mit einem Hauch von Jasmin in der neuen Welt zu empfangen.

Mischt sich gut mit:

Zitrone, Orange, Muskatellersalbei, Sandelholz, Rose, Zimt.

Kontraindikationen:

Keine!

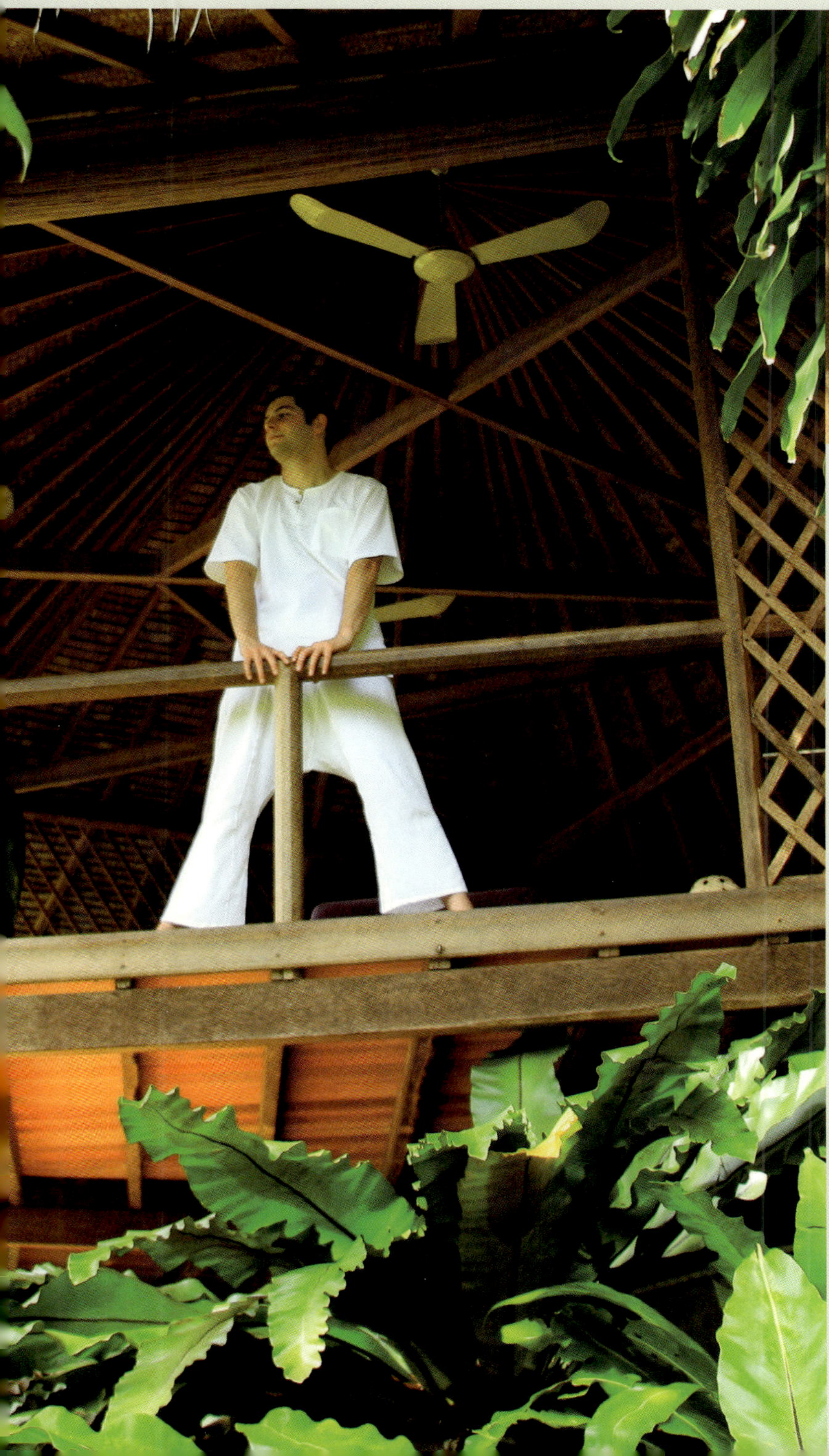

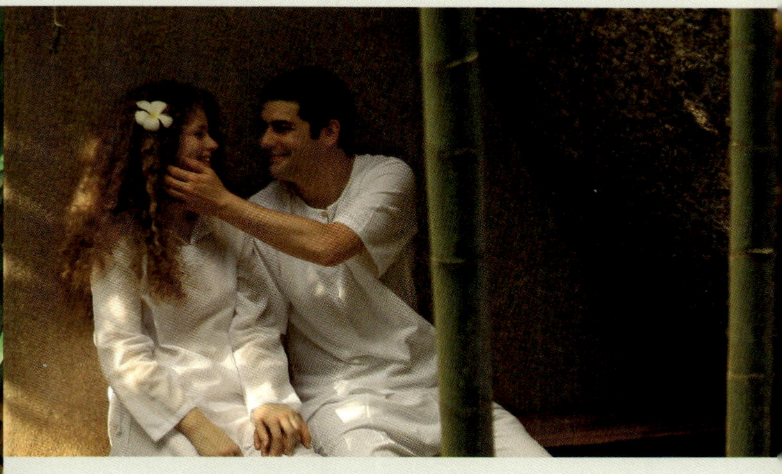

Tipp | "Badevergnügen zu Zweit"

2 EL Mandelöl Nativ

1 Tr. Jasmin

2 Tr. Neroli

2 Tr. Sandelholz

1 Tr. Styrax

2 Tr. Limette

Tipp | "Liebesnacht" (Raumbeduftung)

3 Tr. Ylang Ylang

2 Tr. Jasmin

1 Tr. Tonka

1 Tr. Zimt

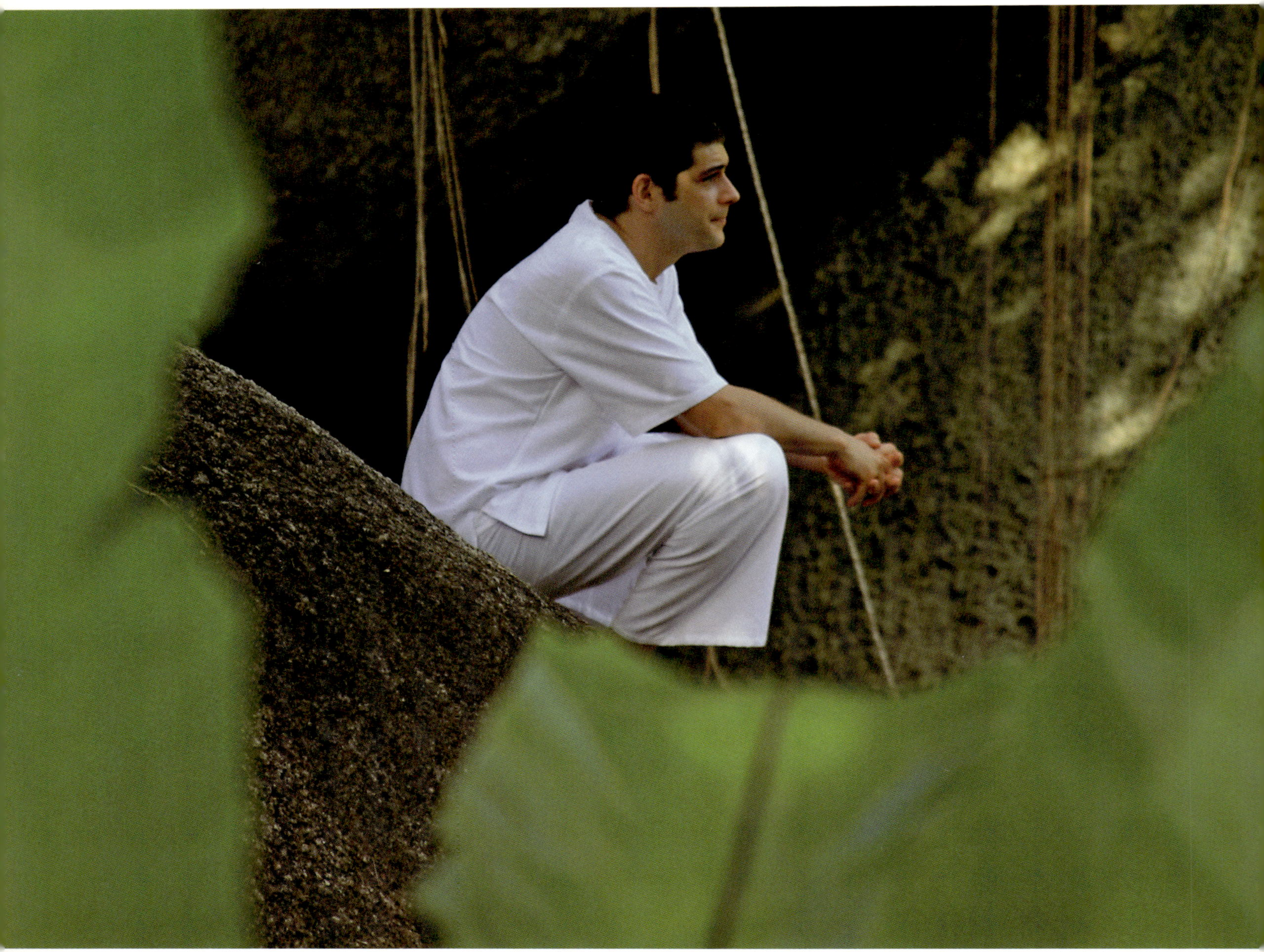

sandelholz | santalum album

Tipp | "Orientexpress" (Raumbeduftung)

2 Tr. Sandelholz

1 Tr. Rose

1 Tr. Zimt

1 Tr. Bergamotte

Tipp | "Bei Milchschorf"

10 ml Mandelöl nativ

1 Tr. Sandelholz

Die betroffene Stelle 2x täglich sanft einreiben.

Dieses Öl darf und muss kritisch betrachtet werden - nicht wegen seines Wirkungsspektrums, sondern aus ökologischer Sicht. Fakt ist, dass auf dem Weltmarkt mehr ätherisches Sandelholzöl im Umlauf ist, als es vorhanden sein kann. Daraus lässt sich schließen, dass sich viele gepanschte Öle, die jedoch als Sandelholz deklariert sind, im Umlauf befinden. Für die Destillation des Öls muss der Baum mindestens 30 Jahre alt sein und grundsätzlich wird nur das Kernholz für die Gewinnung genutzt. In Indien gibt es Gesetze die vorschreiben, dass für jeden gefällten Baum mindestens ein neuer Baum gepflanzt werden muss. Leider ist der Raubhandel groß, denn das Öl ist sehr beliebt und vor allem in der Parfumindustrie ein wichtiger Inhaltsstoff. Die beste Qualität des ätherischen Sandelholzöls kommt aus Mysore, der zweitgrößten südindischen Stadt. Als Alternative zum *Santalum album* könnte man auf das australische Sandelholzöl *(Santalum spicatum)* ausweichen. Leider muss auch beim australischen Sandelholzöl der ganze Baum gefällt werden und ist damit aus ökologischer Sicht keine Daueralternative. Der Sandelholzbaum ist ein Halbschmarotzer, lebt etwa sieben Jahre von einer anderen Pflanze und nimmt über seine Wurzeln deren Nährstoffe auf. Der Duft ist erdig und holzig. Sandelholz ist ein sehr mildes ätherisches Öl und kann bei einer guten Verdünnung (ca. 0,5%) sogar bei Babys angewendet werden. Es wirkt aphrodisisch, ausgleichend auf unsere Sexual- und Stresshormone, allgemein stärkend, leicht blutdrucksenkend und stimmungsaufhellend. Durch die stark desinfizierende Wirkung ist Sandelholz ein Bestandteil in vielen After-Shaves. Es pflegt trockene Haut, lindert Abszesse und Ekzeme. Viele Aromapraktiker berichten von beeindruckenden Erfolgen bei Sodbrennen. Dazu wird 1 Tr. Sandelholzöl auf einem Würfelzucker oder 1 TL Honig eingenommen. Psychisch-seelisch erdet es, öffnet den Zugang zur inneren Ruhe und regt die Kreativität an.

Mischt sich gut mit:
Jasmin, Ashwangandha, Rose, Champaca, Patchouli, Rosenholz.

Kontraindikationen:
Keine.

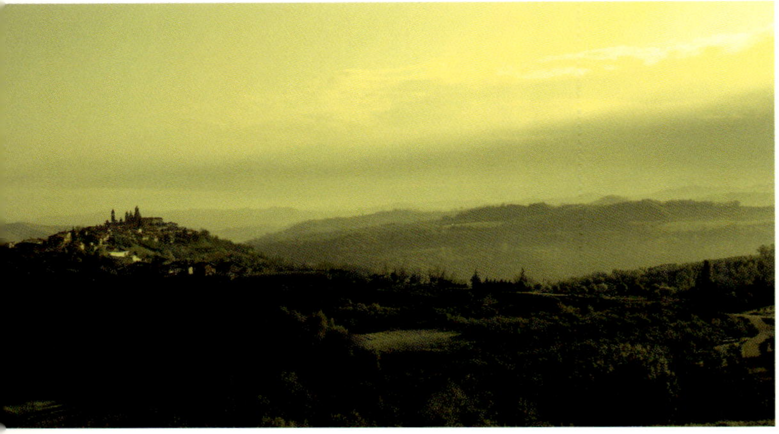

geranium | pelargonium graveolens

DAS HARMONIEÖL

Die Geranium oder auch Rosengeranie genannt gehört zur Familie der Storchschnabelgewächse, der etwa 430 verschiedene Sorten zugeordnet werden. Für die Ölgewinnung werden jedoch nur einige wenige Sorten verwendet (z.B. *Pelargonium roseum, P. odoratissimum, P. radula*).
Die bekannte „Balkongeranie" wird nicht für die Ölgewinnung benutzt. Das beste ätherische Öl liefern die Pflanzen der Inseln Reunion und Madagaskar. Diese Öle werden dann meistens als *„Geranium Bourbon"* bezeichnet. Für die Wasserdampfdestillation werden die duftintensiven Blätter verwendet. Obwohl für die Gewinnung die Blätter verwendet werden, zählt es in der Aromatherapie zu den Blütenölen. Der Duft ist blumig-frisch, ja beinahe rosenähnlich. Das Öl hilft bei Krampfadern, ist gewebestraffend und damit auch bestens bei Cellulite geeignet. Es wirkt adstringierend (zusammenziehend), ist ein ausgezeichnetes Öl bei verschieden Pilzinfektionen wie Haut- und Nagelpilz, fördert die Wundheilung und hilft bei Menstruationsbeschwerden. Wegen seiner positiven Wirkung auf die Haut wird es gerne bei fettiger, trockener und gereizter Haut in der Kosmetik eingesetzt. Psychisch-seelisch ist es ausgesprochen harmonisierend. Einerseits wirkt es sehr anregend bei Schwäche- und Müdigkeitsgefühlen, andererseits hilft es Ärger, Aufregung und Stresszustände zu beruhigen.

Mischt sich gut mit:
Sandelholz, Rose, Rosenholz, Basilikum, Zitrone, Bergamotte.

Kontraindikationen:
Bei empfindlicher Haut vorsichtig dosieren - ansonsten sehr gut verträglich.

Tipp | "Menstruationsbeschwerden" (Massageöl)

35 ml Johanniskrautöl
15 ml Mandelöl nativ
1 Tr. Basilikum
2 Tr. Bergamotte
1 Tr. Geranium
1 Tr. Lavendel
1 Tr. Ylang Ylang

Tipp | "Harmonie" (Raumbeduftung)

2 Tr. Geranium
1 Tr. Rose
1 Tr. Zedernholz
2 Tr. Sandelholz

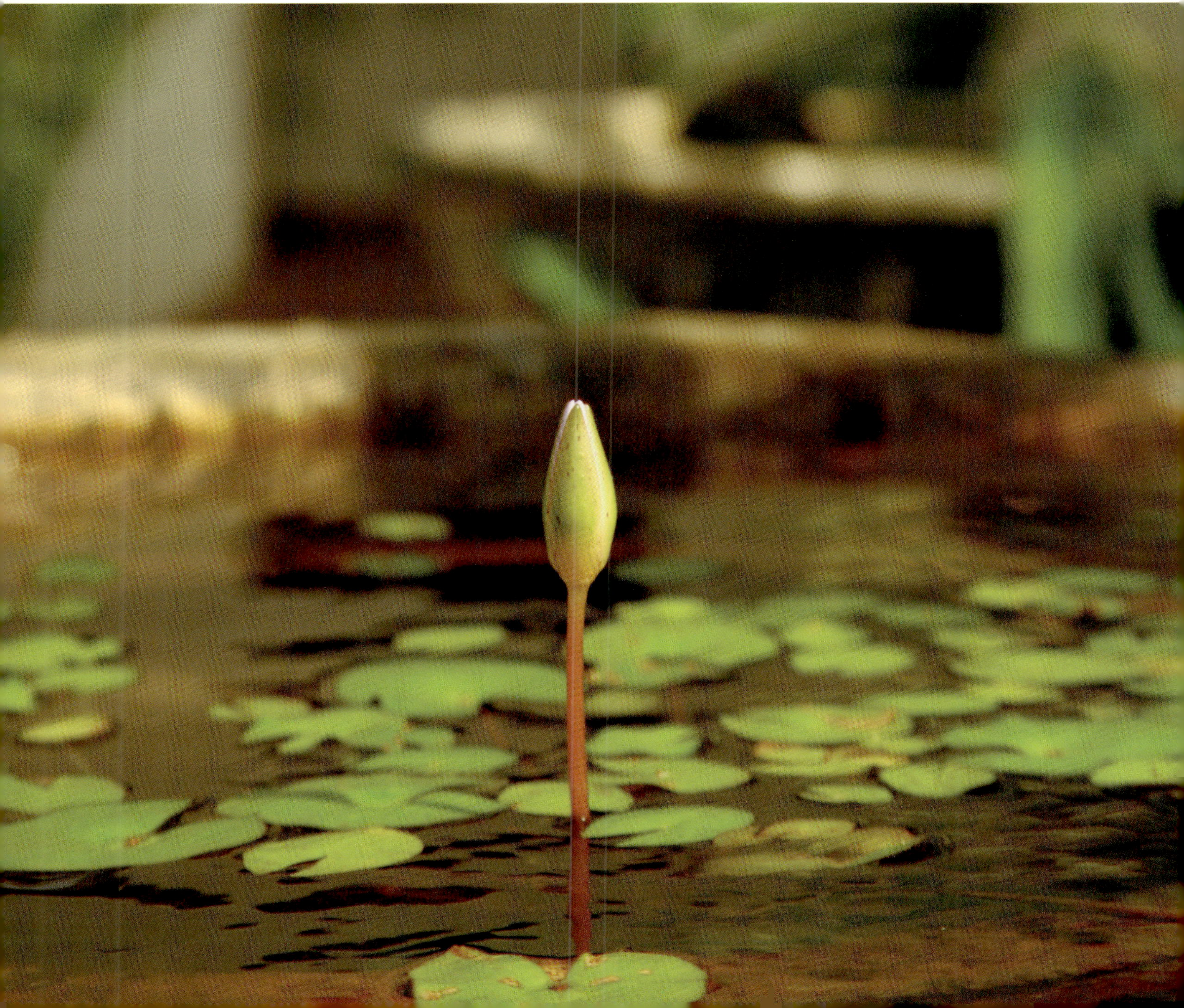

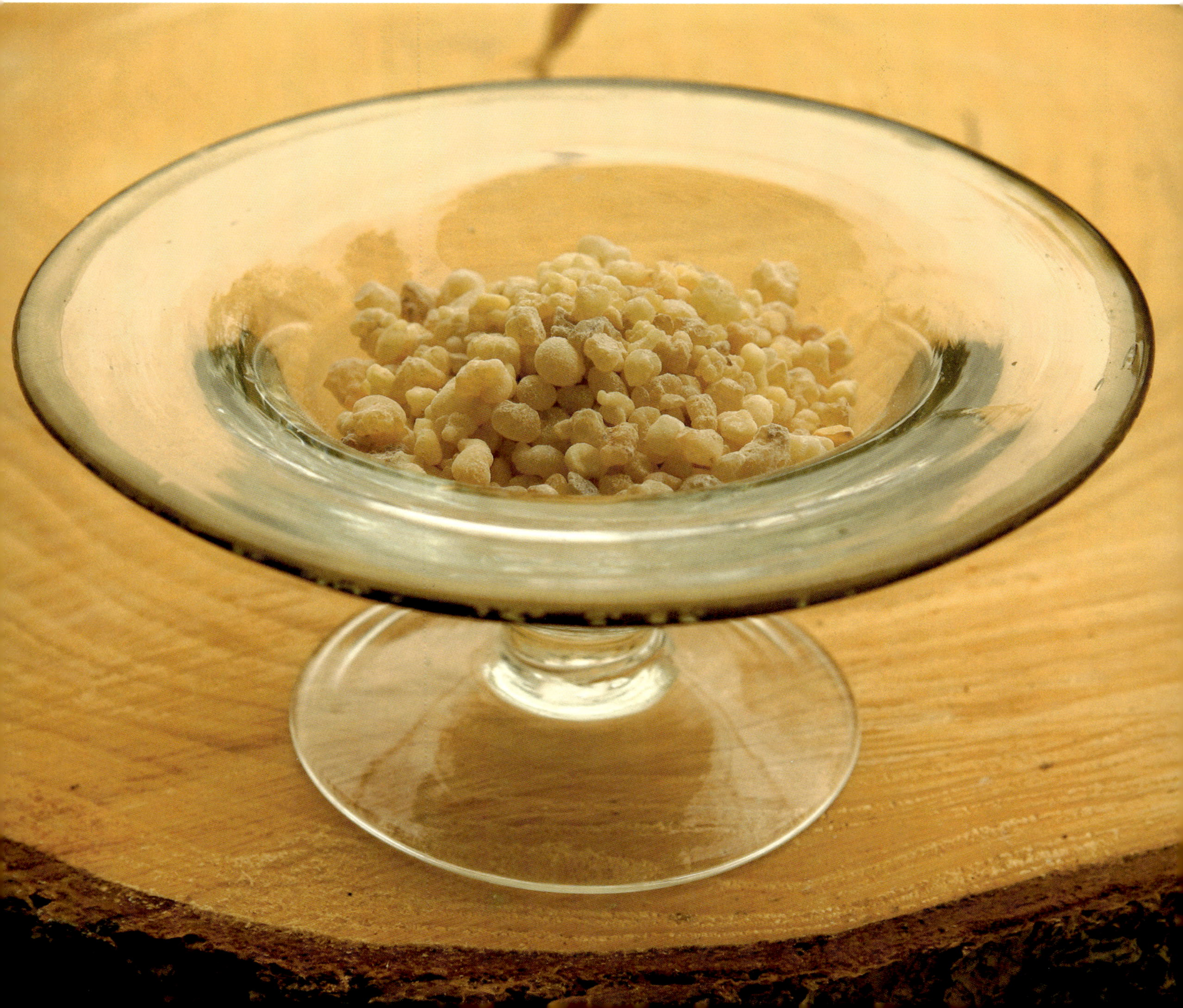

weihrauch I boswellia carterii (sacara)

DAS MEDITATIONSÖL

In den Trockengebieten von Afrika, Arabien und Indien wächst der Weihrauchbaum, im Volksnamen auch *Olibanum* genannt, der bis zu acht Meter hoch werden kann. Er spendet ein Harz, das schon seit sehr langer Zeit eine religiöse und auch medizinische Bedeutung hat. Weihrauch war und ist heute noch ein Symbol der Gottesverehrung, findet vor allem in katholischen und orthodoxen Kirchen als Räucherwerk seinen Platz. In Ägypten wurde Weihrauch für die Einbalsamierung von Mumien benutzt. Dadurch verwesten die Toten nicht, sondern trockneten zu Mumien aus. Eine der ältesten Handelsrouten der Welt - die Weihrauchstraße - führte vom Süden Arabiens zum Mittelmeer. Über diesen Verbindungsweg wurden der Weihrauch und viele andere Kostbarkeiten in die "Neue Welt" gebracht. Zur Gewinnung des ätherischen Öls wird der Weihrauchbaum angeritzt, aus dessen "Wunden" das begehrte Harz fließt, welches destilliert wird. Pro Jahr und Baum können etwa 3-10 kg Harz gewonnen werden. Sein Duft ist erdig, warm und mutet etwas mystisch an. Weihrauchöl wirkt stark entzündungshemmend und kommt gerne bei Darmerkrankungen wie *Morbus Chron* oder rheumatischen Beschwerden zum Einsatz. Seine Wirkung ist längst bekannt und bestens dokumentiert. So wundert es nicht, dass es mehrere Fertigpräparate mit dem hocheffektiven Inhaltsstoff *Boswelliasäure* gibt. Bei Erkältungskrankheiten wie Bronchitis erleichtert die Inhalation von Weihrauch das Abhusten. In der Hautpflege wird die "kittende" Wirkung genutzt, wovon besonders ältere Haut profitiert. Das Öl beschleunigt den Heilungsprozess von Wunden und "verschönert" Narben. Als Raumduft ist Weihrauch ein ideales Meditationsöl. Es vertieft die Atmung, erleichtert das Loslassen und fördert die Konzentration. Der eingeatmete Duft zentriert uns und erweitert unsere geistigen Grenzen. Eine friedvolle Erfahrung des Geschehenlassens führt uns zu neuen geistigen Ufern.

Mischt sich gut mit:
Rose, Orange, Bergamotte, Myrte, Kardamom, Zitrone.

Kontraindikationen:
Keine.

Tipp I "Meditationsduft"
(Raumbeduftung)
3 Tr. Weihrauch
1 Tr. Muskatellersalbei
2 Tr. Rose
1 Tr. Litsea Cubeba

Tipp I "Körperöl für alternde Haut"
30 ml Jojobaöl nativ
20 ml Macadamia-Nussöl
8 Tr. Weihrauch
5 Tr. Lavendel
5 Tr. Rose
4 Tr. Neroli

zimtrinde | cinnamommum verum

DAS SEELENWÄRMERÖL

Den Duft von Zimt verbinden viele Menschen mit der Weihnachtszeit, da Zimt besonders in der kalten Jahreszeit seinen Platz in der Küche findet, um Gebäck, Glühwein und Süßspeisen zu verfeinern. Man unterscheidet drei verschiedene ätherische Zimtöle. Die Zimtrinde *(Cinnamommum verum)*, die Zimtblätter *(Cinnamommum verum)*, sowie den Cassiazimt oder Chinesischen Zimt *(Cinnamomum aromaticum)*, gewonnen aus den Blättern des Zimtbaumes. Alle drei Arten werden durch Wasserdampfdestillation gewonnen. Im ätherischen Zimtrindenöl ist der hautreizende Inhaltsstoff *Zimtaldehyd* bis zu 85% enthalten. Im Zimtblätteröl kommen davon nur 3% vor. Andererseits enthalten die Zimtblätter den etwas milderen, jedoch ebenfalls reizenden Inhaltsstoff *Eugenol* (bis zu 70%). Zimtblättern fehlt durch den geringen Anteil an *Zimtaldehyd* die warme, süßliche Duftnote. Das Öl wird aber in der Aromatherapie bevorzugt eingesetzt, da es etwas milder ist. Der Cassiazimt hat den süßesten Duft, ist jedoch aufgrund seiner Inhaltsstoffe die aggressivste Art. Zimtöl kann dennoch bedenkenlos verwendet werden, wenn folgende Regeln beachtet werden: für Bäder und Körperöle immer stark verdünnt einsetzen (höchstens 1%). Für Kinder generell nur für die Raumbeduftung geeignet. Um den Zimt "milder" zu machen wird er mit verschiedenen Ölen wie Mandarine, Orange, Grapefruit oder Zitrone gemischt. Zitrusöle haben einen hohen Gehalt an Limonen und dieser Inhaltsstoff dient sozusagen als Puffer. Zimtrinde wirkt stark antibakteriell, antiviral, immunmodulatorisch und leicht schmerzlindernd. Es fördert die Durchblutung und lindert dadurch Muskelschmerzen. Als Körperöl eingesetzt, hilft es bei Cellulite.

Zimt wärmt körperlich und seelisch. Besonders gefühlskalten Menschen, die eine Mauer um sich errichtet haben, hilft es sich wieder zu öffnen. Bei sexueller Unlust vermittelt es Wärme und regt die Phantasie an. Zimt ist ein typischer Duft für die Weihnachtszeit. Er beseelt das Zuhause mit einem freundlichen und warmen Ton und vermittelt eine friedvolle Atmosphäre der Geborgenheit.

Mischt sich gut mit:

Orange, Vanille, Muskatnuss, Nelke, Mandarine, Kardamom.

Kontraindikationen:

Nicht in der Schwangerschaft einsetzen. Stets gut verdünnen, da es stark hautreizend wirkt!

Tipp | "Weichnachtszeit" (Raumbeduftung)

1 Tr. Zimtrinde
3 Tr. Orange
1 Tr. Vanille

Tipp | "Kaminzauber" (Raumspray)

40 ml Alkohol
10 ml Orangenblütenhydrolat
1 Tr. Zimtrinde
8 Tr. Mandarine
3 Tr. Silbertanne
2 Tr. Kardamom
8 Tr. Grapefruit

Vor Gebrauch schütteln!

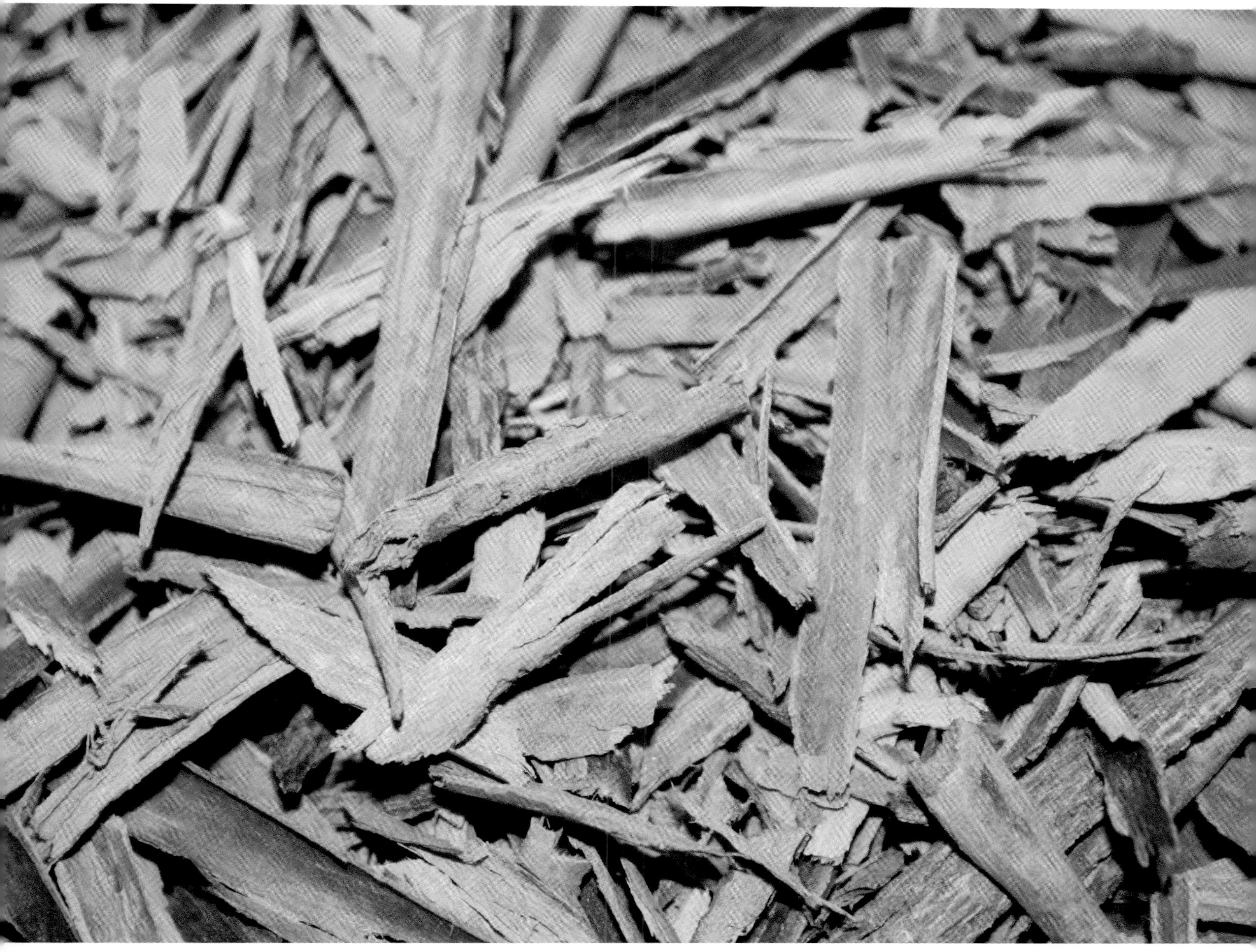

immortelle | helicrysum italicum

DIE UNSTERBLICHE

Die Immortelle - auch Currykraut, Katzenpfötchen, Strohblume oder Sonnengold genannt, ist eine sonnenhungrige Pflanze und wächst auf kargen Böden rund um das Mittelmeer. Sie gehört wie auch die Kamille zur Pflanzenfamilie der Korbblütler. Die Blüten sind goldgelb und behalten ihre Farbe auch im getrockneten Zustand, weshalb sie auch „Die Unsterbliche" genannt wird. In der ersten Sommerhälfte wird das blühende Kraut abgeschnitten und destilliert oder extrahiert. Das Öl der Immortelle duftet würzig, etwas krautig und leicht honigartig.

Bei einem *Hämatom* (Bluterguss) bewirkt die Immortelle wahre Wunder. Schon 1-3 Tropfen (ausnahmsweise unverdünnt) auf die betroffene Hautstelle geben und der unschöne blaue Fleck ist innerhalb weniger Tage kaum mehr zu sehen oder sogar ganz verschwunden. Bei einem Lymphstau beschleunigt die Immortelle den Flüssigkeitsabtransport und die Entgiftung des Gewebes. Die Kombination von Sanddornöl und Immortelle ergibt einen wundervollen Hautschutz (beispielsweise vor einer Strahlentherapie). In einem Gesichtsöl oder einer Salbe hilft es bei entzündeter Haut, geplatzten Äderchen (*Couperose)* und schuppiger Haut. Bei traumatischen Erlebnissen ist Immortelle ein ebenso hilfreiches wie unterstützendes Öl.

Seelische Verletzungen können leichter verarbeitet werden, da die Immortelle antidepressiv wirkt und hilft, den Blick auf das Wesentliche zu fokussieren. Personen, die für eine Aufarbeitung ihrer Seelenverletzungen noch nicht bereit oder willens sind, sollten diesen Prozess nicht mit der Immortelle erzwingen. Eine Anwendung könnte dann wie ein Sprung ins kalte Wasser wirken und innerlich unnötig aufwühlen oder verwirren.

Man könnte sagen, dass die Immortelle (psychisch gesehen) ein Duft für Fortgeschrittene und sehr erfahrene Aromatherapeuten darstellt.

Mischt sich gut mit:

Bergamotte, Cistrose, Grapefruit, Melisse, Rose, Zitrone, Zypresse.

Kontraindikationen:

Keine!

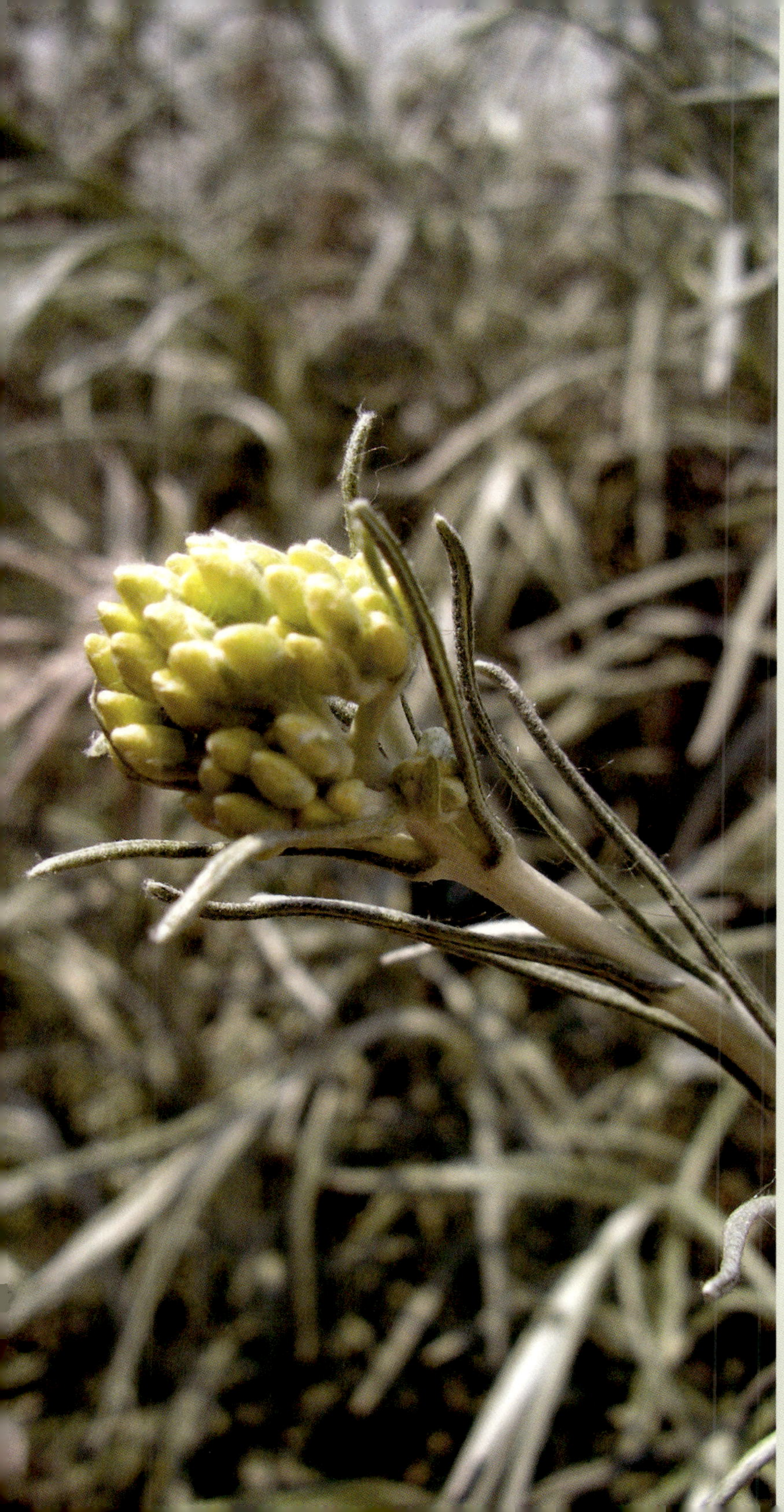

Tipp | "Unterstützung des Lymphflusses"

50 ml Mandelöl Nativ

5 Tr. Bergamotte

2 Tr. Geranium

1 Tr. Immortelle

4 Tr. Lavendel

3 Tr. Sandelholz

4 Tr. Zitrone

Nach einer Lymphdrainage sanft auftragen.

nelkenknospe | syzygium aromaticum

DAS RICHTIGE ÖL, UM DAS INNERE FEUER ZU WECKEN

Jeder von uns kennt den Duft der Nelke – er weckt in den meisten Menschen eine weihnachtliche Stimmung. Früher zählte die Nelke zu den teuersten Gewürzen überhaupt und wurde zum Teil als Wundermittel gehandelt. Das ätherische Öl wird durch Wasserdampfdestillation der Blüten oder Blätter des Gewürznelkenbaums gewonnen. Das aus den Knospen gewonnene Öl ist etwas teurer und duftet eindeutig wärmer. Das Blätteröl hingegen riecht etwas krautiger. Durch den hohen Gehalt an *Eugenol* ist das Nelkenblätteröl noch stärker beziehungsweise auch aggressiver als das Nelkenknospenöl. Das ätherische Öl der Nelkenknospe wirkt stark antiseptisch, schmerzstillend, krampflösend, stärkend und anregend. Eine der Hauptindikationen ist jedoch der Zahnschmerz sowie die Behandlung von Schwellungen am Zahnfleisch. Aus diesem Grund findet sich Gewürznelkenöl in vielen Zahnpasten und Mundwässern. Auf der Haut wirkt dieses Öl desinfizierend und hilft bei Magen-Darm-Problemen, Durchfall und Blähungen. Vorsicht, denn Nelkenöl kann die Haut reizen! Für die äußere Anwendung sollte dieses ätherische Öl äußerst gering dosiert und am besten in der Armbeuge vorgetestet werden.
Die korrekte Verdünnung ist zu beachten und überaus wichtig!
Auf mentaler Ebene fördert das ätherische Öl der Nelkenknospe die Konzentrationsfähigkeit und aktiviert die Denkvorgänge, besonders nach längerer geistiger Arbeit.

Mischt sich gut mit:
Anis, Fenchel, Kümmel, Zimt, Kardamom, Ingwer, Orange, Mandarine.

Kontraindikationen:
Die beiden Öle der Gewürznelke sind für Schwangere und Kinder nicht geeignet.

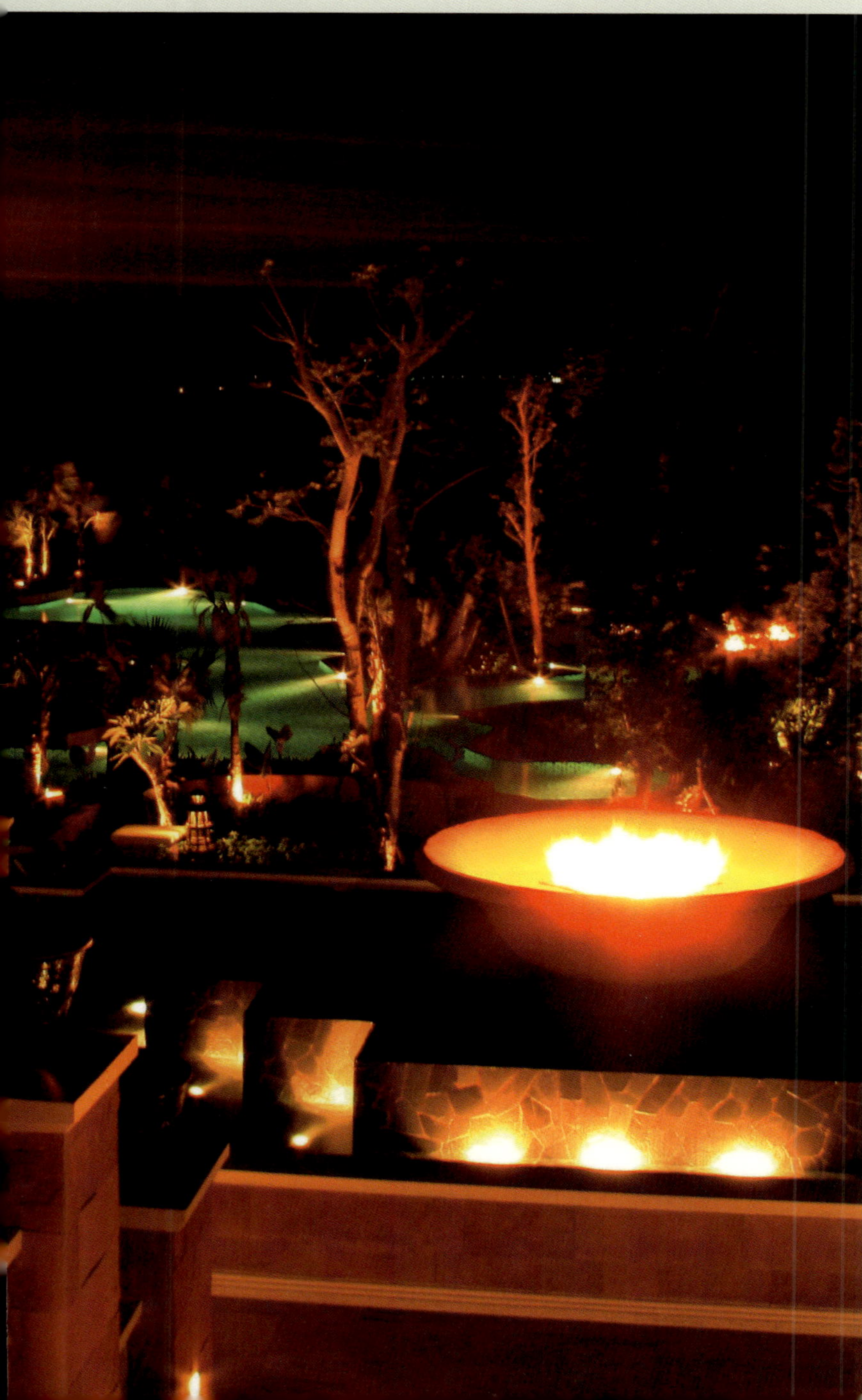

Tipp I "Weihnachtszeit"
(Duftkomposition)
5 Tr. Orange
1 Tr. Gewürznelke
1 Tr. Zimtrinde

Tipp I "Zahn- und Mundpflege"
Bei Zahnschmerz 1-2 Tropfen Gewürznelkenöl auf einen Wattebausch geben und diesen auf den schmerzenden Zahn legen. Für ein Mundwasser einfach 1 Tr. Gewürznelke und 1 Tr. Salbei in ein Glas Wasser träufeln und gut verrühren. Zur Spülung von Mund und Rachenraum.

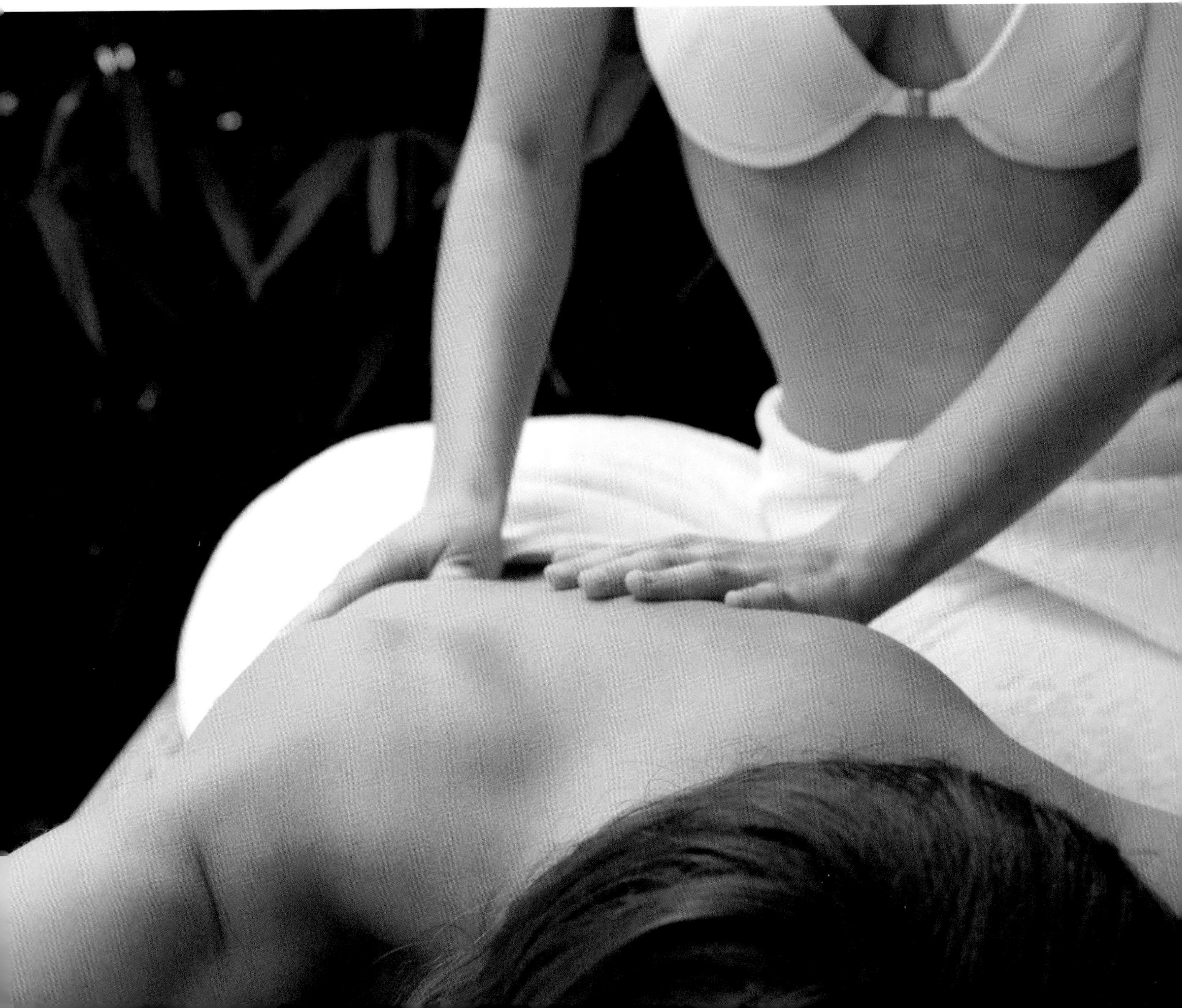

grapefruit I citrus paradisi

DAS ÜBERRASCHUNGSÖL

Tipp I "Paradies" (Körperöl)

50 ml Mandelöl nativ

6 Tr. Grapefruit

3 Tr. Muskatellersalbei

2 Tr. Neroli

5 Tr. Orange

3 Tr. Petitgrain

1 Tr. Rose

Tipp I "Küchenfee" (Raumbeduftung)

2 Tr. Grapefruit

2 Tr. Lemongrass

2 Tr. Zirbelkiefer

Für eine frische und fruchtige Atmosphäre in der Küche.

Die Grapefruit gehört wie die Zitrone und Orange zur Familie der Rautengewächse. Es wird vermutet, dass die Grapefruit eine natürliche Kreuzung der Pampelmuse *(Citrus maxima)* und der Orange *(Citrus sinensis)* ist. Die Ölbehälter liegen auf der Schale und sind sogar mit dem freien Auge sichtbar. Durch Pressen oder Zentrifugieren wird das ätherische Öl gewonnen. Heimat der Grapefruit sind fast alle subtropischen Länder. Besonders die USA beherbergt riesengroße Plantagen mit den immergrünen Grapefruitbäumen. Das Fruchtfleisch ist sehr sauer und so überrascht der fruchtig-spritzige Duft, den die Essenz verströmt. Das ganz besondere Etwas verleihen dem Öl die Inhaltsstoffe *Mercaptan* und *Nootkaton*, welche isoliert nach Fäkalien riechen. Die Essenz besitzt fiebersenkende und zusammenziehende Eigenschaften. Bei verrauchten Räumen und schlechten Küchengerüchen wird es gerne zur Desinfektion und Raumluftverbesserung benutzt. Anwendungsgebiete des Grapefruitöls sind Cellulite, Krampfadern, fettige- und gestaute Haut sowie Akne. Der Duft der Grapefruit fördert die Ausschüttung von Endorphinen - also Botenstoffen, die unvermittelt Glücksgefühle auslösen. Endorphine sind jedoch auch bei Unfällen im Spiel und senken als verantwortliche Botenstoffe die Schmerzempfindung im Sinne eines Schutzmechanismus. Der liebenswerte Duft des Grapefruitöls vermittelt unserem Geist ein Gefühl von Fröhlichkeit, Leichtigkeit, Lebensfreude, Liebe und Schwerelosigkeit - man möchte die ganze Welt umarmen. In Erschöpfungssituationen und Tagen der Niedergeschlagenheit helfen ein paar Tropfen Grapefruit, alles ein wenig gelassener und lockerer zu sehen.

Mischt sich gut mit:
Orange, Zitrone, Limette, Muskatellersalbei, Melisse, Weihrauch, Rose.

Kontraindikationen:
Kann bei einer Überdosierung oder der Verwendung von altem oxidierten Öl hautreizend sein.

orange | citrus sinensis

EIN TOLLES ÖL FÜR AROMANEULINGE

Der Orangenbaum liefert drei verschiedene ätherische Öle: das Öl aus den Schalen (Orange I *Citrus sinensis*), aus den Zweigspitzen und Blättern (Petitgrain I *Citrus aurantium*) und aus den Blüten (Neroli I *Citrus aurantium*). Der Bitterorangenbaum *(Citrus aurantium)* ist noch vor dem Süßorangenbaum *(Citrus sinensis)* aus dem fernen Osten eingeführt worden. Das ätherische Öl aus der Schale der Orange liefert eines der beliebtesten Aromaöle mit hohem therapeutischem Wert. Es duftet süß, fruchtig, warm und lebendig! Es hilft vor allem in Situationen, in denen man dazu tendiert, alles zu ernst zu nehmen und zu jammern. Die Essenz vermittelt Wärme, Heiterkeit und ein Gefühl der Unbeschwertheit. Sie nimmt die Angst vor unbekannten Situationen und macht neugierig auf ungewohntes Terrain. Orangenöl beruhigt, entspannt und baut auf. Es stärkt Gemüt und Herz, hilft die Dinge mit einer warmen Offenheit zu sehen. Wissenschaftliche Studien haben gezeigt, dass ätherisches Orangenöl die Zirbeldrüse stimuliert, welche das lichtabhängige Hormon *Melatonin* produziert und somit auch bei depressiven Verstimmungen Linderung verschaffen kann. Orangenöl hilft bei Verdauungsbeschwerden, Blähungen, Magen- und Darmkrämpfen. Es strafft insbesondere das schwache Bindegewebe und hilft ganz allgemein bei körperlichen Schmerzen und Schwächezuständen.

Das ätherische Öl der Orange verleiht sämtlichen Duftkompositionen eine weichliche, süße Note und ist auf Grund seiner dankbaren Anwendung selbst für Aroma-Neulinge ein Öl, mit dem man problemlos tolle Erfolge erzielen kann.

Mischt sich gut mit:
Koriander, Thymian, Jasmin, Neroli, Petitgrain, Weihrauch, Patchouli, Vanille, Gewürznelke, Zimt. Kann mit sehr vielen Düften kombiniert werden.

Kontraindikationen:
Bei Überdosierung (vor allem im warmen Badewasser) hautreizend. Wirkt leicht photosensibilisierend - deshalb direkte Sonneneinstrahlung vermeiden.

Tipp I "Happy-Feeling" (Raumbeduftung)

- 6 Tr. Orange süß
- 3 Tr. Neroli
- 2 Tr. Ylang Ylang

Tipp I "Harmonie" (Körperöl)

- 50 ml Jojobaöl
- 2 Tr. Geranium
- 5 Tr. Wacholderbeere
- 5 Tr. Lavendel
- 6 Tr. Orange

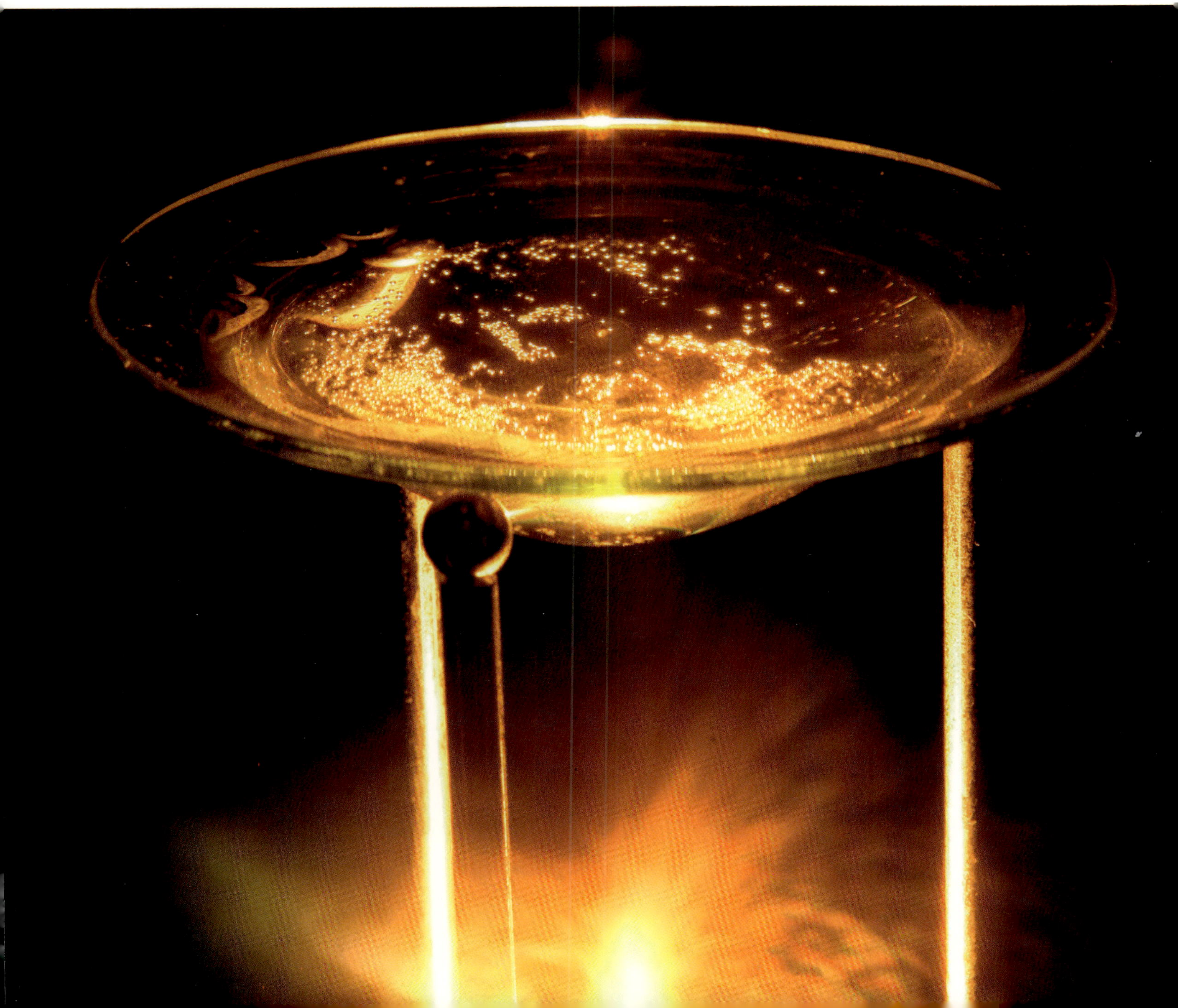

petitgrain | citrus aurantium

DAS LEICHTIGKEITSÖL

Petitgrainöl wird durch Wasserdampfdestillation der Zweigspitzen und Blätter des Bitterorangenbaums gewonnen. Es duftet fruchtig-frisch mit einer herben Note und ähnelt in seiner Zusammensetzung und Wirkung dem Neroli, das aus den Blüten gewonnen wird. Petitgrain stärkt den Geist und das Gedächtnis, fördert die Konzentration, erfrischt, bringt Klarheit in die Emotionen, wirkt entspannend und ausgleichend auf die Nerven. Es befördert Sonne und Licht ins Leben, ist stimmungserhellend und eignet sich damit als "Antidepressivum". Zudem verspricht es Besserung bei Niedergeschlagenheit, Nervosität, Schlafstörungen und Stresssymptomen. Auch Kinder lieben die fruchtige Frische dieses ätherischen Öls. Gerade in einer "Lernmischung" kann es Kindern in stressigen Prüfungssituationen helfen, sich zu konzentrieren und Ruhe zu bewahren.
Auf die Haut wirkt es reinigend und straffend, doch sollte es mit Bedacht angewendet werden, da Zitrusöle im Allgemeinen eine kurze Haltbarkeit aufweisen und "alte Öle" Hautreizungen hervorrufen könnten. Immer auf Qualität und Frische achten!

Mischt sich gut mit:
Rosmarin, Lavendel, Geranie, Ylang Ylang, Ratrani, Neroli, Bergamotte, Orange, Grapefruit.

Kontraindikationen:
Keine.

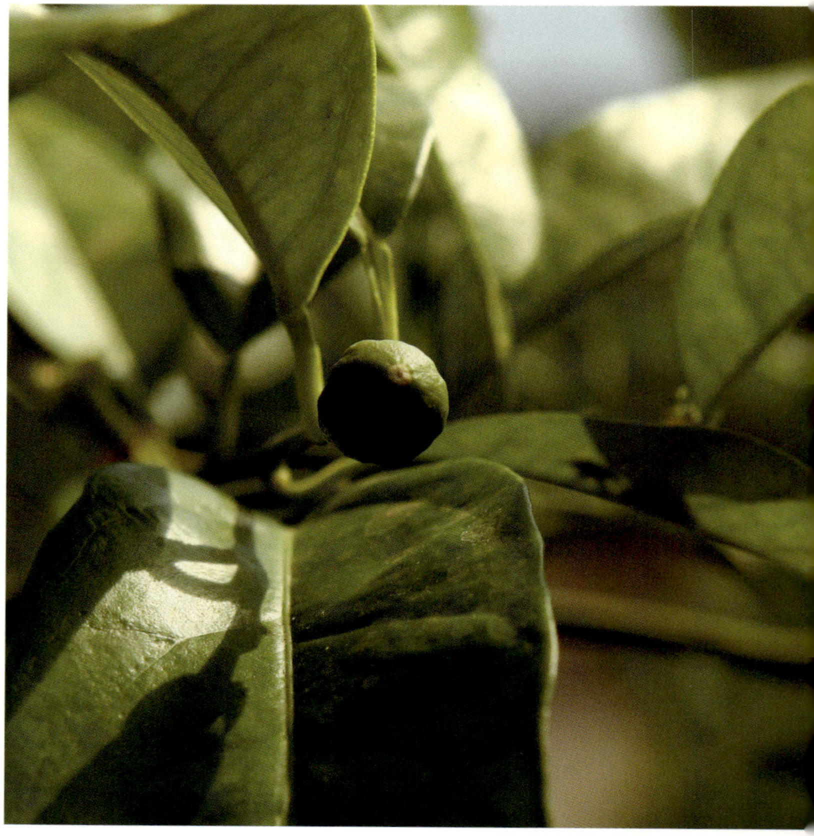

Tipp | "Duftkomposition für depressive Verstimmungen. Bringt Licht ins Leben!"

3 Tr. Petitgrain

3 Tr. Bergamotte

2 Tr. Geranium

2 Tr. Ylang Ylang

Diese Duftkomposition kann in der Duftlampe eine angenehm wohnliche Atmosphäre verbreiten. In 5ml Jojoba oder Weingeist kann diese Kreation zudem als "erhellendes Parfum" einen guten Dienst leisten.

Tipp | "Lernmischung für helle Köpfe"

5 Tr. Petitgrain

2 Tr. Grapefruit

1 Tr. Pfefferminze

1 Tr. Zypresse

Eine spezielle Lernmischung sollte immer nur für ein Fach angewendet werden (für ein anderes Fach wiederum eine etwas andere Mischung).
Zur Prüfung wird dann die Mischung in die Schule mitgegeben. Wenige Tropfen auf einem Taschentuch genügen, um den mit dem Duft verbundenen Lernstoff wieder zugänglich zu machen!

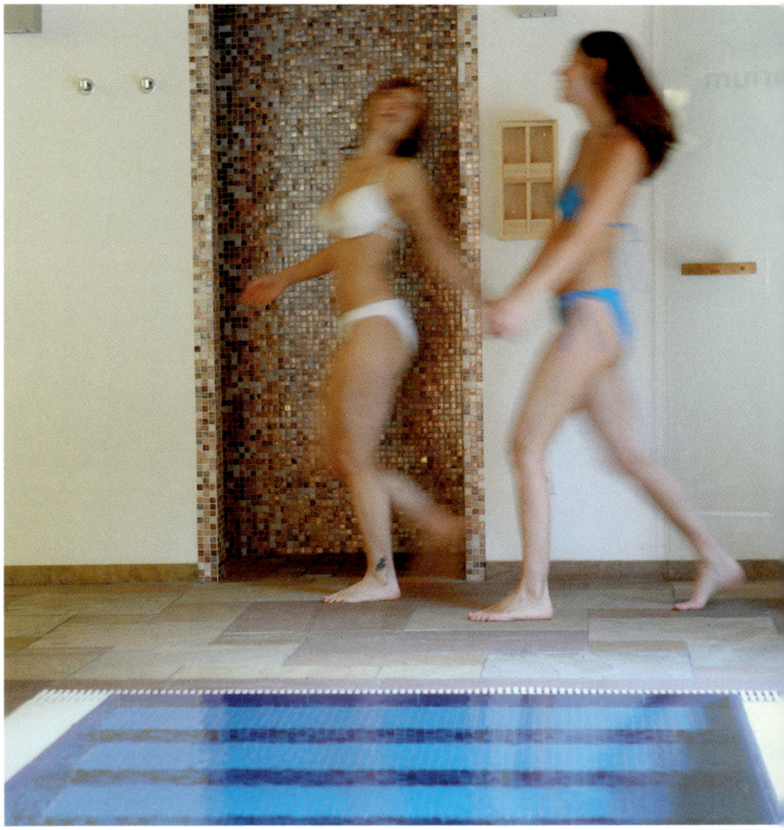

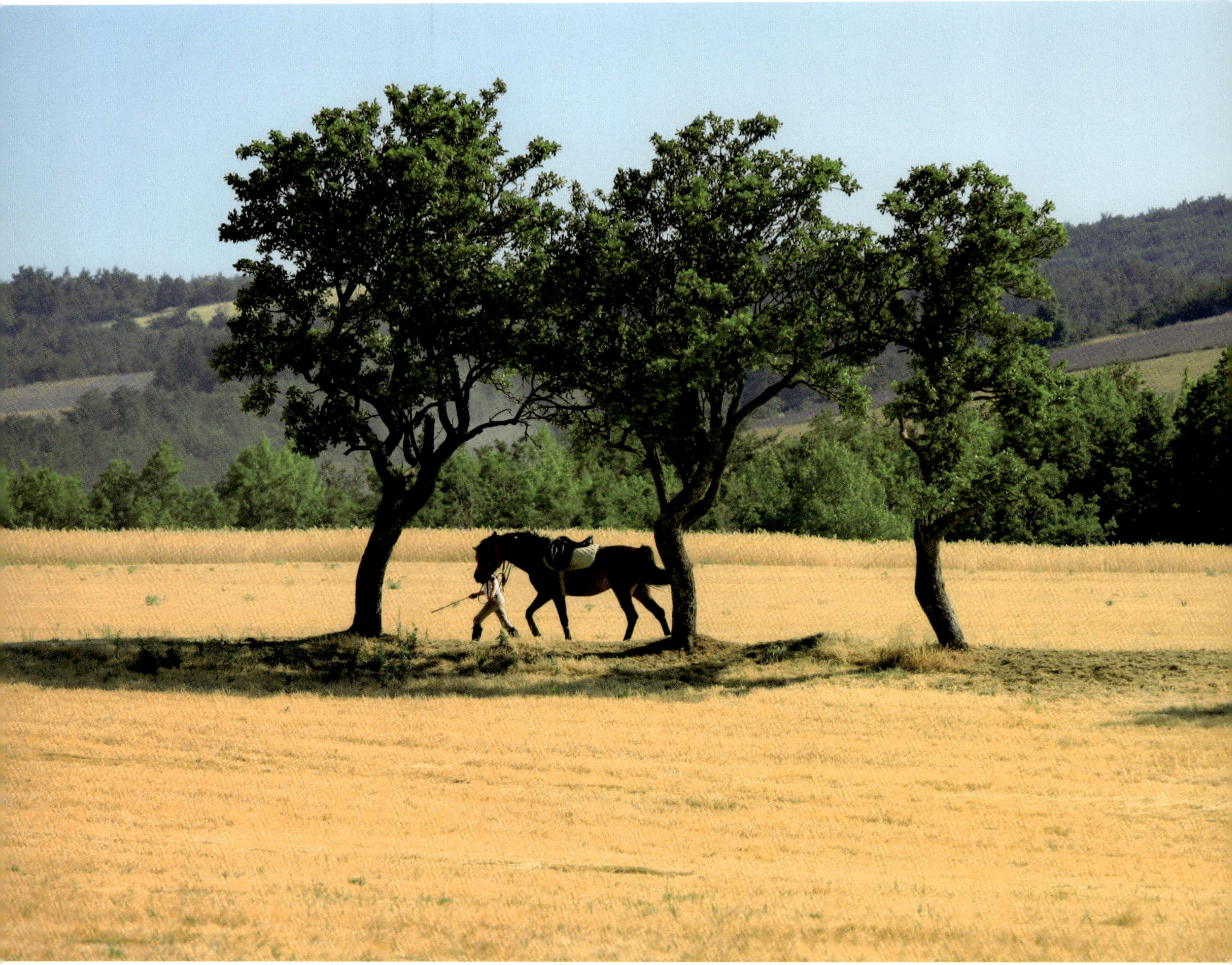

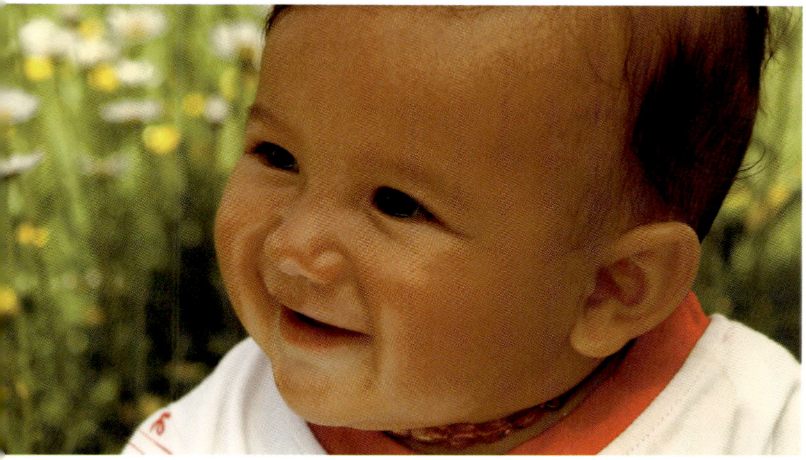

neroli | citrus aurantium

DAS ANTI-SCHOCKÖL

Tipp | "Schönheitsbad"

2 EL Mandelöl nativ
4 Tr. Ylang Ylang
3 Tr. Muskatellersalbei
2 Tr. Neroli

Tipp | "Stimmungsmacher" (Duftlampe)

3 Tr. Bergamotte
1 Tr. Neroli
1 Tr. Geranium
1 Tr. Muskatellersalbei

Die weißen zarten Blüten des Bitterorangenbaums hüten ein ganz besonders Öl, das Neroliöl oder auch Orangenblütenöl genannt wird. Für die Wasserdampfdestillation werden ca. 1000 bis 1.500 kg frisch gesammelte Blüten benötigt, die dann einen Liter ätherisches Öl ergeben. Nach einer Legende ist die Namensgeberin des Neroliöls die sizilianische Prinzessin Nerola, die im 17. Jahrhundert lebte und diesen Duft so sehr liebte, dass sie alles damit parfümierte.
Es ist ein sehr hautpflegendes Öl, das sich speziell für empfindliche und fettige Haut in der Gesichtspflege eignet. Orangenblütenöl zeigt eine gute Wirkung bei geplatzten Äderchen, Falten und zur Vorbeugung von Schwangerschaftsstreifen. Es wirkt stimmungsaufhellend und Angstzuständen oder Panikattacken entgegen! Durch das starke Wirkpotential auf die Psyche unterstützt Neroli insbesondere bei der Verarbeitung negativer Erlebnisse und hilft, wieder zur inneren Mitte zu finden. Bei Erkältungen (auch bei Kindern) lassen sich durch die starke antibakterielle und auch fiebersenkende Wirkung Wickel oder Bäder machen. Der Duft von Neroli ist sehr blumig und frisch, hat einen warmen und hellen Unterton. Übrigens: Neroli ist auch für seine aphrodisierende Wirkung bekannt!

Mischt sich gut mit:
Bergamotte, Zitrone, Orange, Grapefruit, Petitgrain, Rose, Ylang Ylang, Muskatellersalbei.

Kontraindikationen:
Keine.

zitrone | citrus limonum

FRISCHER WIND FÜR DIE SEELE

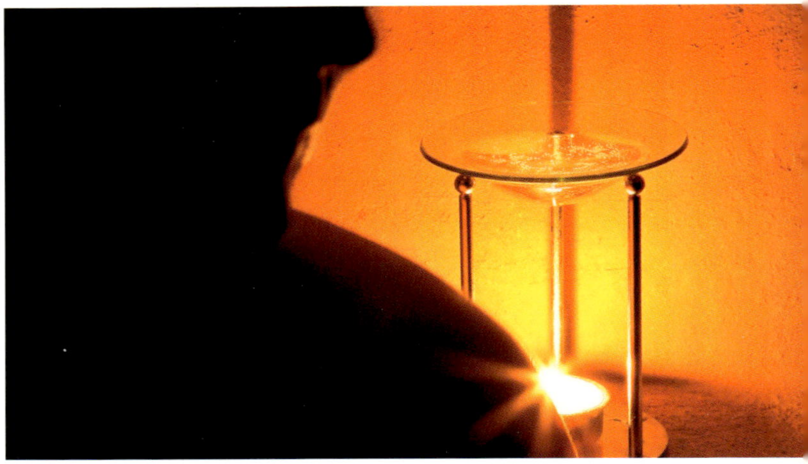

Der Zitronenbaum gehört zur Pflanzenfamilie der Rautengewächse (Rutaceae) und ist inzwischen im Mittelmeerraum sowie in allen tropischen und subtropischen Regionen heimisch, stammt jedoch ursprünglich aus China. Zitronenöl wird durch Kaltpressung der Schalen und anschließende Zentrifugierung gewonnen. Besonders bei der Zubereitung von Speisen sollte darauf geachtet werden, dass *Agrumenöle* (Zitrusschalenöle) aus kontrolliert biologischem Anbau stammen, denn bedingt durch die Herstellungsart werden die Pestizide und Wachse, mit denen die Schalen der Zitrusfrüchte meist behandelt werden, mit in das ätherische Öl gepresst. Die Zitrone ist ein guter Helfer bei Verdauungsschwierigkeiten und einer Übersäuerung des Körpers. Sie stimuliert zudem die weißen Blutkörperchen, die den Körper vor Infektionen schützen. Sie wirkt fiebersenkend, blutstillend, stark antibakteriell und leicht antiviral. Der frische, lebendige und spritzige Duft der Zitrone regt den Geist an, wirkt belebend ohne dabei aufzuputschen. Zitronenöl fördert die Konzentrationsfähigkeit, stärkt das Gedächtnis und stabilisiert die Psyche. Es bietet sich ideal zur Desinfizierung und Reinigung der Raumluft an.

Vorsicht: auf der Haut verwendet, wirkt Zitronenöl photosensibilisierend. Lange Sonnenaufenthalte sind tunlichst zu vermeiden. Zitronenöl kann unter Umständen hautreizend wirken, weshalb immer auf Frische und Qualität zu achten ist!

Mischt sich gut mit:

Bergamotte, Zypresse, Weihrauch, Ingwer, Bitterorange, Petitgrain, Sandelholz.

Kontraindikationen:

Wirkt photosensibilisierend!

Tipp | "Muntermacher" (Duschgel)

200 ml Shampoobasis
40 Tr. Zitrone
10 Tr. Rosmarin
10 Tr. Pfefferminze
8 Tr. Verbena
12 Tr. Bergamotte

Frischekick für alle Morgenmuffel!

Tipp | "Zitrusfrische" (Raumbeduftung)

4 Tr. Zitrone
2 Tr. Lemongrass
2 Tr. Limette
1 Tr. Koriander

Besonders geeignet für verrauchte Räume oder als WC-Beduftung!

mandarine | citrus reticulata

DAS HEITERKEITS- UND LEICHTIGKEITSÖL

Tipp | "Wohlfühl-Balsam"

20 gr. Sheabutter
20 ml Mandelöl nativ
5 Tr. Mandarine
2 Tr. Vanille Extrakt
2 Tr. Rosenholz
2 Tr. Orange
1 Tr. Lavendel

Die Sheabutter langsam erwärmen, anschließend das Mandelöl hinzurühren. Die flüssige und noch warme Basis in einen Tiegel füllen und unter ständigem Rühren die ätherischen Öle hinzugeben. Für Kinder eine Wohltat bei Heimweh, und Angst vor "Monstern unterm Bett"! Mit den Händen sanft den Brustbereich einreiben!

Tipp | "Mandarinen-Vanille-Rahm"

1 TL Honig
2 Tr. Mandarine kbA
2 Tr. Vanille Extrakt
200 ml Rahm

Den Rahm steif schlagen. Die ätherischen Öle im Honig emulgieren und anschließend in den Rahm unterheben. Mit frischen Früchten garniert, schmeckt es besonders gut! Passt auch gut zu Apfelstrudel!

Die Mandarine gehört zur Familie der Rautengewächse. Ihre Frucht ist kleiner als die der Orange und im Geschmack etwas milder. Der bis zu fünf Meter hohe Baum trägt das ganze Jahr über weiße Blüten und Früchte. Das ätherische Öl wird durch Pressung der Fruchtschalen gewonnen. Viele Firmen bieten verschiedene Qualitäten wie "Mandarine grün" oder "Mandarine rot" an.
Diese Bezeichnungen besagen etwas über den Erntezeitpunkt der Früchte. Therapeutisch gesehen haben beide Öle die gleichen Eigenschaften. Besonders bei der Mandarine sollte man stets auf Frische achten, da sie schnell ihren charakteristischen Duft verlieren und oxidieren kann. Der überaus beliebte Duft erheitert das Gemüt, ist süßlich und umschmeichelt sanft die Nase. Das Besondere im Mandarinenöl ist das *Ester Methylantranilat*, welches stark entkrampfend wirkt und dem Mandarinenöl eine besondere Duftnote verleiht. Besonders (Klein)Kinder lieben die Mandarine. Bei Angstzuständen, Heimweh, Schlaflosigkeit oder zu wenig Selbstsicherheit, lässt sich das ätherische Öl der Mandarine hervorragend einsetzen. Kindern, die an Hyperaktivität leiden, kann die Mandarine Ruhe und Entspannung bringen. Auch seelisches Bauchweh wird gelindert. Bei gestressten oder auch launischen Schwangeren können 1 bis 2 Tropfen auf einem Taschentuch kleine Wunder vollbringen. Sofern es die Hebamme oder der Arzt erlauben, kann es als entspannender Raumduft während der Geburt eingesetzt werden. In der Aromaküche verfeinert das ätherische Öl der Mandarine verschiedene Süßspeisen. Dafür sollte jedoch immer auf kontrolliert biologische (kbA) Qualität geachtet werden.

Mischt sich gut mit:
Orange, Zitrone, Rosenholz, Muskatellersalbei, Rose, Vanille, Lavendel, Zimt.

Kontraindikationen:
Leicht photosensibilisierend. Überdosierung oder altes oxidiertes Öl kann hautreizend sein.

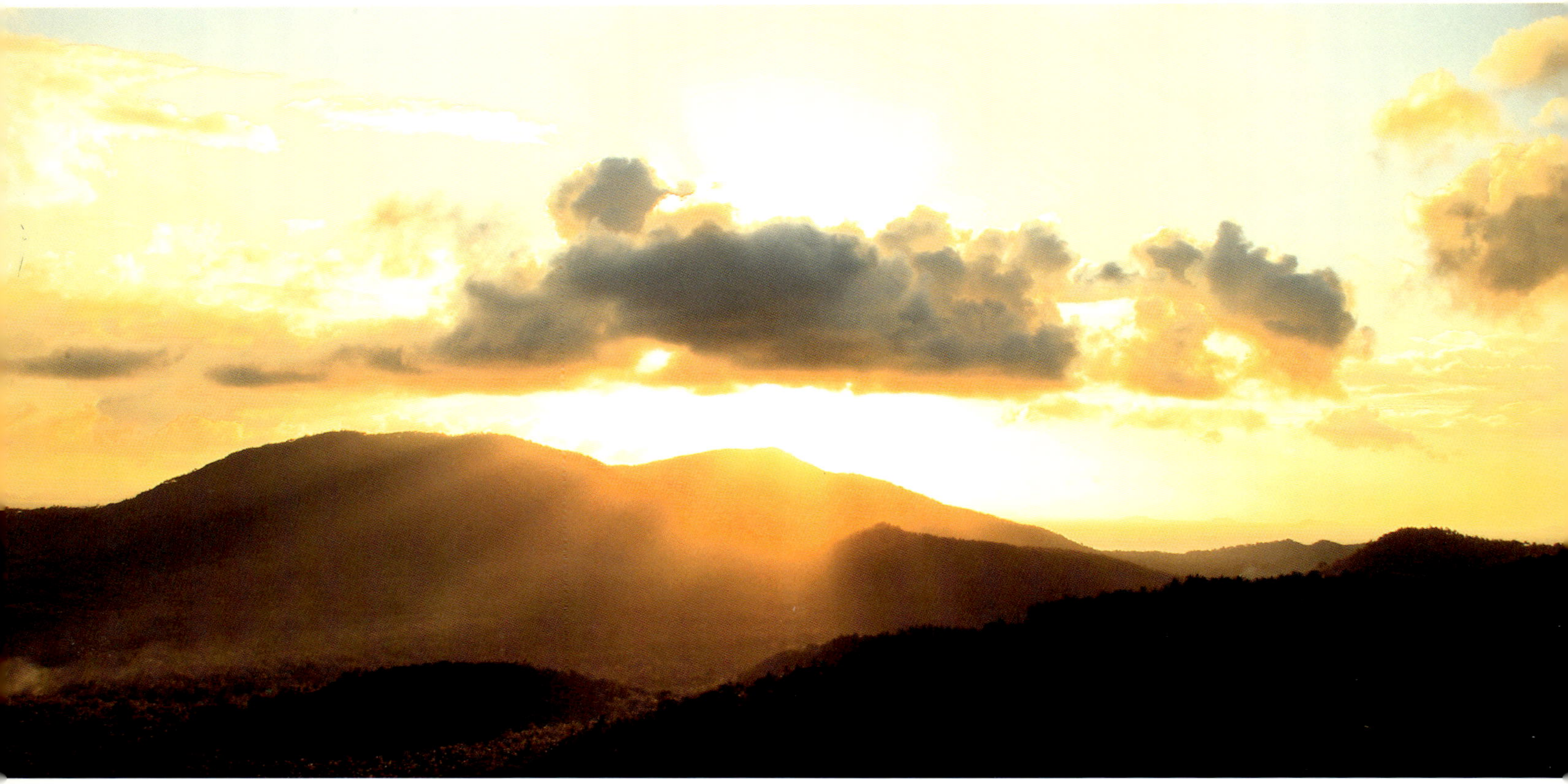

bergamotte | citrus bergamia

DAS LICHTBRINGERÖL

Der Baum, aus dem das Bergamottenöl gewonnen wird, ist eine Kreuzung von Bitterorange und Zitrone. Zur Gewinnung des frischen, lebhaften, fruchtigen ätherischen Öls werden die Schalen der unreifen sehr bitteren Früchte kaltgepresst und anschließend zentrifugiert. Das grünliche Öl wird in der Parfumindustrie sehr geschätzt, ist Bestandteil vieler "Eau-de-Colognes" und "Earl-Grey-Tees". Bergamottenöl wirkt desinfizierend und entzündungshemmend im Mund-, Rachen-, Halsbereich oder bei Blasenentzündungen. Weitere Indikationen sind Appetitlosigkeit, Magersucht, Fieber, Blähungen und Darmparasiten. Es fördert sowohl die Verdauung als auch die Konzentration und ist allgemein entkrampfend. Auf die Haut wirkt Bergamotte epithelisierend, wundheilend und allgemein regenerierend. Der fruchtig-warme Duft der Bergamotte ist ein richtiger Stimmungsaufheller und bringt Licht und Wärme in düstere Lebenssituationen, hilft bei Stress, Angst und Depressionen. Das verlorene Selbstwertgefühl wird wieder aufgebaut und die Seele wird erfrischt. Der mailändische Professor Paolo Rovesti betrieb in den dreißiger Jahren umfangreiche Studien über den Einsatz von Bergamotte in der Psychotherapie und konnte die nervenentspannende und angstlösende Wirkung des Bergamottenöls wissenschaftlich nachweisen. Zudem wirkt Bergamotte ausgleichend und harmonisierend bei emotionalen Schwankungen und wird erfolgreich bei der Raucherentwöhnung eingesetzt.

Mischt sich gut mit:
Orange, Petitgrain, Rose,Geranie, Kamille, Koriander, Neroli, Zitrone, Zeder, u.v.m.

Kontraindikationen:
Bergamottenöl enthält *Furokumarine*. Dieser Bestandteil des ätherischen Öls ist photosensitivierend. Durch Bergamotte wird die Lichtempfindlichkeit der Haut erhöht. Nach dem Auftragen sollte direkte Sonneneinstrahlung vermieden werden!

Tipp | "Lichtbringer"

3 Tr. Bergamotte
2 Tr. Neroli
1 Tr. Geranie
Bei depressiver Verstimmung und emotionalen Schwankungen.

Tipp | "Reine Luft"

5 Tr. Bergamotte
3 Tr. Lemongrass
2 Tr. Zedernholz
Diese Mischung eignet sich besonders für stark verrauchte Räume oder gegen schlechte Küchengerüche.

vanille | vanilla planifolia

DAS SEELENTRÖSTERÖL

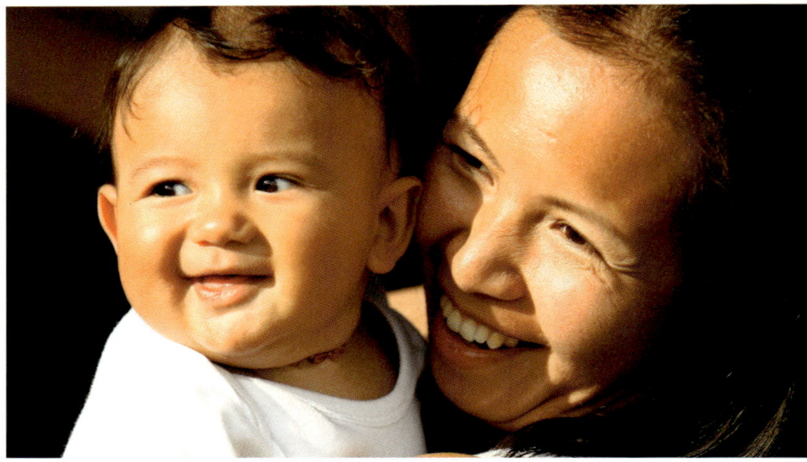

Die Gewürzvanille ist eine Kletterpflanze aus der Familie der Orchideengewächse. Ursprung der Vanille sind die tropischen Regenwälder in Mexiko und Mittelamerika. Schon die Azteken schätzten das Aroma der Vanille und nannten die rankende Kletterpflanze "Schwarze Blume". Im traditionellen Kakaogetränk *(Xocolatl)* der Azteken ist Vanille ein wichtiger Hauptbestandteil. Die Gewinnung des Vanilleöls ist ein recht komplizierter Vorgang. Geerntet werden die grünen langen Samenkapseln, die als Schoten bezeichnet werden. Diese lässt man anschließend welken und fermentieren - die Schoten müssen schwitzen und werden dazu in dichte Behälter gelegt. Durch den damit eingeleiteten chemischen Prozess bildet sich der natürliche Aromastoff Vanillin. Es gibt ein Extrakt der Vanille sowie ein Absolue, wobei letzteres besser und etwas mehr nach Vanille duftet. Vanillin wurde schon 1874 synthetisch hergestellt und erinnert viele Menschen an ihre Kindheit – vermutlich rufen all die süßen Puddings und Vanillekipferl der Vergangenheit diese Erinnerung wach. Der Geruch vermittelt uns Geborgenheit und Wärme. Gerade Menschen, die sich nicht mehr gut an Ihre Kindheit erinnern können, wecken mit dem Duft der Vanille viele verloren geglaubte Eindrücke. Auch Kinder kann man mit dem Duft von Vanille beruhigen und ihnen ein Gefühl von Halt und Sicherheit vermitteln. Bei Ärger, innerlicher Unruhe und Wut tröstet Vanille auf sanfte Art.

Mischt sich gut mit:
Mandarine, Rose, Orange, Limette, Mimose, Grapefruit u.v.m.

Kontraindikationen:
Keine.

Tipp | "Kuschelweich"
(Körperöl zum Einschlafen)
50 ml Mandelöl nativ
2 Tr. Vanille-Absolue
3 Tr. Mandarine
1 Tr. Lavendel
Diese Mischung eignet sich für unruhige Kinder vor dem Zubettgehen.

Tipp | "Kleine Kostbarkeit" (Badeöl)
10 ml Mandelöl nativ
2 Tr. Vanille-Extrakt
2 Tr. Tuberose
1 Tr. Sandelholz
1 Tr. Jasmin in Jojoba
2 Tr. Orange

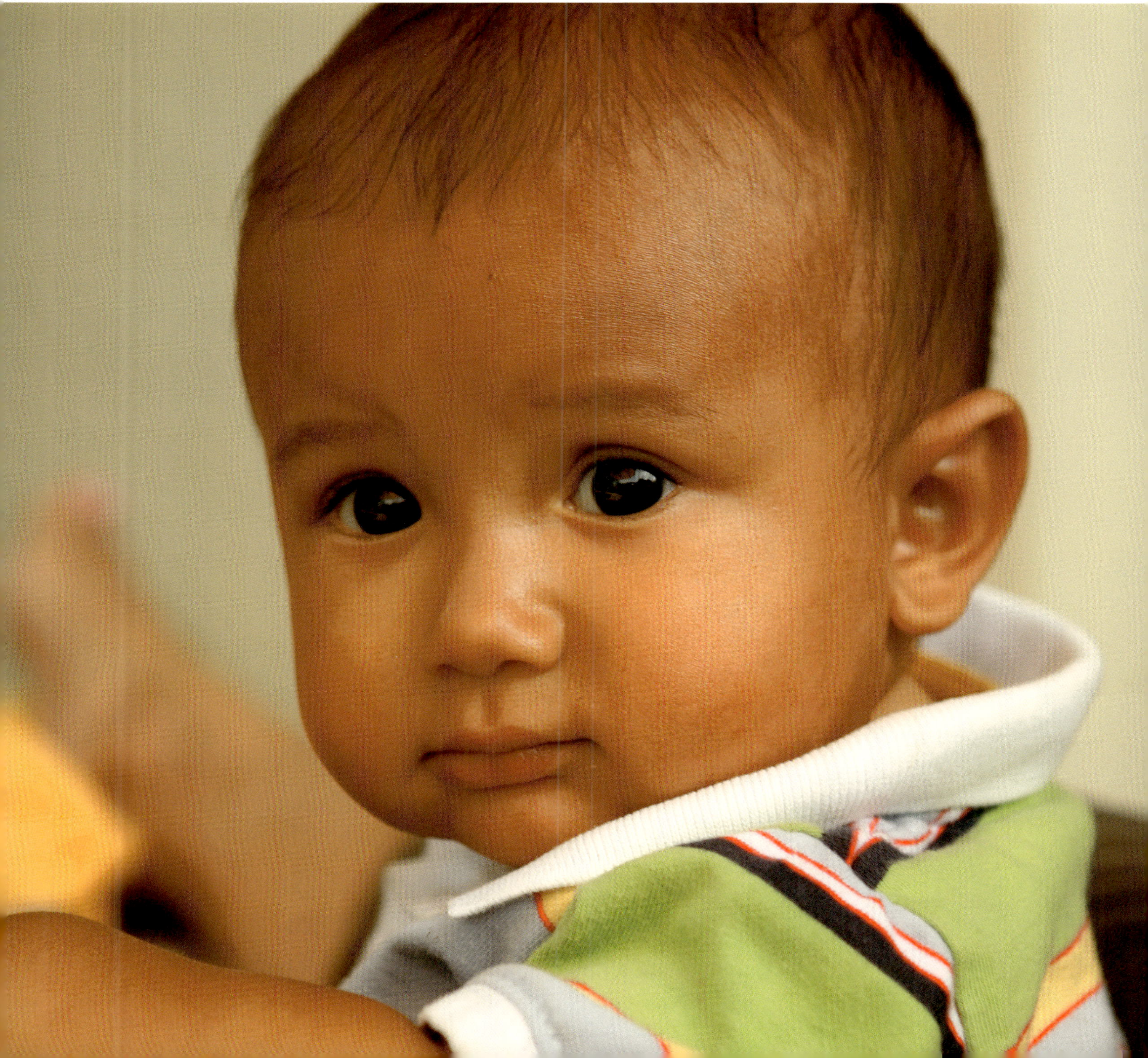

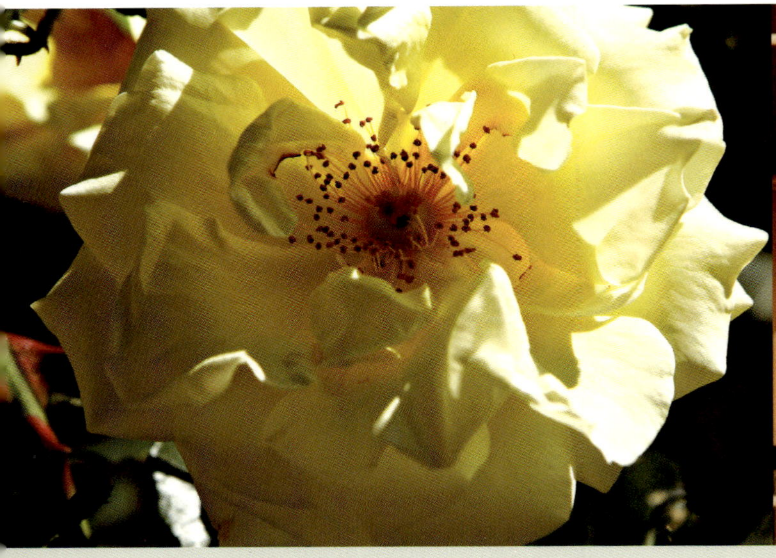

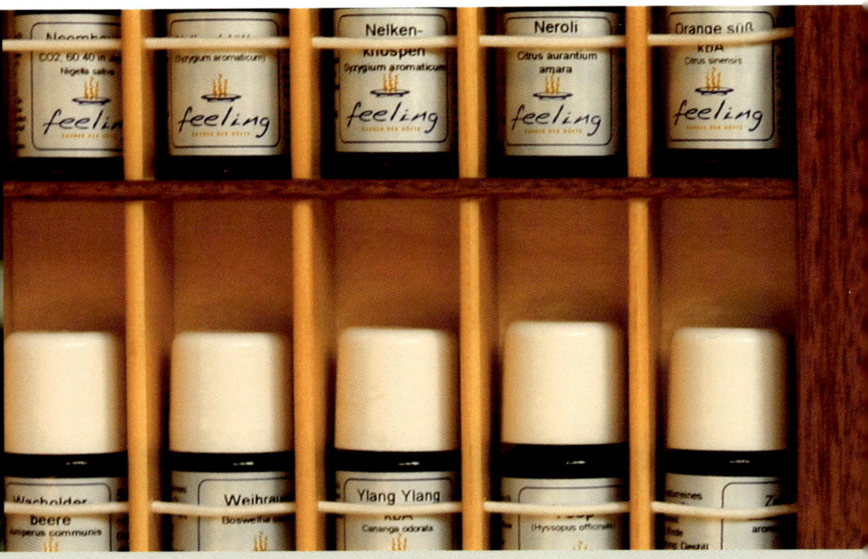

rose | rosa damascena

DAS LIEBESÖL

Die Legende besagt, dass am Anfang alle Rosen so zart elfenbeinfarben waren wie die weißen Perlmutrosen aus Damaskus. Eines Tages jedoch verliebte sich die Rose in eine Nachtigall und ließ sich von ihrem Gesang so betören, dass sie dem angebeteten Vogel ihre Blütenblätter öffnete. Aus Verwirrung und Scham darüber, dass sie der Nachtigall ihre Unschuld geschenkt hatte, errötete sie am nächsten Tag. Seither gilt die Rose als Symbol für Weiblichkeit und Liebe … Die Rose wurde von der griechischen Dichterin Sappho als "Königin der Blumen" bezeichnet, die mit ihrem warmen, süßlichen und euphorisierenden Duft die Menschen betört. Auch Cleopatra liebte diesen Duft. Sie soll auf Rosenblättern geschlafen und Rosenöl im Übermaß für ihre tägliche Schönheitspflege verwendet haben. Rosa damascena wird hauptsächlich in Bulgarien, Frankreich, Marokko und der Türkei angebaut und destilliert. Rosenöl ist eines der teuersten ätherischen Öle überhaupt, da dieser Pflanze nur sehr wenig von seiner kostbaren flüchtigen Essenz zu entlocken ist. Um 1 kg

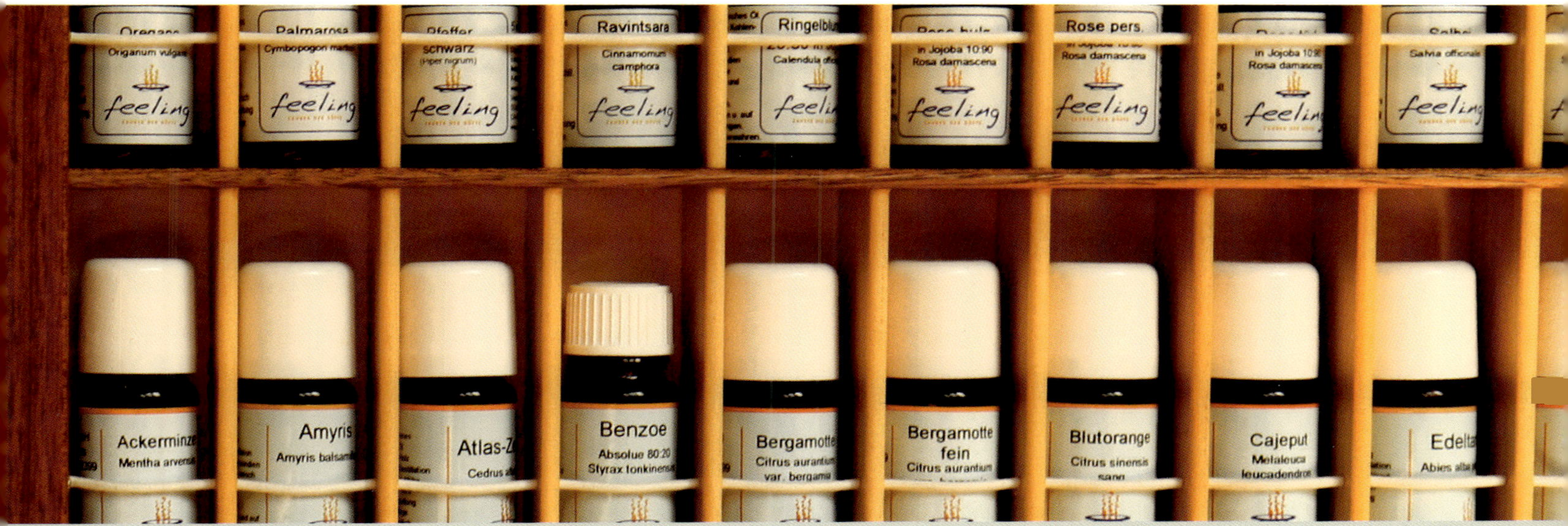

Rosenöl zu bekommen, werden etwa 5.000 kg frische Blütenblätter benötigt. Auf Grund dieser geringen Ergiebigkeit von lediglich 0,02% ist der hohe Preis durchaus erklärbar.
Das ätherische Öl der Rose ist gut erforscht und es sind über 400 Inhaltsstoffe bekannt, deren Anteile vom jeweiligen Herstellungsverfahren abhängen. Rosenöl wirkt auf den Körper antiseptisch, antirheumatisch und wundheilend. Bemerkenswert an diesem Öl ist, dass es trotz der stark keimtötenden Wirkung eine minimale Toxizität aufweist. Es eignet sich deshalb auch hervorragend für die Hautpflege und ist das ideale Öl rund um Schwangerschaft, Geburt und Baby. Der Duft der Rose bringt auf seelischer Ebene Heilung bei emotionalen Verletzungen und Verschlossenheit. Er öffnet das Herz für die Schwingungen von Liebe, Menschlichkeit und Mitgefühl.
Es unterstüzt, echte Zuneigung zu empfinden und verzeihen zu lernen. Rosenöl ist zudem ein wichtiger Begleiter bei Schocks, emotionalen Tiefs, Depressionen, in der Sterbebegleitung, Trauerverarbeitung und in Krisensituationen.

unterstützt

Ebenso wohltuend wirkt es bei Ein- und Durchschlafschwierigkeiten, nervöser Anspannung und Kopfschmerzen.

Mischt sich gut mit:
Geranie, Bergamotte, Neroli, Myrrhe, Lavendel, Weihrauch, Narde, Sandelholz, Jasmin, Melisse und allen Zitrusölen.

Kontraindikationen:
Bei normaler Dosierung sind keine Nebenwirkungen bekannt.

Tipp I "Sinnliches und hautpflegendes Körperöl"
100 ml Macadamia-Nussöl
6 Tr. Rose
6 Tr. Geranium
4 Tr. Sandelholz

Tipp I "Baby-Massageöl"
Pflegt die zarte Babyhaut und beruhigt Mutter und Kind
100 ml Mandelöl
1 Tr. Rose
1 Tr. Kamille blau

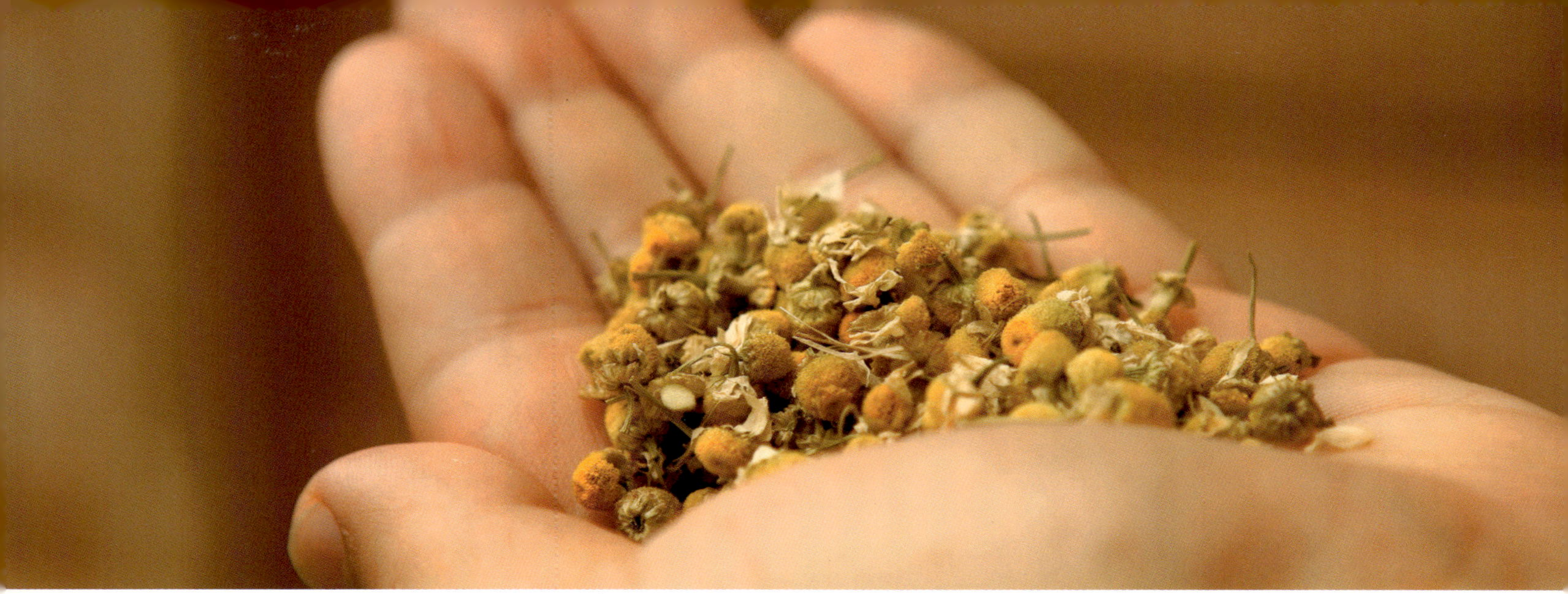

kamille blau | chamomilla recutita (matricaria chamomilla)

EIN STARK ENTZÜNDUNGSHEMMENDES ÖL

Die Pflanzenfamilie der "Kamille blau" ist die der Korbblütler (Asteraceae). Sie erreicht eine Höhe bis 30 cm und ihre Blüten sehen jenen der Gänseblümchen ähnlich. Für das ätherische Öl werden eben diese Blüten destilliert. Das Besondere an der blauen Kamille ist das enthaltene *Chamazulen*, das während der Destillation entsteht. Genau dieser Inhaltsstoff ist verantwortlich für die blau-grüne Farbe und die antiallergischen und entzündungshemmenden Eigenschaften dieser Kamillenart. Sie darf deshalb auch nicht mit der römischen Kamille gleichgesetzt werden, da diese kein *Chamazulen* enthält.

Der Duft der blauen Kamille ist krautig und heuig. Das Öl ist sehr immunstabilisierend und der ideale Begleiter bei lang andauernden Erkrankungen. Die blaue Kamille kann bei Entzündungen aller Art wie beispielsweise Abszessen, Ekzemen oder Zahnfleischentzündungen verwendet werden. Weitere Einsatzgebiete sind verschiedene Kinderbeschwerden wie Blähungen, Fieber und Zahnen. In Kosmetikprodukten ist sie bei beinahe jedem Hauttyp verwendbar.
Kamille wirkt antiallergisch (z.B. bei Heuschnupfen) und kann als Raumduft angespannte und gereizte Stimmungen dämpfen.

Psychisch-seelisch hilft sie Menschen, die besitzergreifend, unruhig oder auch wütend sind.

Mischt sich gut mit:

Bergamotte, Majoran, Mandarine, Neroli, Lavendel.

Kontraindikationen:

Vorsicht bei einer Allergie gegen Korbblütler. In der Homöopathie gilt die Kamille als *Antidot* (vermindert oder hebt die Wirkung von homöopathischen Mitteln ganz auf). Dies ist jedoch umstritten!

Tipp | "Gesichtswasser bei Akne"

10 ml Weingeist
40 ml Lavendelhydrolat
8 Tr. Kamille blau
8 Tr. Lavendel
4 Tr. Teebaum

Morgens und abends das Gesichtswasser auf einen Wattebausch geben und damit das Gesicht reinigen. Vor Gebrauch stets schütteln!

Tipp | "Kinderzahnöl"

10 ml Mandelöl
1 Tr. Kamille blau
1 Tr. Lavendel

Sanft Kiefer und Wangen einmassieren. Immer beide Seiten gleichzeitig behandeln, da die Zähne meist in kurzem Abstand auf beiden Seiten durchstoßen.

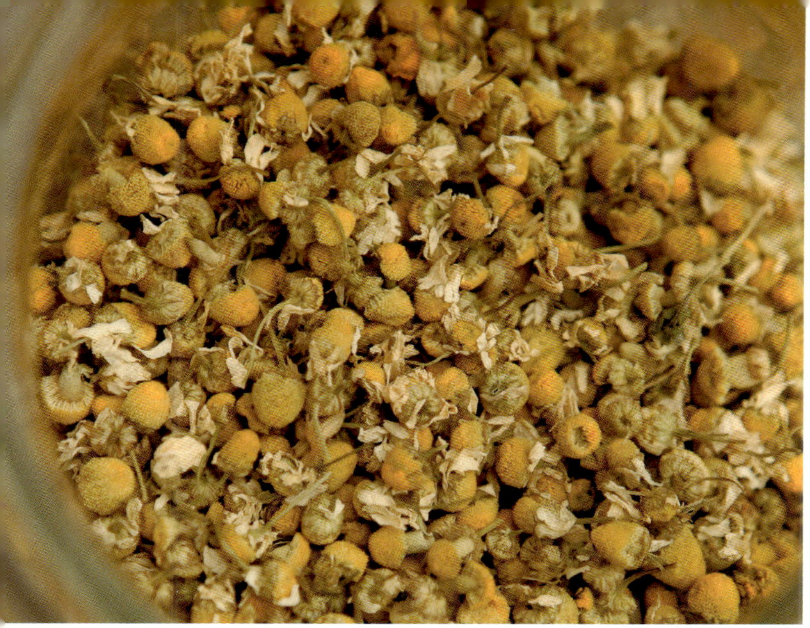

kamille römisch | anthemis nobilis

BEI DEN ÄGYPTERN EIN SYMBOL DER WIEDERGEBURT

Die römische Kamille wird bis zu 20 cm hoch und findet sich in vielen duftenden Blumenwiesen. Sie fordert ein mildes Klima, da sie sehr frostempfindlich ist. Der Name deutet bereits darauf hin, dass sie bereits den Römern bekannt war. Auch den Ägyptern war die Kamille ein wichtiges Heilmittel und wurde dem Sonnengott *Ra* zugeschrieben. Als Symbol für Wiedergeburt wurde sie bei Grabstätten angepflanzt. Für die Wasserdampfdestillation werden die Blüten genutzt. Die römische Kamille darf nicht mit dem ätherischen Öl der blauen Kamille verwechselt oder gleichgesetzt werden, da sie ganz andere Inhaltsstoffe aufweist. Diese Kamillenart duftet sehr fruchtig-krautig und erinnert etwas an den Duft von Äpfeln. Durch den hohen Anteil an *Ester* ist das Öl sehr entspannend und entkrampfend. Dadurch ist es speziell für die Psyche besonders ängstlicher und dünnhäutiger Menschen geeignet.
Bei Kopfschmerzen, Migräne, Panikattacken, Schockzuständen oder Stress wirkt Kamille äußerst beruhigend. Unruhige Kinder profitieren in der Zahnungs- oder Schreiphase durch ihre besänftigende Pflanzenbotschaft. Durch einen eventuellen Gehalt an *Sesquiterpenlactone*, welches Allergien auslösend wirken kann, ist das Öl nicht für die Hautpflege geeignet und sollte nur als Raumduft eingesetzt werden.

Mischt sich gut mit:
Bergamotte, Mandarine, Neroli, Lavendel.

Kontraindikationen:
Vorsicht bei einer Allergie gegen Korbblütler. In der Homöopathie gilt die Kamille als *Antidot* (vermindert oder hebt die Wirkung von homöopathischen Mitteln ganz auf). Dies ist jedoch umstritten!

Tipp | "Einschlafhilfe für unruhige Babys"
1 Tr. Kamille römisch auf den Kopfkissenrand träufeln

Tipp | "Seelisches Bauchweh" (Raumbeduftung)
3 Tr. Atlas-Zeder
1 Tr. Kamille römisch
1 Tr. Rose
2 Tr. Fenchel süß

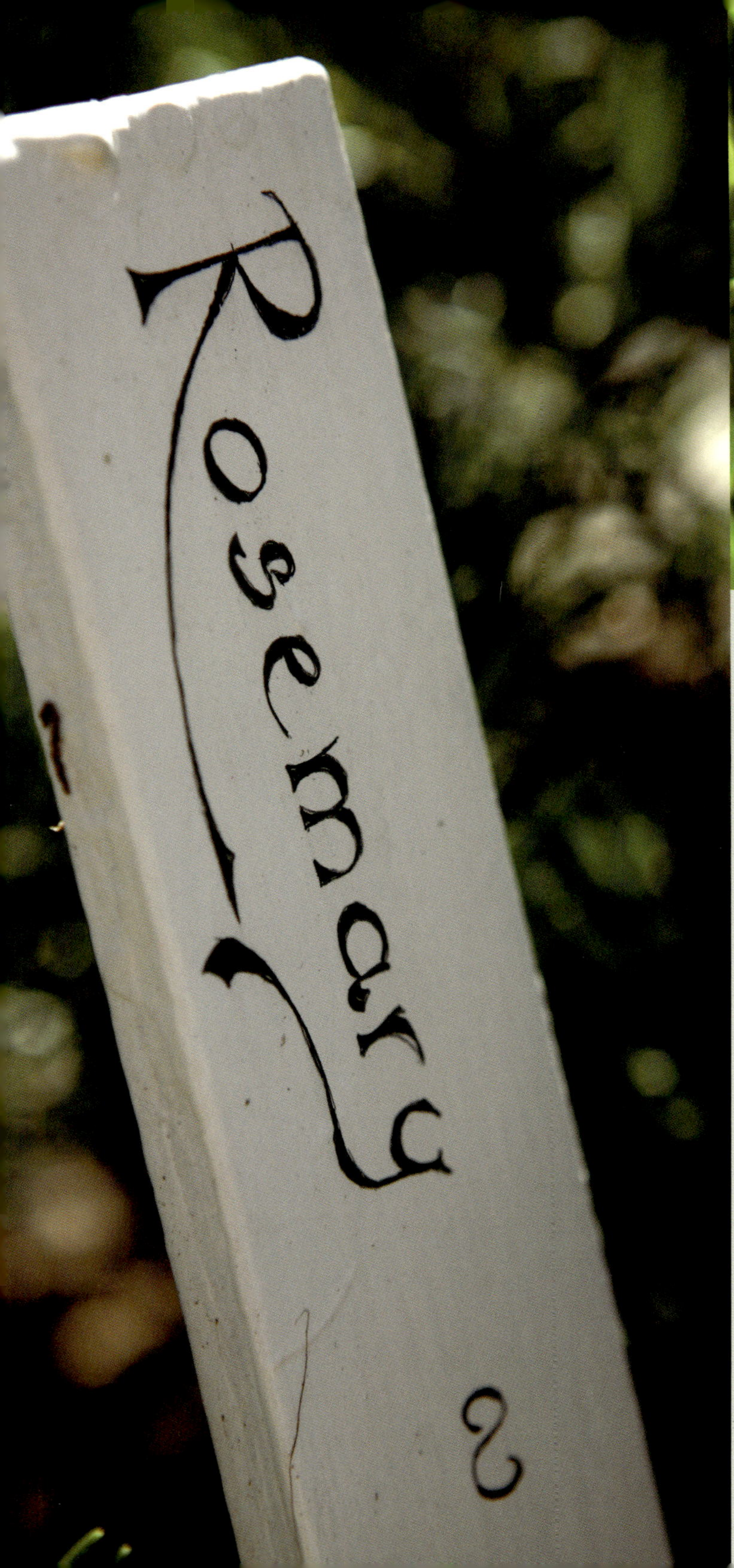

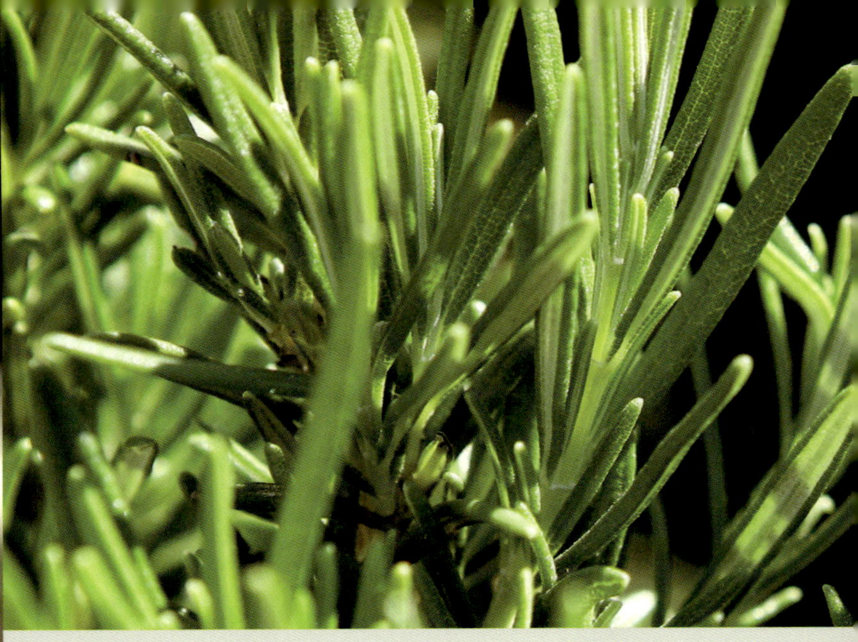

rosmarin | rosmarinus officinalis

DAS MOTIVATIONSÖL

Rosmarin ist eine der ältesten und bekanntesten Heilpflanzen. Der Name *"ros marinus"* bedeutet "Tau des Meeres". In der Antike galt dieser kräftige, bis zu 1m hohe Busch als heilige Pflanze und wurde für reinigende und rituelle Räucherungen verwendet. Heute ist Rosmarin ein beliebter Wirkstoff in der Medizin und Kosmetikindustrie und darf selbstredend in keiner guten Küche fehlen! Rosmarin gehört zur Pflanzenfamilie der Lippenblütler und trägt blassblaue bis rosafarbene kleine Lippenblüten sowie nadelartige Blätter. Vom Rosmarin sind bislang drei verschiedene Chemotypen bekannt: *Rosmarin Ct. Cineol, Ct. Borneon* sowie der eher selten erhältliche *Ct. Verbenon*. Die Einsatzgebiete aller drei Typen sind ähnlich. Der Chemotyp *Borneon* ist jedoch sehr stark anregend und sollte bei Personen mit hohem Blutdruck mit Vorsicht angewendet werden. Der Chemotyp *Cineol*

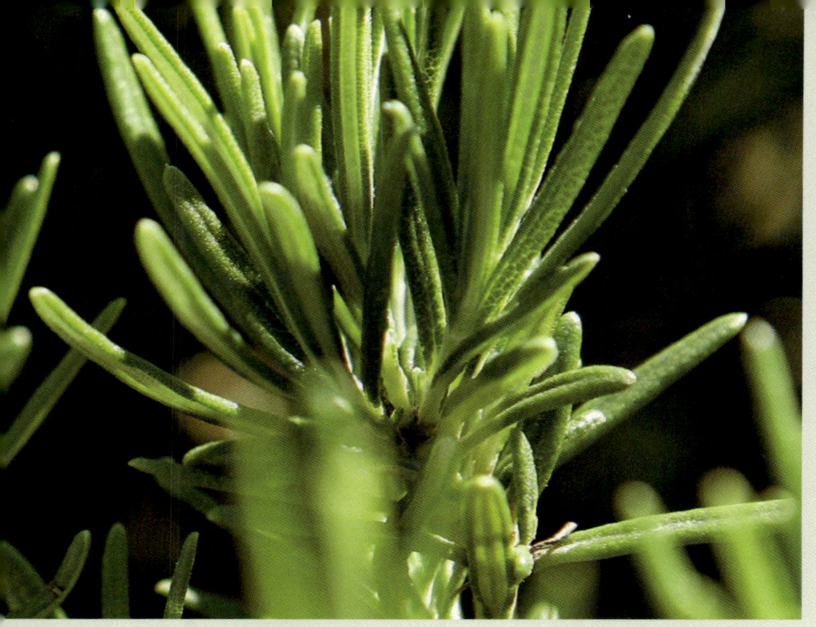

Tipp I "Haarwasser"

Hilfreich bei Schuppen und Haarausfall.

50 ml Rosmarinhydrolat

5 Tr. Rosmarin

2 Tr. Selleriesamen

1 Tr. Zedernholz

1 Tr. Ylang Ylang

Vor der Anwendung immer gut schütteln!

Tipp I "Sport" (Massageöl)

50 ml Jojobaöl

6 Tr. Rosmarin

4 Tr. Zypresse

2 Tr. Majoran

1 Tr. Ingwer

1 Tr. Kiefernadel

Vor dem Sport, um die Muskeln aufzuwärmen und zu lockern.

Nach dem Sport, um Muskelkater entgegenzuwirken.

eignet sich besonders bei Erkältungskrankheiten, da er stark schleimlösend und auswurffördernd ist.
Rosmarin ist eine Pflanze, die Wärme erzeugt, den gesamten Organismus belebt, das Gehirn und die Nerven anregt. Er wirkt stark durchblutungsfördernd auf Herz und Kreislauf sowie unterstützend beim Abbau von Lymphstauungen und bei Ödemen. Ein Fußbad mit Rosmarin wärmt kalte Füsse und aktiviert die Durchblutung. Auf Grund seiner wärmenden Eigenschaft kommt Rosmarinöl gerne im Sport sowie bei Rheuma, Gicht und Muskelschmerzen zum Einsatz. Auch bei Problemen der Kopfhaut hilft Rosmarinöl durch seine durchblutungsanregende und reinigende Wirkung.
Rosmarin aktiviert die Willens- und Durchsetzungskraft. Sein Öl verleiht Kraft bei mangelndem Selbstbewusstsein, allgemeiner Schwäche und seelisch-geistiger Erschöpfung.

Mischt sich gut mit:
Bergamotte, Zitrone, Lavendel, Basilikum, Wacholder, Thymian, Zedernholz, Sandelholz, Teebaum.

Kontraindikationen:
Schwangere und Epilepsiegefährdete sollten dieses ätherische Öl nicht verwenden!
Vorsicht bei hohem Blutdruck!

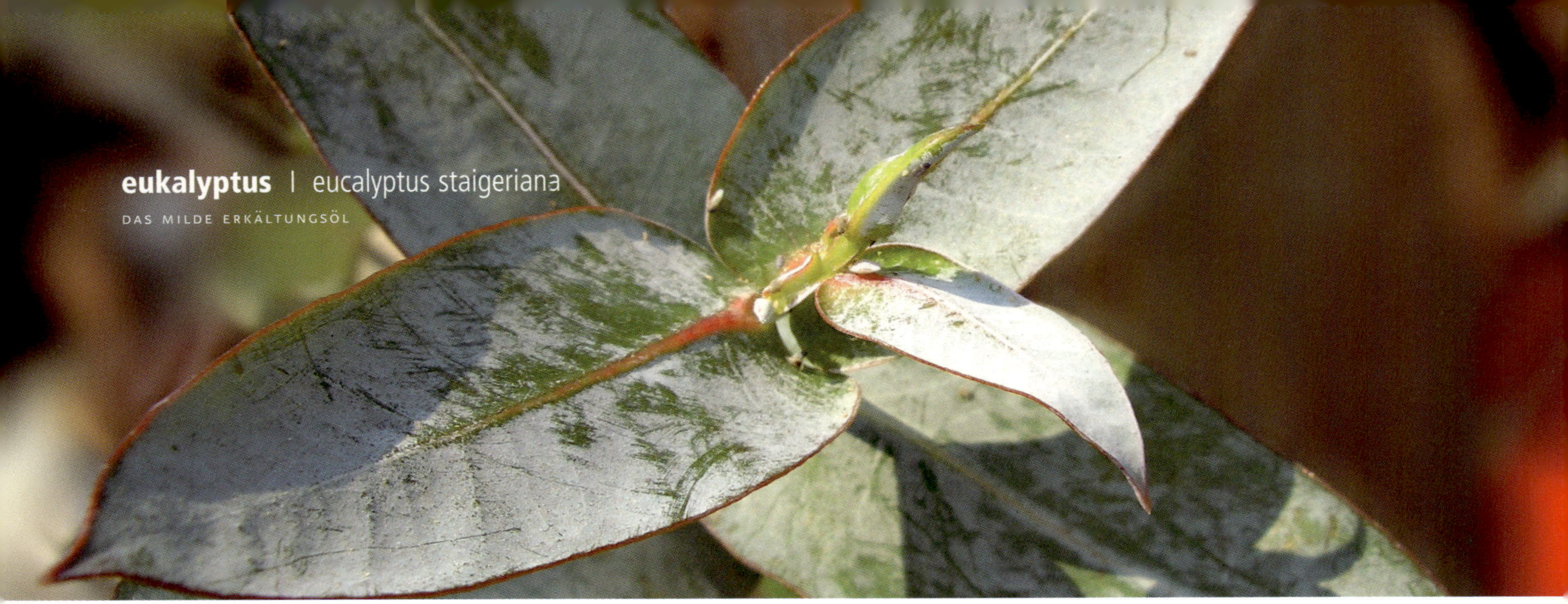

eukalyptus | eucalyptus staigeriana

DAS MILDE ERKÄLTUNGSÖL

Das Myrtengewächs Eucalyptus staigeriana ist vor allem in Brasilien beheimatet. Diese Art des Eukalyptus ist viel milder und sanfter als der Eucalyptus globulus - sowohl im Duft als auch in der Wirkung. Der Geruch des Eucalyptus staigeriana ist zart zitronig und bei weitem nicht so stechend wie der des Eucalyptus globulus. Eucalyptus staigeriana enthält vor allem *Monoterpene* (45%), *Aldehyde* (25%) und nur etwa 5,6% des Inhaltsstoffes *1,8-Cineol*. Dieses Öl kann somit auch sehr gut bei Kindern angewendet werden. Eucalyptus staigeriana wirkt entzündungshemmend, krampflösend, antiviral, antibakteriell, ausgleichend, entspannend und aphrod sisch (besonders bei Männern). Zu den Hauptindikationen gehören Muskelschmerzen, Rückenschmerzen, Husten und Erkältungen. Bei Kindern wird es gerne bei Nervosität, Verspannungen und depressiven Verstimmungen verabreicht.
Besonders bei psychosomatischen Beschwerden wirkt dieses ätherische Öl ausgleichend und harmonisierend. Der milde Eucalyptus staigeriana kann (im Gegensatz zum cineolhaltigen Eucalyptus globulus) auch zur Hautpflege verwendet werden, so etwa bei unreiner Haut, entzündlicher Akne und Schuppen.

Mischt sich gut mit:
Cajeput, Niaouli, Myrte, Fichtennadel, Zeder, Ysop, Thymian, Zitrone, Litsea cubeba, Lemongrass.

Kontraindikationen:
Keine.

Tipp | "Eukalyptus-Honig"

2 Tr. naturreines ätherisches Öl Eucalyptus staigeriana in ca. 200 gr Honig rühren. Bei Erkältungskrankheiten und Bronchitis dreimal täglich 1 TL einnehmen. Dies mildert den Hustenreiz, aktiviert die Atmung und erleichtert das Durchatmen.

Tipp | "Schnupfnase"

(Raumbeduftung)
3 Tr. Eucalyptus staigeriana
2 Tr. Cajeput
1 Tr. Douglasfichte
2 Tr. Zitrone

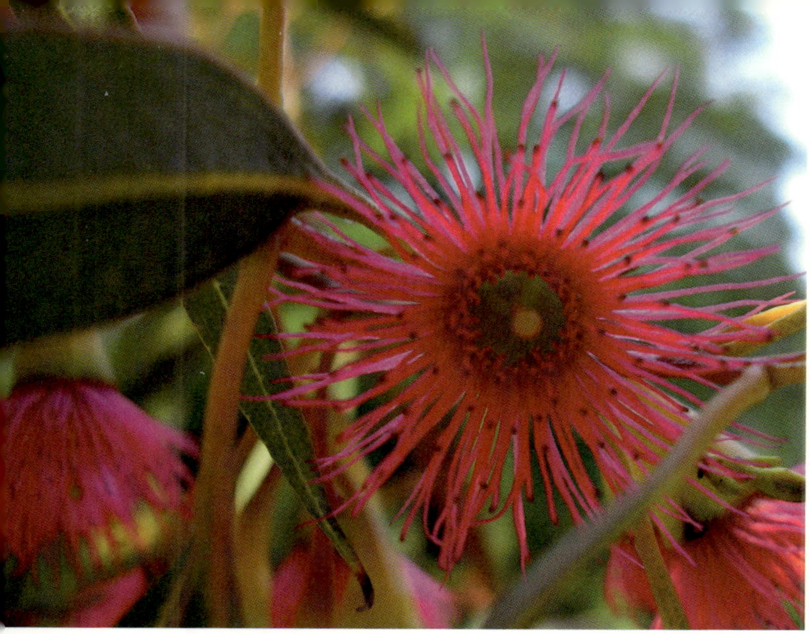

eukalyptus | eucalyptus globulus

DAS ERKÄLTUNGSÖL

Der Eukalyptus globulus gehört ebenfalls zu den Myrtengewächsen, die vielleicht auch auf Grund ihres "medizinischen" Duftes zum Synonym für "Erkältungsmittel" geworden sind. Ursprünglich stammt der Eukalyptusbaum aus Australien, doch inzwischen sind die über 600 Arten auch in Asien, Arabien und Europa zu finden. Die Duftrichtung variiert von stechend scharf und frisch (*Eucalyptus globulus)* bis hin zu zitronig, mild und frisch (*Eucalyptus citriodora)*.
Die bläugrünen Blätter und Äste des Baumes werden etwa drei Stunden mit Wasserdampf destilliert. Entscheidend für die Wirksamkeit bei Behandlung von Atemwegserkrankungen mit zähflüssigem Schleim ist der Inhaltsstoff *1,8-Cineol* (auch *Eucalyptol* oder *Cajeputol* genannt). Eucalyptus globulus enthält 60-85% dieses Wirkstoffes und ist somit stark schleimlösend, auswurffördernd, antiviral, antibakteriell, entzündungshemmend und schmerzlindernd. In wissenschaftlichen Studien konnte von Dr. Uwe Juergens, dem leitenden Oberarzt der Pneumologie an der Medizinischen Universitätsklinik Bonn gezeigt werden, dass *1,8-Cineol* eine ähnlich positive Wirkung bei Atemwegserkrankungen hat wie *Cortison*. Der Naturstoff *1,8-Cineol* kann inhaliert oder dem Organismus in Form von Kapseln zugeführt werden. Das Fieber sinkt, Schmerzen klingen ab und zudem verbessert sich die Gesamtbefindlichkeit der Patienten, da die cortisonartigen Nebenwirkungen nicht auftreten. Dr. Juergens empfiehlt den Einsatz von *1,8-Cineol* daher auch in der Langzeittherapie, sei es bei Atemwegsentzündungen oder allergischen Reaktionen wie Heuschnupfen. Allgemein aktiviert und unterstützt Eukalyptusöl die Atmung, verschafft Linderung bei Husten, Heiserkeit und Erkältung. Die Verdunstung des ätherischen Öls verhindert die Verbreitung von Keimen in der Raumluft und ist somit ein guter Schutz vor ansteckenden Krankheiten wie beispielsweise Grippe. Auf der psychisch-geistigen Ebene wirkt Eukalyptusöl anregend, konzentrationsfördernd und aufmunternd.

Mischt sich gut mit:
Cajeput, Niaouli, Myrte, Ysop, Fichtennadel, Zeder, Thymian, Zitrone, Litsea cubeba, Lemongrass.

Kontraindikationen:
Nicht für Babys und Kinder unter drei Jahren verwenden - es kann zu einer Atemnot kommen. Bei Kindern mit spastischen Atemwegserkrankungen nicht vor dem 12. Lebensjahr zum Einsatz bringen.

Tipp | "Reinigung und Desinfektion der Raumluft" (Duftmischung)
5 Tr. Eukalyptus globulus
3 Tr. Grapefuit
2 Tr. Zitrone

Tipp | "Saunaaufguss"
je 1 Tr. Eucalyptus globulus und Edeltanne auf die mit Wasser gefüllte Kelle. Diese Mischung reinigt die Atemwege und erfrischt den Geist.

früchte | der natur

DIE BERÜHRUNG DER SEELE MIT DER NATUR MACHT DEN VERSTAND FRUCHTBAR UND ERZEUGT PHANTASIE. (HENRY DAVID THOREAU)

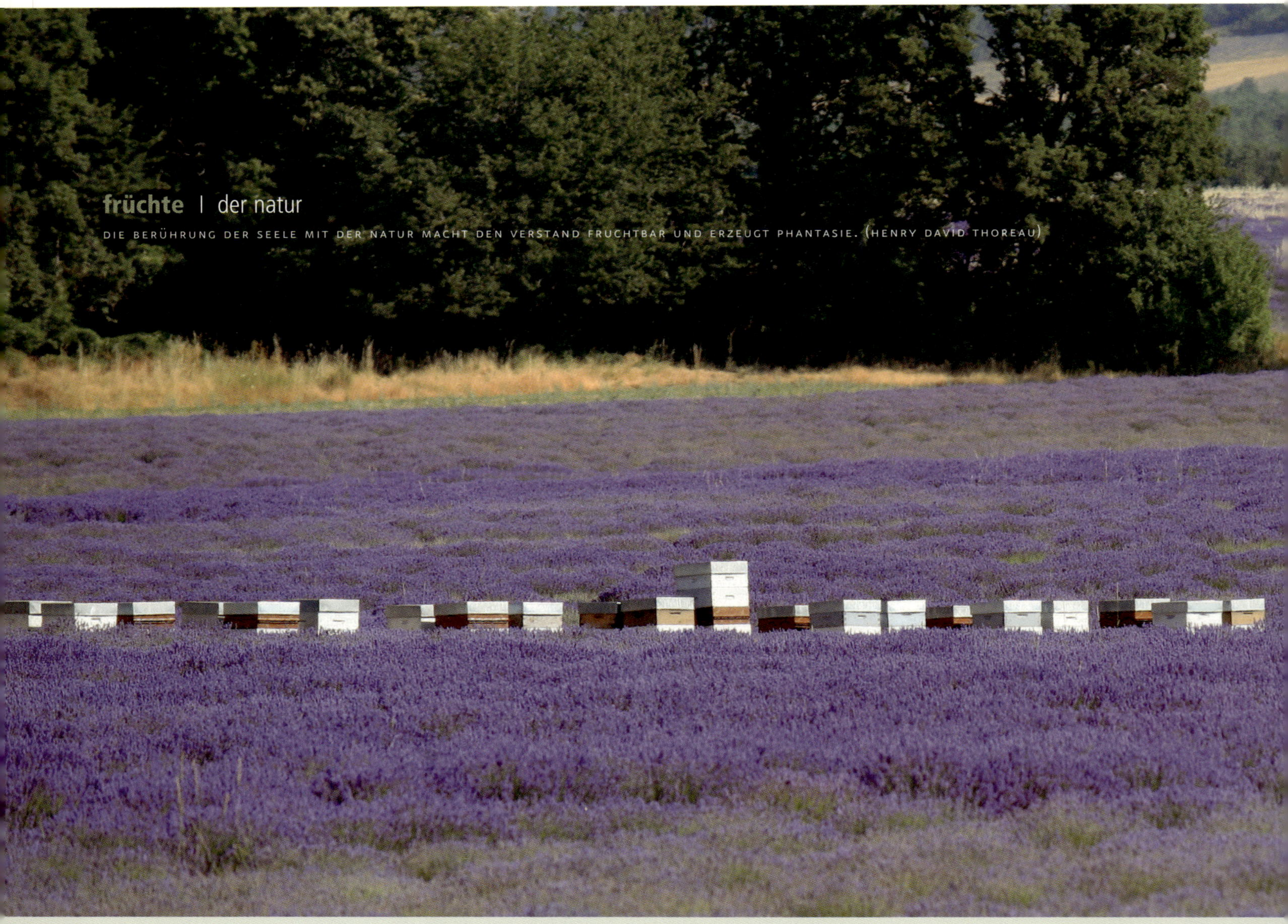

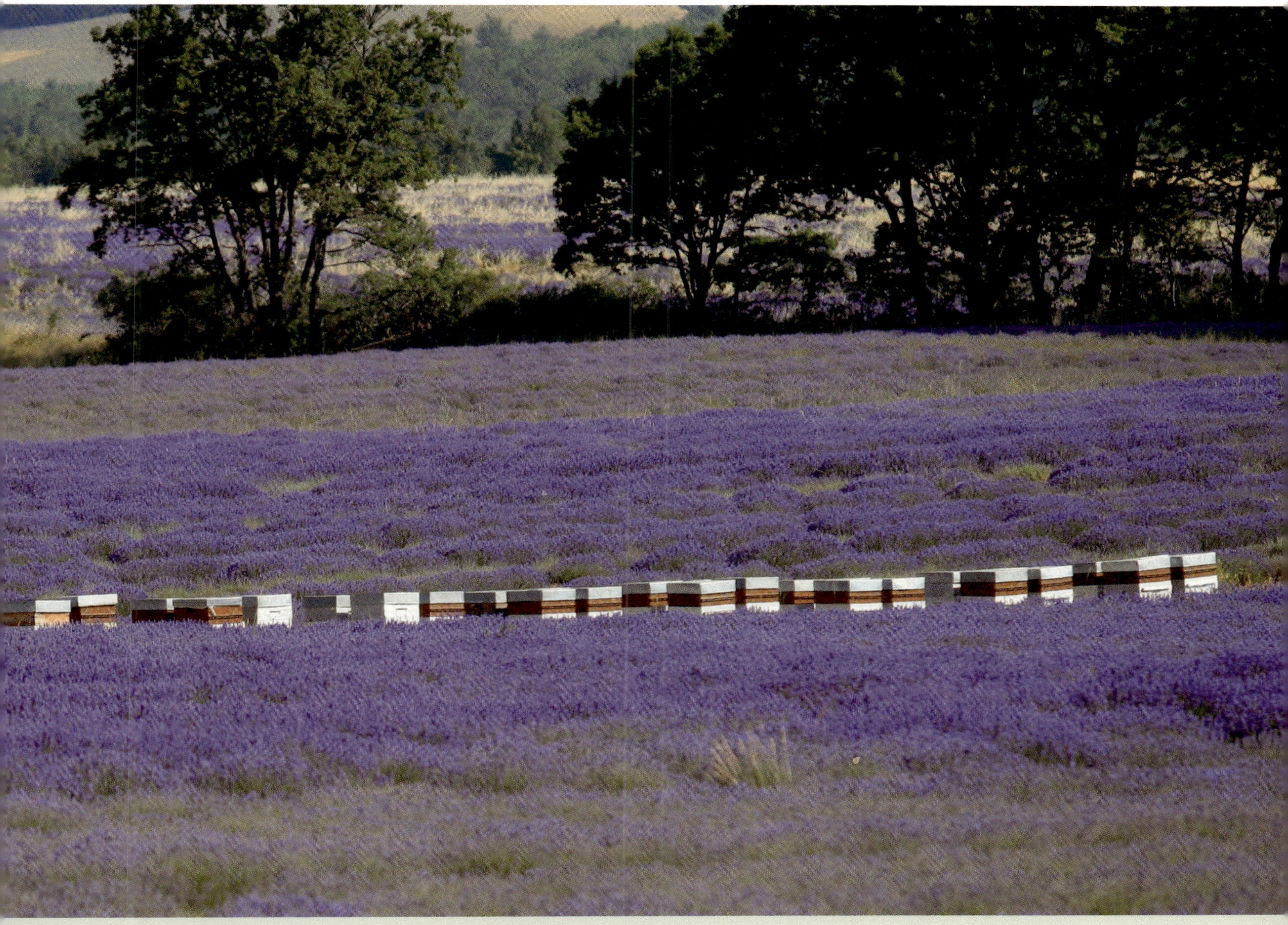

wacholder | juniperus communis

DAS REINIGUNGSÖL FÜR KÖRPER, GEIST UND SEELE VERMITTELT STÄRKE UND KRAFT.

Wacholder ist ein kleiner Baum und gehört botanisch gesehen zur Familie der Zypressen. Bereits die alten Germanen schätzten die reinigende Kraft des Wacholders und wussten mit dem Rauch verbrannter Zweige böse Geister abzuwehren. Zu Zeiten der Pest diente der Rauch zur Desinfektion von Räumen. Das Wacholderöl wird durch Wasserdampfdestillation von Zweigen und/oder Früchten gewonnen. Die reinigende Kraft des Wacholders zeigt sich aber nicht nur in der Desinfektion der Raumluft, sondern hilft auch auf seelisch-geistiger Ebene, sich von alten Mustern und negativen Gedanken zu lösen, und wirkt auf den physischen Organismus reinigend, harntreibend, entgiftend und entschlackend. Dementsprechend ist er auch ein erfolgreicher Helfer im Kampf gegen Cellulite.

Wacholderöl ist bekannt für seine antiseptische, wärmende und krampflösende Wirkung und hat sich hervorragend bei Rheuma, Gicht und Hexenschuss bewährt. Aber auch bei Entzündungen der Haut wie Ekzemen, Akne und Geschwüren kann Wacholderöl Linderung verschaffen. Wissenschaftliche Studien zeigten deutlich die antibakterielle und fungizide Wirkung des ätherischen Wacholderöls.

Eine der Hauptindikationen sind Erkrankungen der Harnwege, wie beispielsweise Blasenentzündung, und auch Menstruationsbeschwerden.

Mischt sich gut mit:

Zitrone, Lavendel, Lorbeer, Ingwer, Kamille, Cistrose, Immortelle, Zypresse.

Kontraindikationen:

Während der Schwangerschaft sollte Wacholderöl nur unter fachlicher Aufsicht verwendet werden.

Tipp | Einreibung bei Verspannung:

20 ml Mandelöl
10 ml Johanniskrautöl
7 Tr. Wacholder
2 Tr. Lorbeer
1 Tr. Ingwer
2 Tr. Cajeput

Diese Mischung kann mehrmals täglich aufgetragen werden und lindert Muskelschmerzen oder auch Verspannungen im Nacken- und Schulterbereich.

Tipp | "Vollbad bei Dermatitis"

200g Meersalz
3 Tr. Wacholder
3 Tr. Kamille blau
1 Tr. Immortelle
1 Tr. Cistrose

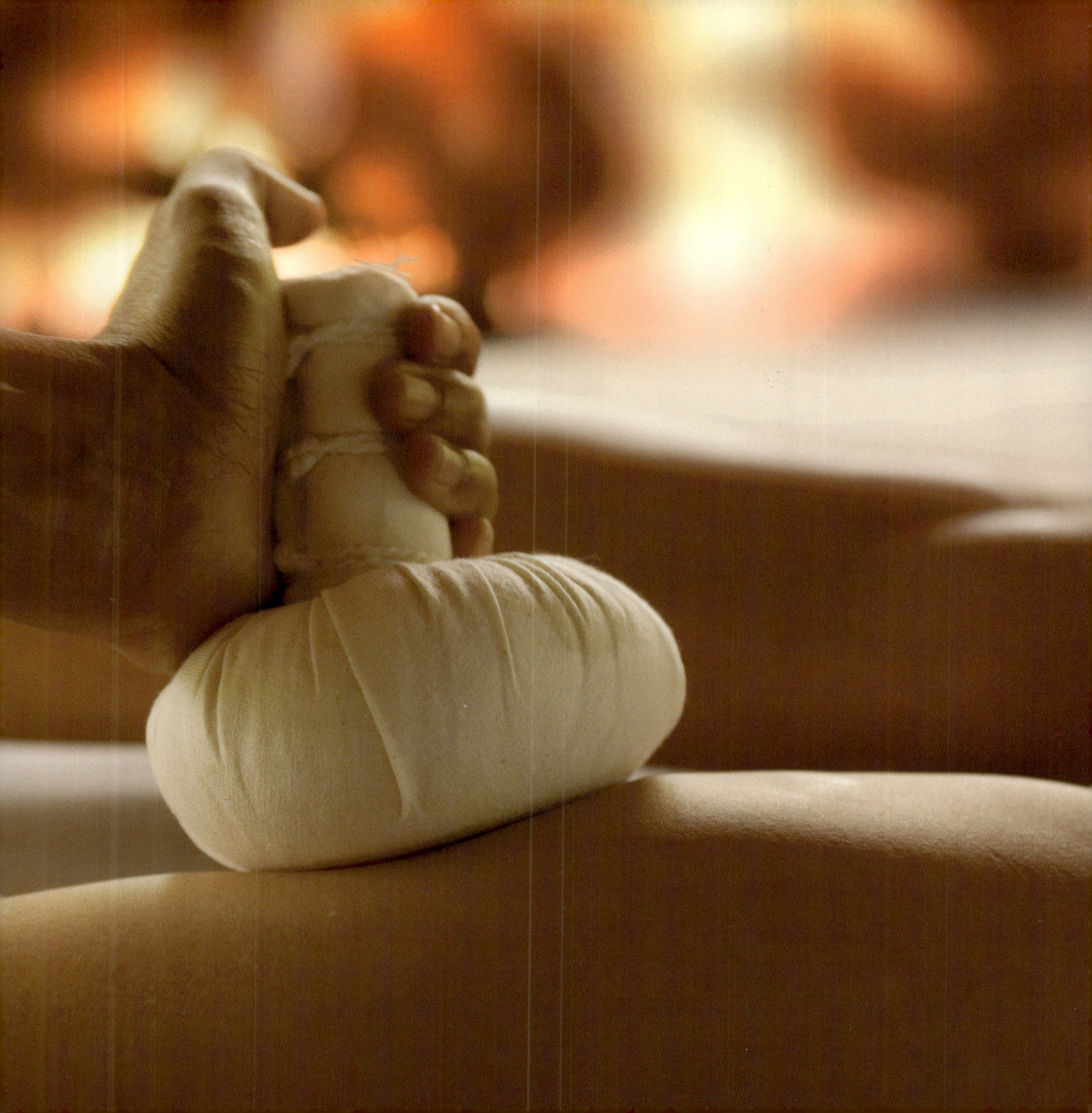

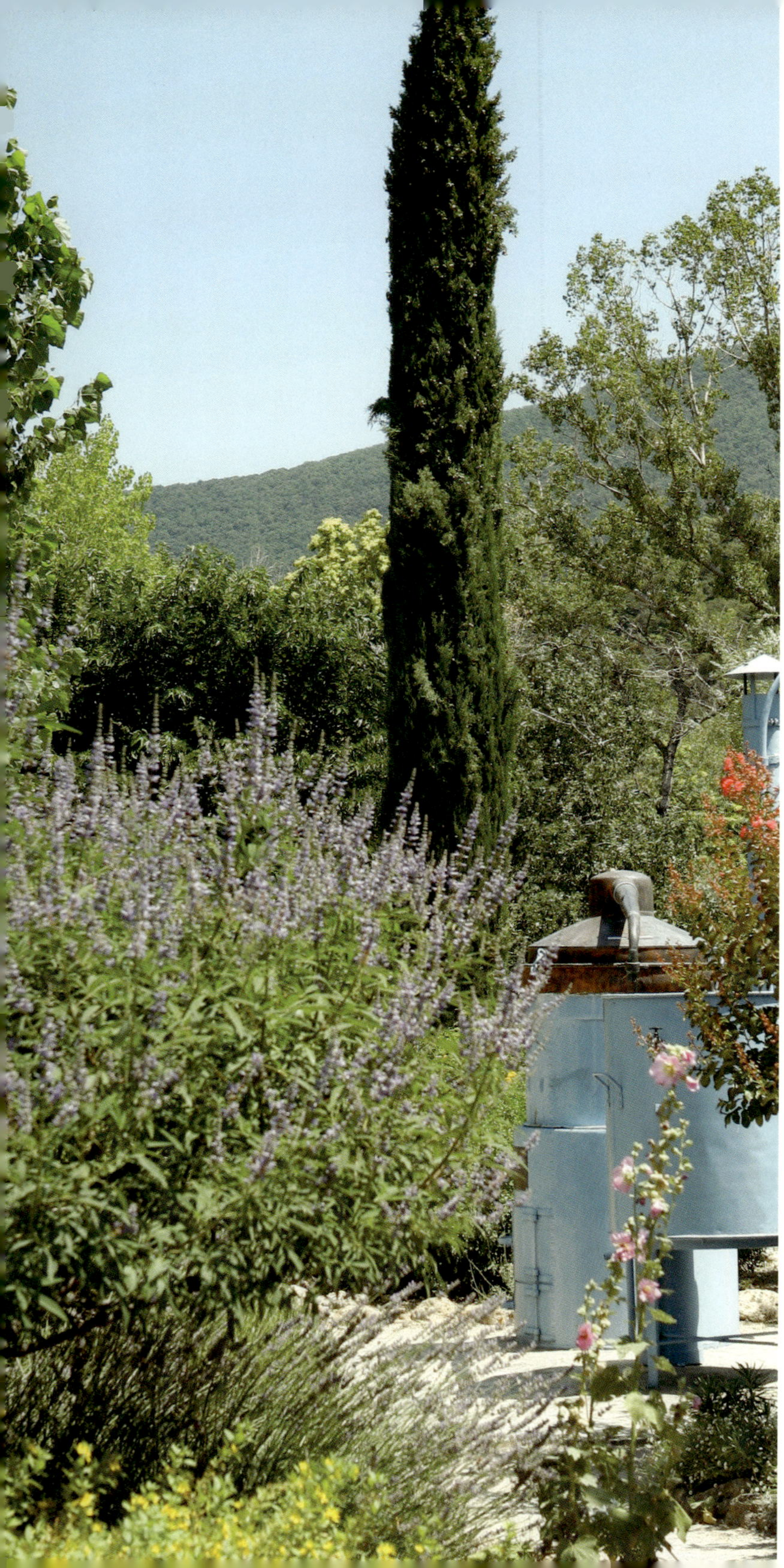

Tipp | "Mischung für die Duftlampe"

3 Tr. Zypresse

4 Tr. Bergamotte

2 Tr. Zitrone

In der Duftlampe wirkt sich Zypressenöl sehr gut auf die Atemwege aus. Seelisch hilft es zur Mitte zu finden und sich auf das Wesentliche zu konzentrieren. Es fördert eine optimistische Lebenseinstellung und tröstet bei Kummer.

Tipp | "Massageöl bzw. Körperöl für schwaches Bindegewebe"

50 ml Mandelöl

8 Tr. Zypresse

6 Tr. Wacholderbeere

4 Tr. Rosmarin

zypresse | cupressus sempervirens

DAS ÖL FÜR ZUSAMMENHALT UND ERDUNG

Die Zypresse ist ein hoher, schlanker und immergrüner Nadelbaum, der im gesamten Mittelmeerraum beheimatet ist.
Das äußere Erscheinungsbild dieser Pflanze sagt bereits viel über die Wirkungsweise ihres Öls aus, welches durch Wasserdampfdestillation der runden Zapfen, Blätter und Zweige gewonnen wird. Die schlanke hohe Form steht für das Zusammenziehen (im körperlichen wie auch im seelischen Bereich) und die Konzentration auf das Wesentliche. Zypressenöl hilft, Ideen in die Tat umzusetzen und Träume Realität werden zu lassen. Es ist ein wundervolles Öl für Menschen, die keine klaren Gedanken fassen können und immerfort zerstreut sind. Es hilft, mehr Struktur und Konzentration zu bekommen, öffnet die Augen für das Essenzielle. Die Bezeichnung *"sempervirens"* deutet auf die immergrünen Blätter hin, die auch als Symbol für das Weiterleben nach dem Tod gesehen wurden. Zypressenöl spendet Trost und "hält zusammen", wenn man "auseinander zu fließen" droht.
Auf der körperlichen Ebene wirkt das Nadelholzöl stärkend und straffend auf schwaches Bindegewebe sowie blutstillend bei innerlichen und äußerlichen Blutungen (z.B. bei zu starker Menstruation). Zudem hilft es den weiblichen Hormonhaushalt zu regulieren. Zypresse ist auf Grund seiner Eigenschaften dort zu empfehlen, wo es an nötigem Halt fehlt, so etwa bei Krampfadern (die Venenklappen können das Blut nicht mehr halten) oder bei Hämorrhoiden. Hierbei ist es wichtig, das Öl in einer Basis nur ganz sanft aufzutragen und eben nicht im klassischen Sinne einzumassieren. Bei Akne und zu starker Fettabsonderung kann Zypressenöl ebenfalls wirkungsvoll eingesetzt werden. Es eignet sich als Zusatz in Shampoos für fettes Haar und Schuppen. Die Zypresse reguliert übermäßiges Schwitzen (in den Wechseljahren). Bei starkem Fußschweiß schaffen Zypressenöl-Fußbäder Abhilfe.

Mischt sich gut mit:
Kiefernadel, Edeltanne, Zitrone, Bergamotte, Lavendel, Limette, Verbena, Muskatellersalbei, Myrte, Orange.

Kontraindikationen:
Keine.

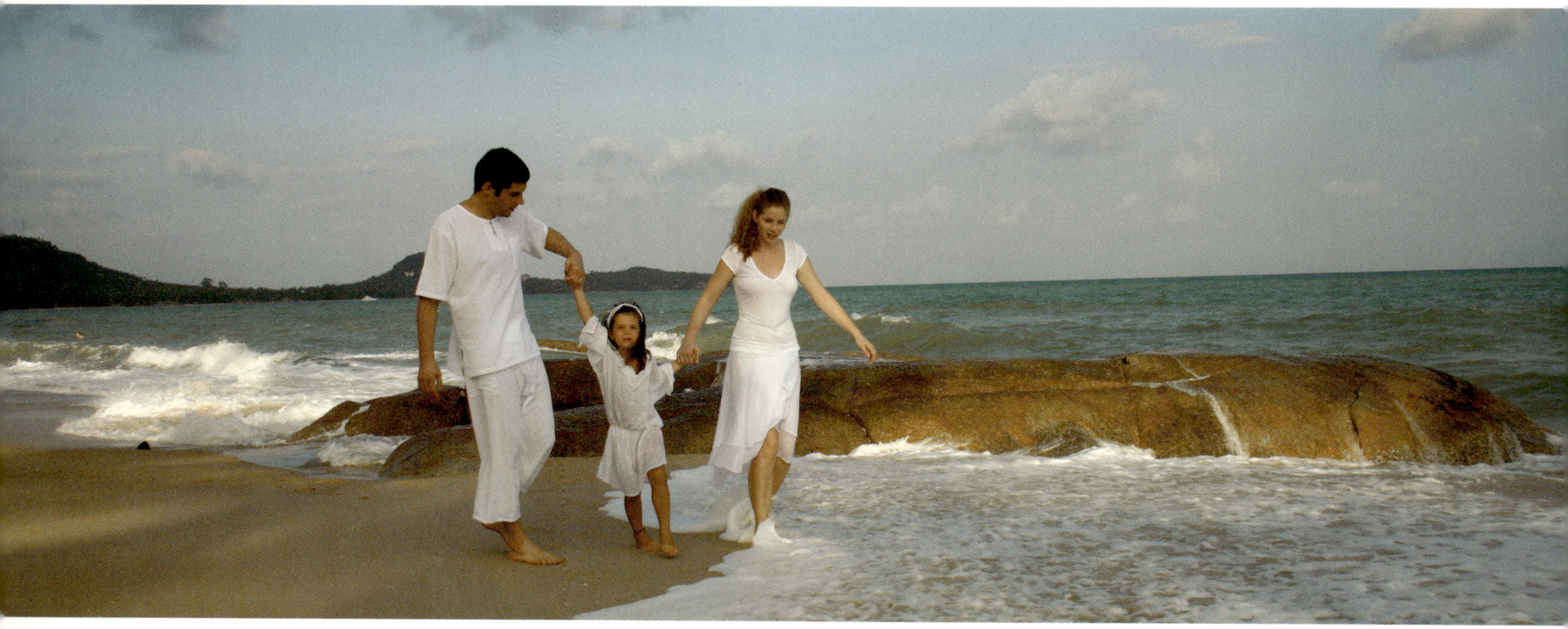

literatur | verzeichnis

Davis, P.: *Aromatherapie von A-Z.* München: Goldmann, 1998

Eckert, A. und G.: *Heilpflanzen. Alte Rezepturen neu entdeckt.* München: Bassermann, 2001

Fischer-Rizzi, S.: *Himmlische Düfte. Aromatherapie.* Aarau: AT, 2003

Keller, E.: *Das Handbuch der ätherischen Öle.* München: Goldmann, 1994

Keller, E.: *Das große Praxisbuch der Aromalehre.* Genf: Ariston, 1995

Kraus, M.: *Ätherische Öle für Körper, Geist und Seele.* Gaimersheim: Simon und Wahl, 1992

Kraus, M.: *Liebeszauber mit ätherischen Ölen.* Gaimersheim: Simon und Wahl, 1993

Nussbaumer, R. / Vogel, T.: *Aromatherapie und Massage.* Weyarn: Seehamer, 1997

Papen, E. und G.: *Die Macht und Kraft von Gerüchen und Düften.* Feldkirch, Hieronymus Münzer, 1993

Price, S. und L.: *Aromatherapie.* Bern: Hans Huber, 2003

Samel, G. / Krähmer, B.: *Heilende Energie der ätherischen Öle.* München: Ludwig, 2001

Schnaubelt, K.: *Praxis der Neuen Aromatherapie.* Köln: vgs, 1998

Stadelmann, I.: *Bewährte Aromamischungen.* Ermengerst: Stadelmann, 2001

Zimmermann, E.: *Aromatherapie für Pflege- und Heilberufe.* 3. Auflage. Stuttgart. Sonntag, 2005

Tipp | Mit unserer besonderen Empfehlung:
Zimmermann, E.:
Aromatherapie für Pflege- und Heilberufe
Das Kursbuch zur Aromapraxis.
Stuttgart. 3. Auflage. Sonntag, 2005; ISBN 3-87758-239-7

Tipp | Erscheint im Frühjahr 2007
Zerlauth, T.:
Core Hotels
Die 9 Pfeiler des Wellbeing.
Hohenems: Bucher Verlag, 2007
www.quintessence.at

Verwöhnen Sie Ihre Sinne mit den wertvollsten Essenzen der Natur!
Ätherische Öle wirken regenerierend, pflegend und stimulierend auf Körper, Geist und Seele.
Fördern auch Sie Ihre Gesundheit, Schönheit und Vitalität mit den kostbaren Kräften der Natur.
Unsere naturreinen Produkte bester Qualität sowie unser Engagement eröffnen Ihnen die Möglichkeit, eine neue Lebensqualität durch ein Leben in Harmonie mit der Natur zu entdecken.
Wir haben es uns zur Aufgabe gemacht, die scheinbar vergessene Wirkungsvielfalt ätherischer Öle, verbunden mit den richtigen Anwendungsmöglichkeiten, unseren Mitmenschen wieder vertraut zu machen.

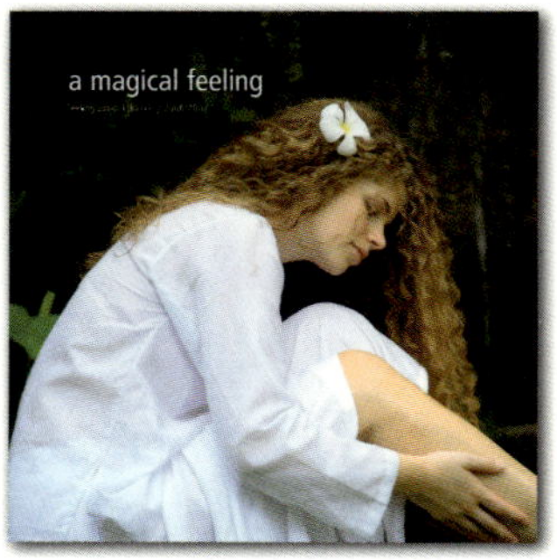

Bestellen Sie hier unverbindlich unseren kostenloser Produktkatalog:
feeling Handels Ges.m.b.H.
Walgaustrasse 22
A-6824 Schlins
Tel.: 0043 (0)5524 / 22399
Fax: 0043 (0)5524 / 22399-8
e-mail: feeling@feeling.at
www.feeling.at

feeling
ZAUBER DER DÜFTE